# B.K.S. IYENGAR

O mais respeitado professor de yoga do mundo

# Luz sobre o Prāṇāyāma

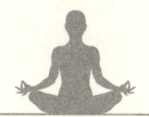

O guia completo para
a arte da respiração

*O livro é a porta que se abre para a realização do homem.*

Jair Lot Vieira

# B.K.S. IYENGAR

# Luz sobre o Prāṇāyāma

## O guia completo para a arte da respiração

*Tradução*

**Karla Tchernych de Vasconcellos**

Formada em Gestão Ambiental pela Universidade da Califórnia (Berkeley), é tradutora e revisora. Praticante de yoga desde 2004, tendo cursado a Formação de Professores em Iyengar Yoga entre 2010-2012. É professora certificada pelo Ramamani Iyengar Memorial Yoga Institute, em Puna (Índia), desde 2014, e estuda regularmente com discípulos diretos de B.K.S. e Geeta Iyengar. Dirige o Centro Iyengar Yoga Porto Alegre desde 2015, onde ministra aulas regulares e *workshops*.

*Revisão técnica*

**Régis Mikail Abud Filho**

Doutor em Literatura Francesa, é tradutor, professor e revisor. Praticante de yoga desde 2000, teve o primeiro contato com Iyengar yoga em 2013. Desde então tem aprofundado seus estudos sobre prática e filosofia do yoga.

mantra.

Originally published in the English language by HarperCollins Publishers Ltd. under the title *Light on pranayama*


Grafia conforme o novo Acordo Ortográfico da Língua Portuguesa.

1ª edição, 1ª reimpressão 2022.

**Editores:** Jair Lot Vieira e Maíra Lot Vieira Micales
**Coordenação editorial:** Fernanda Godoy Tarcinalli
**Tradução:** Karla Tchernych de Vasconcellos
**Revisão técnica:** Régis Mikail Abud Filho
**Preparação de textos:** Lygia Roncel
**Revisão do sânscrito:** Daniel M. Miranda
**Revisão do português:** Brendha Rodrigues Barreto
**Diagramação:** Estúdio Design do Livro
**Índice remissivo:** Brendha Rodrigues Barreto
**Capa:** Marcela Badolatto | Studio Mandragora
**Crédito da estampa da capa e do miolo:** KatikaM | iStock by Getty Images

Dados Internacionais de Catalogação na Publicação (CIP)
(Câmara Brasileira do Livro, SP, Brasil)

Iyengar, B.K.S.

Luz sobre o Prāṇāyāma : o guia completo para a arte da respiração / B.K.S. Iyengar ; tradução Karla Tchernych de Vasconcellos. – 1. ed. – São Paulo : Mantra, 2021.

Título original: Light on Prāṇāyāma – The definitive guide to the art of breathing.

ISBN 978-65-87173-02-3 (impresso)
ISBN 978-65-87173-03-0 (e-pub)

1. Corpo e mente 2. Energia vital 3. Equilíbrio 4. Prāṇāyāma 5. Prāṇāyāma – Uso terapêutico 6. Relaxamento 7. Respiração – Medições 8. Yoga I. Título.

20-50049 CDD-612.2

Índice para catálogo sistemático:
1. Respiração : Fisiologia humana : Ponto de vista yoga : 612.2

Maria Alice Ferreira – Bibliotecária – CRB-8/7964



mantra

São Paulo: (11) 3107-7050 • Bauru: (14) 3234-4121
www.mantra.art.br • edipro@edipro.com.br
@editoramantra

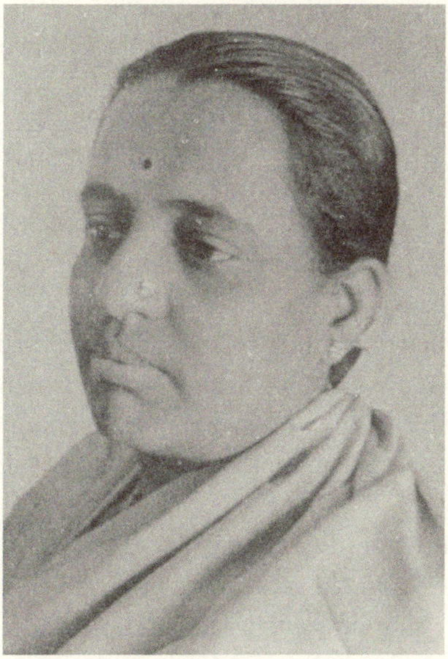

*Este livro é dedicado à memória*
*de minha amada esposa Ramāmaṇi.*

# Invocações

*Ao Senhor Hanumān*

Salve o Senhor *Hanumān*, Senhor da Respiração, Filho do Deus do Vento –
Que possui cinco faces e habita entre nós
Sob a forma de cinco ventos ou energias
Que permeiam nosso corpo, mente e alma,

Aquele que reuniu *Prakṛti* (*Sītā*) com *Puruṣa* (*Rāma*) –
Que Ele abençoe o praticante
Unindo sua energia vital – *prāṇa* –
Com o Espírito Divino interior.

*Ao Sábio Patañjali*

Curvo-me aos pés do mais nobre dos sábios, *Patañjali* –
Que trouxe a serenidade da mente através de sua obra sobre Yoga,
Clareza da fala através de sua obra gramatical,
E a pureza do corpo através de sua obra médica.

Onde há Yoga,
Há prosperidade, sucesso, liberdade e êxtase.

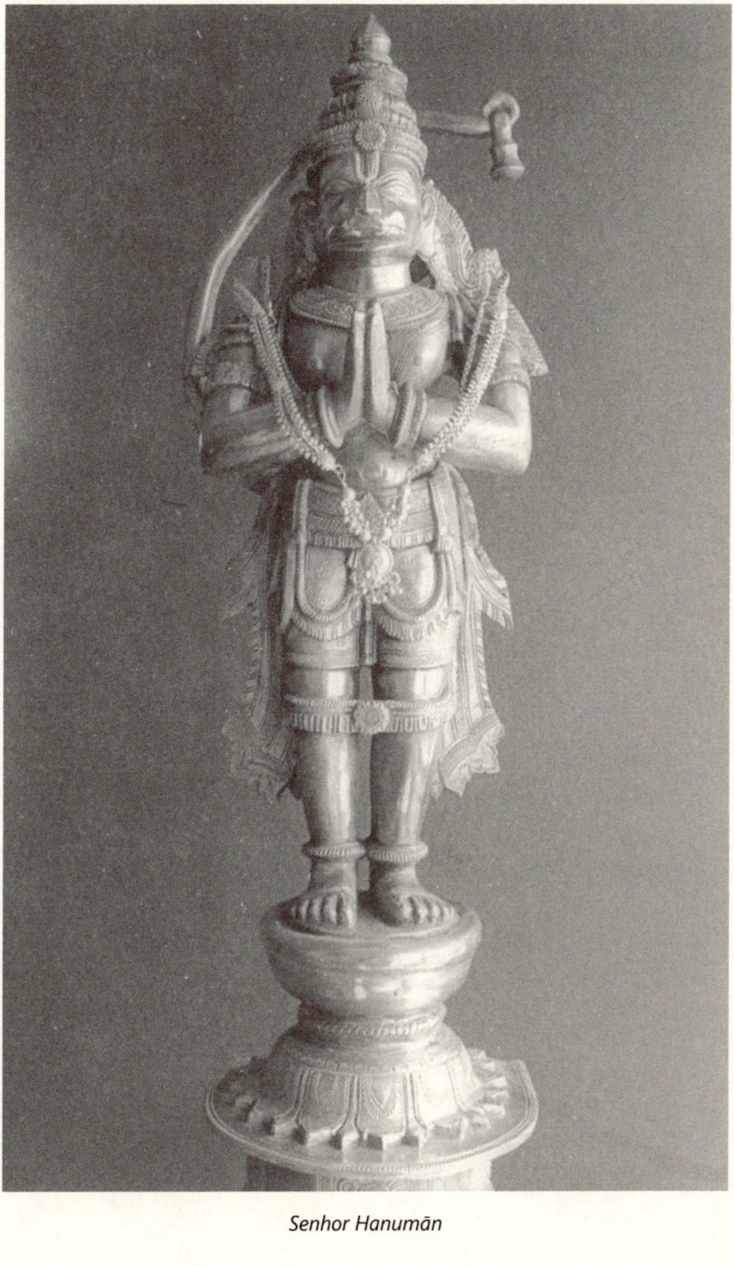

*Senhor Hanumān*

# Sumário

SEÇÃO III: TÉCNICAS DE *PRĀṆĀYĀMA*

## Parte Dois: Liberdade e beatitude

# Tributo de meu *Gurujī*

*B. K. Sundararājēna racitā nūtnayuktibhiḥ*
*Yogaśāstram samālaṃbhya prāṇāyāma pradīpikā* 1

*Vividhai prāṇasamcāra vṛtti rodha vibodhanaiḥ*
*Ṣaṭcakranikare nāḍījāle lohita śodhakaiḥ* 2

*Pancaprāṇa prasāraiśca nirodhānāṃca bodhakaiḥ*
*Yuktādhyānanukūlāca prāṇāyāmābhilāṣiṇāṃ* 3

*Ālokitāca sasvartham mayā śrī kṛṣṇayoginā*
*Ādriyerannimaṃ grantharatnam bhuvi vipaścitaḥ* 4

*T. Krishnamāchārya*, 1 de junho de 1979.

1. *Luz sobre o Prāṇāyāma*, escrito por B. K. Sundararaja Iyengar, é uma apresentação nova e atualizada da antiga ciência do Yoga.

2. A obra aborda o funcionamento sutil da respiração, diversas técnicas de inspiração, retenção e expiração, bem como a filtração do fluido de coloração avermelhada – a Força da Vida – com fluxo contínuo através da rede de canais (*nāḍīs*) e dos centros sutis (*cakras*).

3. A obra explica a vitalização da energia cósmica na medida em que ela se manifesta em cinco formas, enquanto a ênfase é colocada no que fazer e no que não fazer. A obra é de imenso valor para os praticantes dedicados de *prāṇāyāma*.

4. Os estudiosos certamente se interessarão por este tratado instigante, que é uma joia rara no firmamento do Yoga.

*T. Krishnamāchārya*

# Introdução de Yehudi Menuhin

B.K.S. Iyengar prestou ao mais intangível *prāṇāyāma* – o movimento do ar que, segundo se diz, define a vida na Terra – o mesmo serviço que prestou às características físicas da *haṭha yoga*. Ele avançou rumo a um aspecto mais etéreo e sutil de nossa própria existência. Colocou nas mãos do cidadão leigo um livro que contém, de certa maneira, mais informação, conhecimento e sabedoria em uma forma mais integrada do que aquela que está disponível para a maioria dos nossos mais brilhantes estudantes da medicina ortodoxa, pois trata-se de uma medicina da saúde e não da doença, da compreensão do espírito, do corpo e da mente, que é tão curativo quanto revigorante. Não somente o indivíduo pode ser restaurado à sua integridade, mas também todo o progresso de uma vida inteira é visto sob uma perspectiva poderosa. Consoante com a antiga filosofia indiana, ele ensina-nos que a vida não é somente "do pó ao pó", mas também "do ar ao ar", tal qual no processo do fogo, em que a matéria se transforma em calor, luz e radiação, de onde podemos obter força. Entretanto, a força é mais do que a transformação da matéria em outras formas de matéria, pois é a transformação do ciclo completo do ar e da luz em matéria e vice-versa. De fato, ela completa a equação de Einstein sobre matéria e energia, traduzindo-a para a esfera humana, que é a encarnação viva. Não é mais a bomba atômica, a explosão do átomo ou a captação da matéria, e sim a radiação do ser humano com luz e força que são as fontes de energia propriamente ditas.

Acredito que este tratado, extraído de textos indianos antigos e clássicos, fornecerá diretrizes esclarecedoras para a reconciliação de diversas práticas de medicina, desde a acupuntura até as terapias do toque e do som, para o benefício mútuo de todos. Isso também nos ensinará a respeitar aqueles elementos que têm sido tratados com tanto desprezo – ar, água e luz –, sem os quais a vida não pode subsistir. Com este livro, o senhor Iyengar, meu guru em yoga, adicionou uma dimensão nova e maior à vida das pessoas do Ocidente, incitando-nos a nos unirmos aos nossos irmãos de todas as cores e todas as crenças na celebração da vida com a devida reverência e propósito.

*Yehudi Menuhin*

# Prólogo

*Yoga não é nada mais do que a experiência completa*
*da vida humana; é uma ciência do indivíduo integral!*

— Jacques S. Masui —

*Yogācārya*[1] *śrī*[2] B.K.S. Iyengar, autor de *Luz sobre o Yoga*, sequer necessita de uma apresentação àqueles que procuram *Luz sobre o Prāṇāyāma*. A ciência e a arte do Yoga, segundo Patañjali, séculos antes de Cristo, começa com preceitos morais, dentre outros, visando saúde, potência e purificação física, vital e mental. Segue-se com posturas (*āsanas*) que influenciam o aspirante beneficamente através do sistema neurofisiológico e das glândulas endócrinas. *Śrī* Iyengar abordou esses temas de maneira completa e detalhada em seu livro *Luz sobre o Yoga*, que contém aproximadamente seiscentas fotografias, sendo difícil encontrar qualquer outra obra tão enciclopédica, precisa e lúcida sobre o assunto. O livro fornece a teoria completa sobre Yoga, abordando integralmente o tema *āsanas*, com uma pincelada sobre o tópico *prāṇāyāma*. Publicado por George Allen e Unwin Ltda., o livro é tão popular que já foi reeditado muitas vezes, e foi traduzido para diversas línguas. A obra está sendo usada como guia prático por pessoas no mundo inteiro.

Incitado pela natureza e conduzido por circunstâncias, *śrī* Iyengar aprendeu Yoga da maneira mais difícil, aos pés de seu guru *śrī* Krishnamāchārya. *Śrī* Iyengar foi professor de Yoga, bem como um bom mestre de tarefas referentes ao assunto, ininterruptamente. O que ele fala e escreve sobre Yoga é como um transbordamento abundante a partir de suas ricas e significativas experiências pessoais. A palestra demonstrativa sobre *āsanas* que apresentou em Mumbai em dezembro, por ocasião de seu 60º aniversário, conjuntamente

1. "Professor de yoga", em sânscrito. (N.T.)
2. Substantivo sânscrito (pronuncia-se "shrī"), de gênero feminino, que literalmente significa "beleza", "majestade" ou, ainda, "deusa da prosperidade". Equivalente a "Senhor" ou "Senhora" em português, é utilizado como um título convencional de respeito ao abordar ou falar sobre uma pessoa ou deus hindu de notável importância na Índia. Fonte: https://www.merriam-webster.com/dictionary/sri. Acesso em: 22 out. 2020. (N.T.)

com sua filha Geeta e seu filho Prashant, foi uma revelação maravilhosa de seu controle sobre cada nervo e músculo de seu corpo flexível. Centenas de seus discípulos estrangeiros testemunharam a apresentação e perguntaram-se como ele manteve tamanha maleabilidade e vigor naquela idade. Para ele, era uma brincadeira de criança, uma simples rotina. Um de seus discípulos mais próximos comentou que ele havia treinado seu corpo para "torcer, entrelaçar, girar, flexionar, contorcer, puxar, dobrar" e muito mais!

Nada mais lógico do que esperar de *śrī* Iyengar um livro igualmente completo e instrutivo sobre *prāṇāyāma*, o próximo estágio de Yoga, conhecido como a ciência e a arte do controle da respiração. Embora existam diversas linhagens de yoga praticadas, tais como *haṭha yoga, rāja yoga, jñāna yoga, kuṇḍalinī yoga, mantra yoga, laya yoga* e assim por diante, em sua essência, Yoga é basicamente uma disciplina científica e sistemática para uma organização bem-sucedida de todas as energias e faculdades do ser humano integral, visando obter o mais alto grau de êxtase em comunhão com a realidade cósmica ou Deus. O controle da respiração é útil em cada uma das linhagens de yoga mencionadas. Todos os textos sobre Yoga, bem como a experiência ao longo dos tempos, atestam o fato de que o controle da respiração também é um fator importante no controle da mente. Entretanto, o controle da respiração, ou seja, *prāṇāyāma*, não significa simplesmente respiração profunda ou exercícios de respiração, que são, normalmente, parte da cultura do corpo físico. É algo muito além disso; envolve exercícios que afetam não somente as energias física, fisiológica e neural, mas também as atividades psicológicas e cerebrais, tais como o treino da memória e a criatividade. Śrī Aurobindo, o sábio e profeta de Pondichéry, registrou que, após praticar *prāṇāyāma*, era capaz de compor e manter em sua memória aproximadamente duzentas linhas de poesia, ao passo que anteriormente não conseguia se lembrar de sequer uma dúzia.

Após experimentos em décadas recentes, a medicina ocidental reconheceu e começou a utilizar os efeitos benéficos e revigorantes do que é chamado de respiração voluntária. Yoga ensina e pratica *prāṇāyāma*, conferindo-lhe valores educativo, regulador e espiritual indiscutíveis. No Capítulo 14 do livro *The Forms and Techniques of Altruistic and Spiritual Growth*, Wladimir Bischler afirma que a ciência médica está de acordo com alguns dos métodos tomados emprestados do Oriente e tem estudado os múltiplos efeitos da respiração voluntária correta. Ele detalhou suas diversas consequências não somente nos pulmões, mas também no metabolismo completo do corpo humano. Afirmou que a "terapia da respiração", nome que deu ao método, abre horizontes novos e amplos para a medicina, a higiene e as ciências terapêuticas. Concluiu dizendo que as investigações da ciência moderna somente confirmaram as intuições empíricas dos sábios e filósofos orientais.

Como um ingrediente essencial da disciplina yóguica, *prāṇāyāma* poderia muito bem conferir diversos benefícios além dos mentais e espirituais. Todavia, o objetivo principal do Yoga é a revelação do si-mesmo, comunhão do si-mesmo com o Si-mesmo; o exercício de *prāṇāyāma* envolve o controle da mente e de toda a consciência humana, que é a base de toda a cognição e percepção consciente. Um ser humano compõe-se de seu corpo, de sua vida, incluindo todas as atividades biológicas, e de sua mente, a morada do que chamamos de ego – o "Eu" –, e por todas as atividades que giram ao redor do "Eu". Yoga tem o objetivo de esvaziar a totalidade básica do poder da consciência de toda a memória, concepção, anseios e desejos sensuais, no intuito de estar ciente da consciência pura, como uma centelha da energia cósmica propriamente dita, que pertence à natureza do princípio do si-mesmo consciente presente na Inteligência Suprema. Para uma pessoa que deseja trilhar o caminho do Yoga, seu primeiro esforço deverá ser parar completamente de identificar-se com o complexo corpo-vida-mente e olhar para esses três elementos como ferramentas para transcender o ego, de forma a identificar seu ser interior com a energia pura e genuína da consciência, cuja natureza intrínseca é paz, harmonia e alegria criativa.

Assim, *prāṇāyāma* tem um significado especial e uma importância em Yoga. *Prāṇa* significa a respiração, o ar e a própria vida. Em Yoga, contudo, *prāṇa* (em todos os seus cinco aspectos conhecidos no indivíduo como *prāṇa, apāna, vyāna, udāna* e *samāna*) é a própria essência do princípio de energização do mundo animado e inanimado. Ele permeia todo o universo. E *prāṇāyāma* significa o controle completo desse princípio de energização do próprio ser de cada um através de certa disciplina. Esta disciplina aponta não somente para uma boa saúde e equilíbrio nas energias física e vital, mas também para uma purificação de todo o sistema nervoso, visando torná-lo mais apto a responder à vontade do *yogin* de controlar os desejos dos sentidos, bem como de fazer com que os poderes mentais se tornem mais adequados e sensíveis ao chamado do anseio pela evolução, que representa a natureza divina mais elevada no indivíduo.

É incomum que *prāṇāyāma* seja tratado como assunto independente. A maioria dos textos antigos sobre Yoga, desde *Patañjali,* tratam o tema como parte essencial da disciplina yóguica. Entretanto, recentemente, têm surgido publicações independentes a esse respeito, apesar de poucas, se comparadas ao grande número de livros sobre *āsanas*. Uma abordagem científica completa, baseada em uma experiência de ensino de uma vida inteira em todos os aspectos do Yoga, tem sido esperada desde longa data. Portanto, cada amante de Yoga dará as boas-vindas ao livro de *śrī* Iyengar.

Quando comecei a olhar seu manuscrito para escrever o prólogo, pude perceber quão difícil e desafiadora deve ter sido para ele a tarefa de escrever sobre este tema para ocidentais, na língua inglesa. Diferentemente de muitos outros escritores que escreveram sobre o tema, ele foi um chefe de família e seguiu a tradição de invocar seu *iṣṭadevatā* (deidade escolhida), bem como citado no *Gīta* e em outros textos relevantes. Aqui, eu afirmaria que Yoga não é parte de nenhuma religião com teologia e ritualística. Yoga não tem hierarquia: é uma disciplina cultural e espiritual aberta a toda a humanidade, sem nenhuma distinção de casta, credo, cor, raça, sexo ou idade. Talvez a única qualificação essencial seja a crença nas potencialidades da consciência de cada um e um anseio por alcançar seu cume seguindo as leis da própria consciência. Outra característica muito atípica e notável de *śrī* Iyengar é que, ao invés de olhar para a família como um fardo, e para a esposa como um obstáculo para a vida yóguica, ele deu o nome Śrīmatī Ramāmaṇi ao seu Instituto de Yoga em Puna, homenageando sua parceira de vida falecida e dedicando-lhe seu livro. Através desses gestos, *śrī* Iyengar prova de forma inegável que Yoga é "pela" vida e não "distante" dela, tal e qual *śrī* Aurobindo também tão frequentemente repetiu.

Outra dificuldade diz respeito à terminologia e ao uso de palavras que são todas em sânscrito no original. *Śrī* Iyengar deu o melhor de si para ser o mais preciso e exato possível em suas escolhas equivalentes na língua inglesa, procurando transmitir o sentido original. Ele é um mestre do detalhe e nunca estava satisfeito até que sentisse que o leitor tivesse entendido o que ele queria lhe dizer. Tome a própria palavra *prāṇāyāma*: tão rica em suas conotações que transmitir seu significado dizendo "controle da respiração", "respiração voluntária" ou "a ciência da respiração" não seria adequado em absoluto. Por exemplo, nenhuma dessas expressões pode incluir a ideia de *kumbhaka*, nem de respirar através das narinas alternadamente em proporções diferentes. Muito menos podem essas expressões indicar os diferentes tipos de respiração, tais como *ujjāyī*, *śītalī* e assim por diante, ou estes combinados com *mudrās* e *bandhas*. *Śrī* Iyengar tomou um cuidado especial em certificar-se de que até o uso do polegar e dos demais dedos para segurar as narinas na posição fosse preciso e adequadamente descrito. Tal cuidado com o uso das palavras, conjuntamente com as precauções necessárias, combinadas com as ilustrações, foram idealizados para guiar o aspirante a seguir a arte do *prāṇāyāma* o mais próximo possível do sentido da palavra escrita.

*Śrī* Iyengar sabia muito bem que a ciência e a arte do Yoga não são completas sem *dhāraṇa*, *dhyāna* e *samādhi*. Essa tríade é a coroa do Yoga e se chama *saṃyama*. É o passo a passo que leva o *yogin* a transcender a esfera dos sentidos e o reino do ego rumo à transformação gradual do ser integral em uma nova vida unitiva com o Espírito Supremo em plena alegria e harmonia. Assim sendo, ele deu uma ideia do que é a meditação ou *dhyāna* em seu livro. Finalizou fornecendo algumas dicas sobre *śavāsana*, postura que conduz ao relaxamento completo com uma suave percepção consciente. Culminou esse esforço considerável de escrever sobre *prāṇāyāma* oferecendo ao leitor o segredo do verdadeiro relaxamento, de forma que possa estar pronto para a próxima ascensão final ao ápice do *samādhi* meditativo. Resta-nos esperar ansiosamente pela finalização em andamento da trilogia: *Luz sobre o Yoga*, *Luz sobre o Prāṇāyāma* e *Light on Dhyāna*[3], de forma que, enquanto a vida de *śrī* Iyengar seria de realização, a vida dos outros teria uma iluminação tripla em sua jornada rumo ao Everest da espiritualidade.

*R. R. Diwakar*
Bangalore, 14 de junho de 1979.

---

3. Obra inacabada e ainda não publicada de B.K.S. Iyengar. (N.T.)

# Prefácio

Meu primeiro livro, *Luz sobre o Yoga*, cativou as mentes e os corações de alunos apaixonados e até mudou as vidas de muitos que estavam inicialmente curiosos sobre esta nobre arte, ciência e filosofia. Espero que *Luz sobre o Prāṇāyāma* também aprimore seu conhecimento.

Com respeito e reverência a *Patañjali* e aos *yogins* da antiga Índia que descobriram *prāṇāyāma*, compartilho com meus companheiros, homens e mulheres, o néctar de sua simplicidade, clareza, sutileza, delicadeza e perfeição. Recentemente, durante minhas práticas, uma nova luz de percepção consciente interior iluminou-me, algo que eu não havia vivenciado quando escrevi *Luz sobre o Yoga*. Meus amigos e alunos me pressionaram para colocar no papel minhas experiências, bem como meu ensino oral; esta é a razão desta tentativa de explicar as observações sutis e as reflexões que fiz para ajudar os alunos em sua busca pelo refinamento e pela precisão.

Muitos estudiosos ocidentais têm aceitado a concepção antiga de que o indivíduo é uma trindade de corpo, mente e espírito. Diversas técnicas de exercícios físicos, atletismo e esportes foram concebidas para manter os indivíduos saudáveis. Foram projetadas para suprir as necessidades do corpo (*annamaya kośa*) com seus ossos, articulações, músculos, tecidos, células e órgãos. Estudiosos indianos chamam essa disciplina de "conquista da matéria". Expliquei isso integralmente em meu livro *Luz sobre o Yoga*. Foi somente há pouco que estudiosos ocidentais perceberam as técnicas desenvolvidas na antiga Índia para examinar os sistemas de respiração, circulação de sangue, digestão, assimilação, nutrição, as glândulas endócrinas e os nervos, cujas formas sutis são coletivamente conhecidas como a "conquista da força da vida" (*prāṇamaya kośa*).

*Yoga vidyā* é um sistema codificado, que estabeleceu oito fases de revelação do si-mesmo. São elas: *yama, niyama, āsana, prāṇāyāma, pratyāhāra, dhāraṇā, dhyāna* e *samādhi*. Neste livro, a ênfase é colocada em *prāṇāyāma* para manter os sistemas de controle involuntário ou autônomo do corpo humano em um estado equilibrado de saúde e perfeição.

Não havia estudiosos, santos ou *yogins* em minha casa para inspirar-me no aprendizado de Yoga. Quando criança, fui acometido por muitas doenças e, graças ao destino, isso conduziu-me ao Yoga em 1934, com a esperança de restabelecer minha saúde. Desde então, Yoga tem sido minha forma de vida, ensinando-me a ser pontual e disciplinado, apesar das dificuldades que frequentemente perturbaram minhas práticas, meu aprendizado e minhas experiências diárias.

Inicialmente, *prāṇāyāma* era uma luta. O excesso nas práticas diárias de *āsanas* muitas vezes agitava meu corpo interno minutos antes de iniciar *prāṇāyāma*. A cada manhã, ao levantar-me para praticar, era um esforço reter minha respiração e manter o ritmo. Continuei lutando, mal fazendo três ou quatro ciclos, ponto em que eu já estava arfando em busca de ar. Eu descansava por alguns minutos e, logo depois, tentava novamente até o ponto em que me era impossível continuar. Perguntei a mim mesmo por que eu não podia fazer aquilo. Não encontrava resposta. Eu não tinha ninguém para me guiar. Fracassos e erros abusaram de meu corpo, de minha mente e de mim mesmo por vários anos, mas continuei firmemente a melhorar meus padrões. Até hoje, ainda dedico uma hora seguida por dia à prática de *prāṇāyāma* e penso que mesmo esse período é inadequado.

Palavras podem hipnotizar e atrair o leitor para uma prática (*sādhana*) religiosa, fazendo-o pensar que ele compreende uma experiência espiritual. Entretanto, a leitura somente o deixa mais instruído, enquanto a prática (*sādhana*) do que ele leu o aproxima da verdade e da clareza. Fato é verdade e clareza é pureza. A era atual é de avanço científico, e novas palavras invadem os dicionários. Na qualidade de *sādhaka* puro e não de literato, encontro dificuldade na escolha dos termos técnicos corretos para expressar tudo o que quero escrever. Posso apenas fazer o meu melhor e inadequado esforço para apresentar aos meus leitores tudo o que experimentei na minha prática da melhor das artes.

*Prāṇāyāma* é um assunto amplo, com potencialidades ilimitadas. Trata-se de um tema psicossomático, visto que explora a relação estreita entre o corpo e a mente. Pode parecer muito simples e fácil, mas no momento em que o indivíduo se senta para praticar, fica logo claro que é uma arte difícil. Suas sutilezas são pouco conhecidas e há muito mais a ser explorado. No passado, escritores de textos sobre Yoga abordaram muito mais os efeitos do *prāṇāyāma* do que suas aplicações práticas. Isso pode ser explicado pelo fato de que *prāṇāyāma* era amplamente praticado e a maioria das pessoas tinha familiaridade com o assunto. Suas explanações sobre seus efeitos fornecem alguma ideia sobre suas experiências, que superam suas descrições.

Muitos dos movimentos em *prāṇāyāma* são infinitamente sutis. Por exemplo: os movimentos intencionais e delicados da pele em direções opostas aparentam ser objetivamente impossíveis; porém, este é um processo desenvolvido em yoga. Através do treino, a pele pode mover-se dessa forma, e isso tem um papel fundamental nas práticas de *prāṇāyāma*. Assim sendo, *prāṇāyāma* é uma arte subjetiva sob vários aspectos. Quando esta habilidade é utilizada com efeito máximo, em que os movimentos da pele são sincronizados com os movimentos da inspiração, expiração e retenção, o fluxo de energia (*prāṇa*) é harmônico.

Cientistas modernos verificaram a eficácia do conhecimento intuitivo dos *yogins* através do uso de instrumentos eletrônicos. Os efeitos de *prāṇāyāma* definitivamente não são ilusórios. Tenho certeza de que, num futuro não muito distante, os polos de conhecimento objetivo (ciência ou experimentação) e subjetivo (arte ou participação) farão sua parte na unificação do estudo de *prāṇāyāma* e seus benefícios.

Devido ao desenvolvimento da tecnologia, a vida moderna tem se tornado infinitamente competitiva, resultando em aumento de tensão tanto para homens quanto para mulheres. É difícil manter uma vida equilibrada. Ansiedades e doenças que afetam os sistemas nervoso e circulatório têm se multiplicado. Desesperadas, as pessoas tornam-se viciadas em drogas psicodélicas, cigarro e bebida alcóolica ou sexo descomedido para encontrar alívio. Essas atividades permitem que o indivíduo se esqueça de si próprio temporariamente, mas as causas permanecem indeterminadas e as doenças recidivam.

Somente *prāṇāyāma* oferece alívio verdadeiro para esses problemas. O tema não pode ser aprendido através de argumentos e discussões, mas deve ser dominado com um esforço paciente e cauteloso. Ele começa dando alívio àqueles que sofrem de doenças triviais, como gripes comuns, dores de cabeça e desarmonia mental. Seu nadir é o elixir da vida.

Este livro tem duas partes. A primeira consiste em três seções, que abordam a teoria, a arte e as técnicas de *prāṇāyāma*. A segunda parte, intitulada "Liberdade e Beatitude", aborda a conquista da alma (*ātmajaya*), tratando sobre os temas meditação (*dhyāna*) e relaxamento (*śavāsana*).

Na primeira parte, procurei integrar *prāṇāyāma* a todos os outros diferentes aspectos de Yoga. *Prāṇāyāma* é o elo de conexão entre o corpo e a alma do indivíduo, bem como o eixo da roda de Yoga.

Procurei apresentar técnicas ocultas, de forma que o leitor possa extrair o maior benefício possível, sem ser atormentado por dúvidas e confusão. Organizei tabelas analisando diferentes estágios de uma variedade importante de *prāṇāyāmas*. As tabelas fornecem informação detalhada sobre a metodologia para uma referência rápida. Elas também fornecem ao leitor uma ideia do número infinito de permutações e combinações possíveis nesta nobre arte e ciência. Mesmo o *sādhaka* não-iniciado pode praticar de forma independente, sem medo de efeitos nocivos. A informação contida nas tabelas tornará os *sādhakas* cautelosos e ousados.

No apêndice, introduzi cinco cursos, organizando-os estágio por estágio para que o praticante possa seguir de acordo com sua capacidade. Cada um dos cursos pode ser estendido por semanas adicionais se o padrão indicado não puder ser completado dentro do tempo estipulado. Embora *prāṇāyāma* deva ser essencialmente aprendido aos pés de um guru (mestre), esforcei-me com toda a humildade para guiar o leitor – tanto professor quanto aluno – em um método seguro para aperfeiçoar esta arte.

Ficarei feliz se minha obra ajudar as pessoas a encontrar a paz no corpo, equilíbrio na mente e tranquilidade no si-mesmo. *Prāṇāyāma* é um tema vasto. Como o meu conhecimento nesta área tem suas limitações, acolho sugestões para incorporação em edições futuras.

A *Yoga Cūḍāmaṇi Upaniṣad*[4] diz que *prāṇāyāma* é um conhecimento sublime (*mahāvidyā*). É uma estrada real para a prosperidade, a liberdade e a beatitude.

Leiam, releiam e digiram a Parte Um deste livro antes de começar a praticar.

Agradeço profundamente ao meu *gurujī śrī* T. Krishnamāchārya por seus tributos ao meu livro. Sou sinceramente grato ao senhor Yehudi Menuhin por sua introdução e ao senhor R. R. Diwakar por seu prólogo e apoio. Agradeço profundamente aos meus filhos Geeta e Prashant e aos meus alunos B. I. Taraporevala, M. T. Tijoriwala, S. N. Motivala, e doutor B. Carruthers, M. D., C. M., F. R. C. P., que ofertaram seu precioso tempo na preparação da obra. Sua paciência na edição e reedição deste livro tantas e tantas vezes culminou com sua forma final. Agradeço a Kumari Srimathi Rao por datilografar o manuscrito inúmeras vezes. Agradeço ao senhor P. R. Shinde por ter tirado inúmeras fotografias para o livro e à senhorita Robijn Ong por ter providenciado os desenhos de anatomia.

Expresso minha sincera gratidão ao senhor Gerald Yorke por suas sugestões construtivas e seu encorajamento. Não fosse sua orientação perseverante, este livro não teria sido publicado. Tenho uma dívida eterna para com ele pelo cuidado que teve na edição de todo o manuscrito.

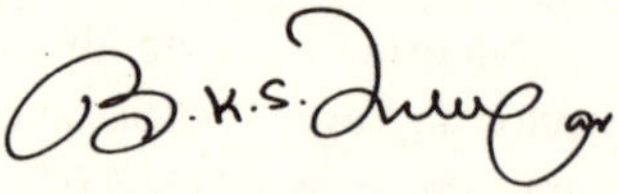

4. Lê-se "Tchudamani Upanixad". Os nomes de obras que no original se encontravam juntos foram separados, como *Varāhopaniṣad* = *Varāha Upaniṣad*, *Chāndogyopaniṣad* = *Chāndogya Upaniṣad*, dentre outros, visando facilitar a compreensão do leitor. (N.T.)

# Prefácio à edição brasileira

É com imenso prazer que escrevo este prefácio para o mais conhecido e bem recebido livro de *Yogācārya* B.K.S. Iyengar. Este livro é o mais incrível manual sobre *prāṇāyāma* já publicado. Contém descrições detalhadas de diversos *prāṇāyāmas* e de seus processos. *Luz sobre o Yoga* está para *āsanas*, assim como este livro está para *prāṇāyāma*. Sua lucidez é extraordinária. É muito louvável que alunos brasileiros tenham trabalhado com grande devoção e dedicação para publicá-lo em português. Tradutora, editora e todos os envolvidos merecem apreço. Tenho profunda gratidão a todos eles.

*Prashant Iyengar*
Puna, Índia, 14 de outubro de 2020.

PARTE UM

SEÇÃO I

# A teoria do *prāṇāyāma*

# 1

# O que é Yoga?

1. Ninguém conhece Aquele que é eterno, primitivo e absoluto, tampouco quando o mundo foi criado. Deus e a natureza existiam antes do surgimento do ser humano, mas, à medida que este se desenvolveu, ele se autocultivou e começou a perceber seu próprio potencial. A partir de então, adveio a civilização. Através dela as palavras evoluíram e os conceitos sobre Deus (*Puruṣa*),[5] sobre a natureza (*prakṛti*), religião (*dharma*) e Yoga foram desenvolvidos.

2. Visto que é extremamente difícil definir esses conceitos, cada um deve interpretá-los conforme sua própria compreensão. Quando o ser humano foi absorvido pela teia de prazeres mundanos, viu-se separado de Deus e da natureza. Tornou-se uma

---

5. A tradução manteve, quando adequado, a grafia de minúsculas e maiúsculas conforme o original em inglês. Embora em sânscrito não exista a denotação conceitual que maiúsculas iniciais expressam em português e em inglês, nomes próprios, de obras, de divindades e de escolas filosóficas costumam ser transliterados em maiúsculas. Assim, difere-se o termo Yoga como *darśana* (escola filosófica ortodoxa, em maiúscula) da prática de yoga (em minúscula). Nesta própria obra, lê-se: "*Dhyāna* é o processo da interpenetração de todos esses invólucros [do corpo], uma fusão de tudo o que é conhecido com o desconhecido, ou do finito com o Infinito." (*Capítulo 29, § 18*, "Olhos e ouvidos"). O autor parece diferenciar *Puruṣa* (em maiúscula) de *puruṣa* (em minúscula), o primeiro representando uma entidade especial e distinta – o Senhor (Deus) – e o segundo representando a alma do indivíduo. Similarmente, o autor propõe uma distinção entre "o Si-mesmo" (*Ātman*) e o "si-mesmo", ser interior que pode assumir uma forma – *ahaṃkāra* – o ego, espécie de "impostor", oriundo de *prakṛti*, do verdadeiro "si-mesmo" individual, por sua vez oriundo de *puruṣa*, que é imutável (Vide B.K.S. Iyengar, *The Core of Yoga Sūtras.* Londres, Harper Collins, 2013, p. 33, 52). No *Capítulo 6, § 4*: "*Hanumān* ajuda a destruir *Rāvaṇa*, o ego, e a reunir *Sītā* e *Rāma* (*prakṛti* e *Puruṣa; jīvātman* e *Paramātman*). Assim como *Hanumān* concretizou a reunião de *Sītā* e *Rāma*, *prāṇāyāma* concretiza a reunião do *sādhaka* com seu *Ātman*". Esses trechos vão ao encontro da própria definição de *nirvikalpa samādhi*, expressa nesta obra no *Capítulo 16, § 12*, onde o autor afirma que: "A inspiração (*pūraka*) é a absorção da energia cósmica; a retenção da inspiração (*antara kumbhaka*) é a união do Si-mesmo Universal com o si-mesmo individual; a expiração (*recaka*) é a entrega da energia individual, seguida pela retenção da expiração (*bāhya kumbhaka*), onde o si-mesmo individual e o Si-mesmo Universal se fundem. Esse é o estado de *nirvikalpa samādhi.*". As eventuais incongruências de maiúsculas e minúsculas iniciais em "o si-mesmo" e "o Si-mesmo" foram corrigidas conforme as definições do glossário e de outras passagens do próprio texto, nas quais o deslize tipográfico parecia evidente. Para os termos sânscritos incorporados à língua portuguesa, como "mantra" e "guru", suprimimos o itálico, recurso tipográfico de destaque utilizado em todas as demais palavras do idioma sânscrito. No que tange ao gênero dos substantivos, os neutros e masculinos em sânscrito foram traduzidos como masculino em português; os femininos tais quais em sânscrito. (N.T.)

presa para as polaridades do prazer e da dor, do bem e do mal, do amor e do ódio, bem como do permanente e do transitório.

3. Absorto nesses opostos, o ser humano sentiu a necessidade de uma divindade pessoal (*Puruṣa*) que fosse superior, não afetada pelas aflições, intocada por ações e reações e livre da experiência da alegria e da tristeza.

4. Isso levou o ser humano a buscar o maior ideal materializado em *Puruṣa* ou Deus perfeito. Assim sendo, o Ser Eterno, a quem denominou *Īśvara*, o Senhor, o guru de todos os gurus, tornou-se o foco de sua atenção, de sua concentração e meditação. Nessa busca fundamental para alcançá-lo, o ser humano criou um código de conduta através do qual ele poderia viver em paz e harmonia com a natureza, com seus entes companheiros e consigo mesmo.

5. Ele aprendeu a distinguir entre o bem e o mal, a virtude e o vício, assim como o que era moral e imoral. Surgiu então um conceito amplo sobre a ação correta (*dharma*) ou a ciência do dever. Doutor S. Radhakrishnan escreveu que "é o *dharma* que mantém, sustenta, apoia" e guia a humanidade para viver uma vida com maior propósito independente de raça, casta, classe ou fé.

6. O ser humano percebeu que deveria manter seu corpo saudável, forte e limpo a fim de seguir o *dharma* e experienciar a divindade dentro de si próprio. Em sua busca pela luz, sábios indianos infundiram a essência dos *Vedas*[6] nas *Upaniṣads* e nos *Darśanas* (espelhos da percepção espiritual). Os *Darśanas* ou escolas são: *Sāṃkhya*, *Yoga*, *Nyāya*, *Vaiśeṣika*, *Pūrva Mīmāṃsā* e *Uttara Mīmāṃsā*.

7. *Sāṃkhya* diz que toda a criação ocorre como um produto dos vinte e cinco elementos essenciais (*tattvas*), porém não reconhece o Criador (*Īśvara*). *Yoga* reconhece o Criador. *Nyāya* enfatiza a lógica e lida principalmente com as leis do pensamento, fiando-se na razão e na analogia. Aceita Deus como resultado da inferência. *Vaiśeṣika* enfatiza noções como espaço, tempo, causa e matéria, e é suplementar a *Nyāya*. Também endossa a visão de *Nyāya* sobre Deus. *Mīmāṃsā* é subordinada aos *Vedas* e tem duas escolas – *Pūrva Mīmāṃsā*, que lida com o conceito geral da deidade

---

6. Em conformidade com as publicações de B.K.S. Iyengar, a tradução dos plurais adaptou-se ao plural da língua portuguesa, com o acréscimo de "s" ao final de determinadas palavras. Por vezes a flexão no plural consta entre colchetes. Por exemplo: ao longo do texto, o leitor encontrará a forma plural do português; *indriyas* em vez do plural sânscrito *indriyaṇi*; *Vedas* em vez de *Vedāḥ*; *Upaniṣads* em vez de *Upaniṣadaḥ*; *kośas* em vez de *kośāḥ*; *cakras* em vez de *cakrāḥ*; *nāḍīs* em vez de *nāḍyaḥ*. Quanto às ocorrências em singular de substantivos e adjetivos, optamos pela forma temática (ou "absoluta") em vez da desinência do nominativo singular, o que explica nossa escolha pelo uso dos termos *yogin* em vez de *yogī*, *Ātman* em vez de *Ātmā*, *bhāvana* em vez de *bhāvanam*, *hṛdaya* em vez de *hṛdayam* etc. (N.T.)

enfatizando a importância da ação (*karma*) e dos rituais; e *Uttara Mīmāṃsā*, que aceita Deus com base nos *Vedas*, porém enfatiza principalmente o conhecimento espiritual (*jñāna*).

8. Yoga é a união do si-mesmo individual (*jīvātman*)[7] com o Si-mesmo Universal (*Paramātman*). A filosofia do *Sāṃkhya* é teórica, ao passo que *Yoga* é prático. A combinação de *Sāṃkhya* e *Yoga* fornece uma exposição dinâmica do sistema de pensamento e da vida. Conhecimento sem ação e ação sem conhecimento não favorecem o ser humano. Eles devem ser misturados. Assim, *Sāṃkhya* e *Yoga* seguem juntos.

9. De acordo com Yoga, na obra *Yājñavalkya Smṛti*, o Criador (*Brahma*), enquanto *Hiraṇyagarbha* (o Feto Dourado), foi o proponente original do sistema de Yoga para a saúde do corpo, o controle da mente e o alcance da paz. O sistema foi originalmente cotejado e escrito por *Patañjali* em seus *Yoga Sūtras* ou aforismos. Diretivos e não discursivos, eles revelam os meios e o fim. Quando todas as oito disciplinas de Yoga são associadas e praticadas, o *yogin* experimenta um senso de unidade com o Criador, perdendo sua identidade de corpo, mente e do eu. Este é o Yoga da integração (*saṃyama*).

10. Os *Yoga Sūtras* consistem em 195 aforismos, divididos em quatro capítulos. O primeiro aborda a teoria do Yoga. Destina-se àqueles que já conquistaram uma mente equilibrada e estabelece o que devem fazer para manter sua serenidade. O segundo capítulo sobre a arte do Yoga introduz o iniciante em suas práticas. O terceiro aborda a disciplina interna e os poderes (*siddhis*) adquiridos. O quarto e último capítulo lida com a emancipação ou a libertação dos grilhões deste mundo.

11. A palavra yoga deriva da raiz sânscrita *yuj*, que significa "conectar", "unir", "anexar e prender", "direcionar" e "concentrar a atenção" visando usá-la para a

---

7. Embora em sânscrito escrevam-se termos compostos unidos, separamos aqui, para fins didáticos, certos compostos, a não ser que se tratem de termos consagrados pelo uso e pela lexicologia, como *jīvanmukta, jīvātman, Paramātman, jñānendriya, rasātmaka, Kurukṣetra* e *Parabrahman*, por exemplo. Para tanto, foram consultados os dicionários *Monier-Williams Sanskrit-English Dictionary* (1899), *Apte Practical Sanskrit-English Dictionary* (1890), *Burnouf Dictionnaire Sanscrit-Français* (1866), entre outros, considerados autoridades nos estudos de sânscrito, digitalizados pelo Departamento de Indologia da Universidade de Colônia (Alemanha) e transliterados conforme o sistema IAST (*International Alphabet of Sanskrit Transliteration*). Visando-se conferir mais clareza ao leitor não familiarizado com a morfossintaxe do sânscrito, alguns termos como *kośa*, mantra, *śarīra, cakra, nāḍī, bandha, prāṇāyāma* etc. encontram-se aqui separados dos determinantes que os precedem. Por exemplo: *sthula śarīra, sahasrāra cakra, annamaya kośa, mūla bandha* etc. Tipograficamente, indicou-se aqui a separação dos sintagmas por espaços, e não por hífens. A ordem do determinante segue, no entanto, a ordem sintática natural do sânscrito, ou seja, precedendo o substantivo determinado. Para essas decisões, foi levado em conta o uso mais difundido utilizado nas aulas em diferentes países e, portanto, amplamente aderido por professores do método Iyengar. Por isso, preferiu-se *Gāyatri* mantra a mantra *Gāyatri, sahasrāra cakra* a *cakra sahasrāra, mūla bandha* a *bandha mūla*. (N.T.)

meditação. Assim sendo, Yoga é a arte que leva uma mente desconexa e dispersa a um estado reflexivo e conexo. É a comunhão da alma humana com a Divindade.

12. Há três características ou qualidades (*guṇas*) na herança da natureza legada ao ser humano, conhecidas como iluminação (*sattva*), ação (*rajas*) e inércia (*tamas*). Colocado na roda do tempo (*kālacakra: kāla* = tempo, *cakra* = roda)[8], como um pote sobre o torno do ceramista (*kulālacakra*), o ser humano é moldado e remoldado de acordo com a ordem predominante do entrelace dessas três características fundamentais.

13. O ser humano é dotado de mente (*manas*), inteligência (*buddhi*) e ego (*ahaṃkāra*), conjuntamente conhecidos como a consciência (*citta*), que é a fonte do pensamento, da compreensão e da ação. Na medida em que a roda da vida gira, a consciência sofre as cinco angústias: ignorância (*avidyā*), egotismo (*asmitā*), apego (*rāga*), aversão (*dveṣa*) e medo da morte (*abhiniveśa*). Por sua vez, essas angústias deixam *citta* em cinco estados diferentes, que podem ser: lento (*mūḍha*), flutuante (*kṣipta*), parcialmente estável (*vikṣipta*), concentrado num ponto (*ekāgra*) e controlado (*niruddha*). *Citta* é como o fogo, alimentada por desejos (*vāsanās*), sem os quais o fogo apaga. Em seu estado puro, *citta* torna-se fonte de iluminação.

---

8. No original em inglês, lê-se o termo sânscrito चक्‌र transliterado como *chakra*. Entretanto, conforme o sistema de transliteração do alfabeto *devanāgarī* IAST (*International Alphabet of Sanskrit Transliteration*), derivado do Congresso de Orientalistas de 1912 e da norma ISO 15919 (2001), adaptamos a grafia para *cakra*, sendo a pronúncia de "c" (च्) semelhante à de *ciao* em italiano (fonema pós-alveolar africado). Conformemente, termos como चत्‌ति, ब्‌रह्मचरय, रेचक, शैच e चन्‌दर, por exemplo, foram transliterados como *citta, brahmacarya, recaka, śauca* e *candra*, respectivamente. As transliterações em "ch" aqui presentes correspondem tão somente à sílaba छ् (como em *Chāndogya Upaniṣad*, pronunciada com uma aspiração acrescentada ao fonema africado "c"). Prezando não somente a pronúncia correta e a simplificação trazida pelo IAST, mas visando também manter a coesão interna quanto aos diacríticos, empregamos, em prol da padronização, esse sistema de transliteração por ser amplamente difundido nos meios impressos e digitais, inclusive em grande parte da obra de B.K.S. Iyengar. São referências exemplares a catalogação digital da Biblioteca Nacional da França e a dos dicionários de sânscrito digitalizados pelo Instituto de Indologia e Estudos Tamil, da Universidade de Colônia na Alemanha (vide *links* no fim da nota). Neste último, os 36 dicionários disponíveis para consulta, que datam de 1832 a 1976, foram transliterados nos mesmos padrões aqui seguidos. O IAST prevê, ademais, a supressão de mácrones sobre "e" e "o", por exemplo, simplificando a transliteração. Por fim, o fonema nasal *anusvāra*, grafado acima da linha *mātrā* em *devanāgarī* (ं), foi transliterado como *ṃ* (*ahaṃkara, ahiṃsā, asaṃsakta, saṃśaya* etc.) e em conformidade com manuais de gramática, como *A Practical Grammar of the Sanskrit Language* (1864), de Sir Monier-Williams, e *The Cambridge Introduction to Sanskrit* (2017), de Antonia Ruppel. Embora não haja diferença de pronúncia, a forma subscrita de *anusvāra* é mais amplamente empregada do que a sobrescrita. Entretanto, esta também é aceita no sistema IAST. No próprio *Light on Prāṇāyāma* constam, por exemplo, as duas formas aceitas *Sāṃkhya* e *Sāṁkhya, ahaṃkara* e *ahaṁkara*, indistintamente. Esforçamo-nos em padronizar a transliteração para evitar ocorrências de diversas grafias de um mesmo termo, conferindo ao presente livro certa unidade no uso de diacríticos, da qual muitas vezes os originais carecem. Fontes: http://guideducatalogueur.bnf.fr/abn/GPC.nsf/ (Efetuar busca da ficha pela palavra-chave "devanagari"); https://www.sanskrit-lexicon.uni-koeln.de/; https://scriptsource.org/cms/scripts/page.php?item_id=entry_detail&uid=g8w4snzcy5 (Acessos em: 23 out. 2020.). (N.T.)

14. *Patañjali* evoluiu oito estágios no caminho da iluminação, cuja abordagem ocorre no próximo capítulo. Quando num estado de entorpecimento, *citta* purifica-se através de *yama, niyama* e *āsana*, por meio dos quais a mente é estimulada à atividade. *Āsana* e *prāṇāyāma* levam a mente flutuante a um estado de certa estabilidade. As disciplinas de *prāṇāyāma* e *pratyāhāra* tornam *citta* atento e focam sua energia. Ele é então contido neste estado através de *dhyāna* e *samādhi*. Na medida em que progride, os estágios mais avançados de Yoga tornam-se predominantes, embora os estágios anteriores que serviram de fundação não devam ser ignorados nem negligenciados.

15. Antes de explorar o desconhecido *Ātman*, o *sādhaka* deve aprender sobre seu corpo, sua mente, seu intelecto e seu ego conhecidos. Quando ele conhece o "conhecido" em sua totalidade, esses elementos fundem-se no "desconhecido" como rios fundindo-se no mar. Naquele momento, ele experimenta o mais elevado estado de felicidade (*ānanda*).

16. Primeiro, Yoga aborda a saúde, a força e a conquista do corpo. Em seguida, remove o véu da diferença entre o corpo e a mente. Finalmente, conduz o *sādhaka* à paz e à absoluta pureza.

17. Yoga ensina o ser humano a buscar a divindade dentro de si sistematicamente com meticulosidade e eficácia. Ele desvenda a si próprio desde o corpo externo até o si-mesmo interior. Ele segue do corpo aos nervos e dos nervos aos sentidos. A partir dos sentidos, ele penetra na mente, que controla as emoções. A partir da mente, ele penetra o intelecto, que guia a razão. A partir do intelecto, seu caminho leva à determinação e, então, à consciência (*citta*). O último estágio estende-se da consciência para seu Si-mesmo, seu próprio ser (*Ātman*).

18. Assim, Yoga conduz o *sādhaka* da ignorância ao conhecimento, da escuridão para a luz e da morte para a imortalidade.

# 2

# Etapas do Yoga

1. Yoga possui oito estágios: *yama, niyama, āsana, prāṇāyāma, pratyāhāra, dhāraṇā, dhyāna* e *samādhi*. Todos são integrados, mas abordados a título de praticidade como componentes independentes.

2. Uma árvore tem raízes, tronco, galhos, folhas, casca, seiva, flores e frutos. Cada um desses componentes possui uma identidade separada, embora nenhum possa tornar-se uma árvore por si só. O mesmo ocorre com Yoga. Assim como todas essas partes juntas se transformam numa árvore, os oito estágios juntos representam Yoga. Os princípios universais de *yama* são as raízes e as disciplinas individuais de *niyama* formam o tronco. *Āsanas* são como diversos galhos espalhando-se em diferentes direções. *Prāṇāyāma*, que areja o corpo com energia, é como as folhas que ventilam toda a árvore. *Pratyāhāra* impede que a energia dos sentidos flua para fora, assim como a casca protege a árvore do apodrecimento. *Dhāraṇā* é a seiva da árvore que mantém o corpo e o intelecto firmes. *Dhyāna* é a flor amadurecendo e transformando-se no fruto de *samādhi*. Ainda que a fruta seja o mais alto estágio de desenvolvimento de uma árvore, a revelação do verdadeiro Si-mesmo de cada um (*Ātmadarśana*) representa o ápice da prática de Yoga.

3. Através dos oito estágios do Yoga, o *sādhaka* desenvolve a compreensão sobre seu próprio si-mesmo. O indivíduo segue passo a passo desde o conhecido – seu corpo – rumo ao desconhecido. Ele parte do invólucro externo do corpo – a pele – até a mente. Desde a mente (*manas*), ele vai até a inteligência (*buddhi)*, o propósito (*saṃkalpa*), a consciência discriminativa (*vivekakhyāti ou prajñā*), o consciente (*sadasad viveka*) e, por fim, o Si-mesmo (*Ātman*).

### *Yama*

4. *Yama* é o nome coletivo dos mandamentos morais universais. São mandamentos eternos, independentes de classe, tempo e lugar. Os grandes votos (*mahāvratas*) são a não violência (*ahiṃsā*), a verdade (*satya*), não roubar (*asteya*), autodomínio (*brahmacarya*) e não cobiçar (*aparigraha*). A não violência é a remoção da imposição de qualquer tipo de dano, seja físico ou mental, em pensamento ou ato. Quando o

ódio e a animosidade são abandonados, resta um amor abrangente. O *yogin* é implacavelmente verdadeiro e honesto consigo mesmo, e o que quer que ele pense ou diga revela-se verdadeiro. Controla seus desejos e reduz suas necessidades, de modo que se torna mais rico sem roubar e as coisas chegam até ele sem que ele peça. O autodomínio (*brahmacarya*) é imposto em todas as questões referentes ao sexo, seja na imaginação ou nas vias de fato. Esta disciplina traz consigo sua virilidade ativa, bem como a habilidade de ver o divino em todas as formas sem excitação sexual. Não se devem desejar coisas desnecessárias para viver, pois a avareza sucede ao desejo, que leva à tristeza caso não se consiga o que se quer. Quando os desejos se multiplicam, a conduta correta é destruída.

### *Niyama*

5. *Niyamas* são as regras de autopurificação, conhecidas como pureza (*śauca*), contentamento (*santoṣa*), austeridade (*tapas*), estudo das escrituras (*svādhyāya*) e entrega de todas as nossas ações ao Senhor (*Īśvarapraṇidhāna*). O *yogin* sabe que seu corpo e seus sentidos são suscetíveis aos desejos, os quais prejudicam a mente, então ele observa esses princípios. A pureza tem duas naturezas, interna e externa, e ambas devem ser cultivadas. A segunda significa a pureza do comportamento e dos hábitos, bem como a limpeza pessoal e do ambiente. A primeira é a erradicação de seis males: luxúria (*kāma*), raiva (*krodha*), ganância (*lobha*), paixão (*moha*), orgulho (*mada*), maldade e inveja (*mātsarya*). Essa erradicação é conquistada em se ocupando a mente com pensamentos bons e construtivos, o que leva à divindade. O contentamento diminui os desejos, torna o indivíduo alegre e confere equilíbrio mental. A austeridade permite disciplinar o corpo e resistir às dificuldades e às adversidades, direcionando assim a mente ao Si-mesmo interior. O estudo aqui é a educação de si próprio através da busca pela verdade e pela revelação do si-mesmo. Enfim, é a entrega de todas as nossas ações ao Senhor e a permanência integral em sua vontade. Portanto, *niyamas* representam as virtudes que acalmam a mente perturbada, conduzindo tanto à paz interna quanto no entorno do *sādhaka*.

### *Āsanas*

6. Antes de abordar *āsanas*, é essencial conhecer *puruṣa* e *prakṛti*. *Puruṣa*, que literalmente significa "pessoa", é o princípio psíquico universal, que embora não esteja apto a executar qualquer ação sozinho, anima e vitaliza a natureza (*prakṛti* ou a força da criação), o princípio físico universal, que produz o intelecto (*buddhi*) e a mente (*manas*) através de suas três qualidades e poderes evolutivos (*guṇas*).

Atuando juntos, *puruṣa* e *prakṛti* movimentam o mundo material em direção da atividade. Ambos não conhecem limites, nem início, nem fim. *Prakṛti* consiste em cinco elementos brutos (*pañca mahābhūtas*) conhecidos como terra (*pṛthvī*), água (*ap*), fogo (*tejas*), ar (*vāyu*) e éter (*ākāśa*). Seus cinco complementos (*tanmātras*) sutis são:

olfato (*gandha*), paladar (*rasa*), forma (*rūpa*), tato (*sparśa*) e som (*śabda*). Esses elementos brutos e seus complementos fundem-se com as três qualidades e poderes evolutivos (*guṇas*) de *prakṛti*, conhecidos como iluminação (*sattva*), atividade (*rajas*) e inércia (*tamas*) para formar o intelecto cósmico (*mahat*). Ego (*ahaṃkāra*), intelecto (*buddhi*) e mente (*manas*) formam a consciência (*citta*), o complemento individual de *mahat*. *Mahat* é o embrião primário não evoluído da natureza ou princípio produtivo através do qual todos os fenômenos do mundo material se desenvolvem. Existem cinco órgãos da percepção (*jñānendriyas*) – ouvidos, nariz, língua, olhos e pele – e cinco órgãos de ação (*karmendriyas*) – pernas, braços, fala, órgãos excretores e reprodutores. *Prakṛti*, os cinco elementos brutos, seus cinco complementos sutis, o ego, o intelecto e a mente, os cinco órgãos da percepção, os cinco órgãos de ação e *puruṣa* consistem nos vinte e cinco elementos básicos (*tattvas*) da filosofia *Sāṃkhya*. Um jarro não pode ser feito sem um ceramista, assim como uma casa não pode ser construída sem um pedreiro. A criação não pode acontecer sem que *puruṣa*, a Força Primitiva, entre em contato com os *tattvas*. Toda a existência gira em torno de *puruṣa* e *prakṛti*.

7. A vida é uma combinação do corpo, órgãos da percepção e de ação, mente, intelecto, ego e alma. A mente atua como uma ponte entre o corpo e a alma. A mente é imperceptível e intangível. O si-mesmo preenche seus anseios e desejos através da mente agindo como um espelho, e o corpo como um instrumento de prazer e realização.

8. De acordo com o sistema indiano de medicina (*Āyurveda*), o corpo é constituído de sete elementos (*dhātus*) e três humores (*doṣas*). Os sete elementos são assim chamados porque sustentam o corpo. São eles: quilo[9] (*rasa*), sangue (*rakta*), músculo (*māṃsa*), gordura (*medas*), ossos (*asthi*), medula (*majjan*) e sêmen (*śukra*). Estes elementos mantêm o corpo imune a infecções e doenças.

9. O quilo é formado a partir da ação dos sucos gástricos sobre a comida. O sangue produz músculo e renova todo o corpo. O músculo protege os ossos e produz gordura. A gordura lubrifica e traz firmeza ao corpo. Os ossos dão suporte ao corpo e produzem a medula. A medula fortalece e produz o sêmen. De acordo com os textos antigos, o sêmen não somente procria, mas também, em seu estado sutil, flui por todo o corpo sutil sob a forma de certa energia vital.

---

9. Produto da digestão, o quilo é composto por nutrientes transformados em pequenas moléculas, além das vitaminas e sais minerais. As substâncias que formam o quilo podem ser absorvidas pelo organismo quando atravessam as células do intestino delgado através de suas pequenas rugosidades. Aquilo que é assimilado é conduzido pelos capilares sanguíneos até as células do corpo para nutri-las. Aquilo que não é absorvido (parte da água e da massa alimentar) passa para o intestino grosso através do qual ocorre a excreção. Fonte: https://www.sobiologia.com.br/conteudos/Corpo/digestao4.php. Acesso em: 24 out. 2020. (N.T.)

10. Quando uniformemente equilibrados, os três humores (*doṣas*), vento (*vāta*), bílis (*pitta*) e fleuma (*śleṣman*), conferem saúde perfeita. Desequilíbrios nos humores causam doenças. A energia sutil ou vital chamada de vento incita a respiração, movimento, ação, excreção e procriação. Ela coordena as funções de diferentes partes do corpo, bem como faculdades humanas. A bílis causa sede e fome. Digere a comida e converte-a em sangue, mantendo a temperatura do corpo constante. A fleuma lubrifica as articulações e os músculos, auxiliando na cicatrização de ferimentos. *Mala* são as impurezas, sólidas, líquidas ou gasosas. A não ser que essas impurezas sejam excretadas, as doenças instalam-se, perturbando o equilíbrio dos três humores.

### Os *kośas*

11. De acordo com a filosofia Vedanta, existem três estruturas ou tipos de corpo (*śarīra*) recobrindo a alma. Elas consistem em cinco invólucros que são interpenetrantes e interdependentes (*kośas*).

Os três *śarīras* são: *(a) sthūla*, a estrutura física ou invólucro anatômico, *(b) sūkṣma*, a estrutura sutil, que consiste nos invólucros fisiológico, psicológico e intelectual, e *(c) kāraṇa*, chamado de estrutura causal – o invólucro espiritual.

*Sthūla śarīra* é o invólucro da nutrição (*annamaya kośa*). Os invólucros fisiológico (*prāṇamaya*), psicológico (*manomaya*) e intelectual (*vijñānamaya*) compõem o corpo sutil (*sūkṣma śarīra*).

*Prāṇamaya kośa* inclui os sistemas respiratório, circulatório, digestivo, nervoso, endócrino, excretor e reprodutivo. *Manomaya kośa* afeta as funções da percepção consciente, sentimento e motivação não derivada da experiência subjetiva. *Vijñānamaya kośa* afeta o processo intelectual do raciocínio e do julgamento oriundos da experiência subjetiva.

*Kāraṇa śarīra* é o invólucro da felicidade (*ānandamaya kośa*). A experiência de percebê-lo é sentida pelo *sādhaka* ao acordar após um sono profundo e reparador e quando ele está totalmente absorvido no objeto de sua meditação.

A pele engloba todos os invólucros e corpos. Ela deve ser firme e sensível ao menor movimento. Todos os invólucros são entrelaçados em seus diferentes níveis desde a pele até o Si-mesmo.

### Metas na vida (*puruṣārthas*)

12. O ser humano tem quatro metas em sua vida: *dharma, artha, kāma* e *mokṣa*. *Dharma* significa "dever". Sem ele e sem a disciplina ética, a realização espiritual é impossível.

*Artha* significa "a aquisição de riqueza visando a independência e objetivos mais elevados na vida". Essa meta não pode fornecer felicidade duradoura; entretanto, um corpo mal nutrido é terra fértil para preocupações e doenças.

*Kāma* significa "prazeres mundanos", que dependem amplamente de um corpo saudável. Como diz a *Kaṭha Upaniṣad*, o "si-mesmo" não pode ser experimentado por uma pessoa fraca.

*Mokṣa* significa libertação. O indivíduo iluminado percebe que o poder, o prazer, a riqueza e o conhecimento desaparecem e não trazem a liberdade. Ele procura dominar suas qualidades *sátvica*,[10] *rajásica*[11] e *tamásica*[12] e, assim, fugir das garras dos *guṇas*.

13. O corpo é a morada de *Brahman*. Ele tem um papel fundamental na conquista das quatro metas da vida. Os sábios tinham ciência de que, mesmo com o desgaste do corpo, ele serve de instrumento para atingir a revelação e, assim, deve ser mantido em boas condições.

14. *Āsanas* purificam o corpo e a mente. Possuem efeitos preventivos e curativos. São inúmeros e atendem às diversas necessidades dos sistemas muscular, digestivo, circulatório, endócrino, nervoso, bem como outros sistemas do corpo.

Eles ocasionam mudanças em todos os níveis, desde o físico até o espiritual. Saúde é o equilíbrio delicado entre corpo, mente e espírito. Através da prática de *āsanas*, as deficiências físicas e as distrações mentais do *sādhaka* desaparecem e os portões da espiritualidade abrem-se.

*Āsanas* trazem saúde, beleza, força, firmeza, leveza, clareza da fala e da expressão, calma aos nervos e uma disposição feliz. Praticá-los é comparável ao crescimento de uma mangueira. Se a árvore cresceu sólida e saudável, sua essência será encontrada na fruta. Similarmente, a essência destilada a partir da prática de *āsanas* é o despertar espiritual do *sādhaka*. Ele está livre de todas as dualidades.

15. Há um equívoco comum de que *āsanas* e *prāṇāyāma* devem ser praticados juntos desde o momento que o *Yoga sādhana* inicia. Conforme a experiência do autor, se um iniciante se concentra na perfeição das posturas, ele não pode concentrar-se na respiração. Perde o equilíbrio e a profundidade dos *āsanas*. Alcance a estabilidade (*sthiratā*) e a quietude (*acalatā*) nos *āsanas* antes de introduzir as técnicas de respiração rítmica. A amplitude dos movimentos corporais varia de postura a postura. Quanto menor a amplitude de movimento, menor será o espaço nos pulmões e o padrão de respiração será mais curto. Quanto maior a amplitude de movimento corporal nos *āsanas*, maior será a capacidade pulmonar e mais profundo o padrão respiratório. Quando *prāṇāyāma* e *āsanas* forem feitos conjuntamente, certifique-se de que a postura perfeita

---

10. Neologismo da palavra sânscrita *sattva*, que tem, dentre outros significados, o de "pureza" ou "iluminação", sob a forma de um adjetivo emprestado à língua portuguesa e amplamente utilizado nas ciências irmãs do Yoga e do Āyurveda (vide *Glossário*). (N.T.)

11. Neologismo da palavra sânscrita *rajas*, que tem, dentre outros significados, o de "ação", sob a forma de um adjetivo emprestado à língua portuguesa e amplamente utilizado nas ciências irmãs do Yoga e do *Āyurveda* (vide *Glossário*). (N.T.)

12. Neologismo da palavra sânscrita *tamas*, que tem, dentre outros significados, o de "obscuridade", sob a forma de um adjetivo emprestado à língua portuguesa e amplamente utilizado nas ciências irmãs do Yoga e do Āyurveda (vide *Glossário*). (N.T.)

não é perturbada. Até que as posturas sejam aperfeiçoadas, não tente *prāṇāyāma*. Logo se percebe que quando *āsanas* são bem executados, a respiração *pranayâmica*[13] automaticamente se estabelece.

### *Prāṇāyāma*

16. *Prāṇāyāma* é o prolongamento consciente da inspiração, retenção e expiração. A inspiração é o ato de receber a energia primitiva na forma de respiração; a retenção é quando se suspende a respiração visando saborear essa energia. Na expiração, todos os pensamentos e as emoções são esvaziados com a respiração. Então, quando os pulmões estão vazios, a energia individual, o "eu", rende-se à energia primitiva, ao *Ātman*.

A prática de *prāṇāyāma* desenvolve uma mente estável, uma força de vontade potente, bem como bom senso.

### *Pratyāhāra*

17. Esta é uma disciplina para controlar a mente e os sentidos. A mente desempenha um papel duplo. Por um lado, procura gratificar os sentidos e, por outro, unir-se ao Si-mesmo. *Pratyāhāra* acalma os sentidos e os conduz para dentro, guiando o aspirante ao divino.

### *Dhāraṇā, dhyāna e samādhi*

18. *Dhāraṇā* significa "concentração num único ponto" ou "completa atenção sobre aquilo que se está fazendo", de forma que a mente se mantenha imóvel e serena. *Dhāraṇā* estimula a percepção consciente interna para integrar a inteligência fluida, relaxando todas as tensões. Quando *dhāraṇā* prossegue por um longo período, torna-se meditação (*dhyāna*), um estado indescritível que se deve vivenciar para compreender.

19. Quando o estado de *dhyāna* é mantido por um longo tempo sem interrupção, funde-se em *samādhi*, estado no qual o *sādhaka* perde sua identidade individual no objeto da meditação.

20. Em *samādhi*, o *sādhaka* perde a consciência sobre seu corpo, sua respiração, sua mente, sua inteligência e seu ego. Ele vive em paz infinita. Nesse estado, sua sabedoria e pureza, combinadas com a simplicidade e humildade, brilham. Ele não somente é iluminado, mas ilumina todos aqueles que chegam até ele buscando a verdade.

21. *Yama, niyama, āsana* e *prāṇāyāma* são partes essenciais do yoga da ação (*karma*). Elas mantêm o corpo e a mente saudáveis para desempenhar todos os atos que agradam

---

13. Neologismo da palavra sânscrita *prāṇāyāma* (vide *Glossário*) em forma de adjetivo. (N.T.)

a Deus. *Prāṇāyāma*, *pratyāhāra* e *dhāraṇā* são partes do Yoga do conhecimento (*jñāna*). *Dhyāna* e *samādhi* ajudam o *sādhaka* a fundir seu corpo, mente e inteligência no oceano do Si-mesmo. Esse é o Yoga da devoção e do amor (*bhakti*).

22. Estas três correntes de *jñāna*, *karma* e *bhakti* fluem para o rio do Yoga e perdem sua identidade. Assim sendo, o caminho do Yoga por si só leva cada tipo de *sādhaka*, do entorpecido (*mūḍha*) ao controlado (*niruddha*), em direção à liberdade e à beatitude.

# 3

# *Prāṇa e prāṇāyāma*

1. É tão difícil explicar *prāṇa* quanto explicar Deus. *Prāṇa* é a energia que permeia o universo em todos os níveis. É a energia física, mental, intelectual, sexual, espiritual e cósmica. Todas as energias vibracionais são *prāṇa*. Todas as energias físicas, tais quais o calor, a luz, a gravidade, o magnetismo e a eletricidade, também são *prāṇa*. Ele é a energia oculta ou potencial em todos os seres, liberado por completo quando há perigo. É o motor principal de toda ação. É a energia que cria, protege e destrói. Vigor, força, vitalidade, vida e espírito são formas de *prāṇa*.

2. De acordo com as *Upaniṣads*, *prāṇa* é o princípio da vida e da consciência. Equipara-se ao Si-mesmo real (*Ātman*). *Prāṇa* é o sopro da vida de todos os seres do universo. Todos nascem e vivem através dele e, quando morrem, sua respiração individual dissolve-se na respiração cósmica. *Prāṇa* é o centro da roda da vida. Tudo está estabelecido nele. Ele permeia o sol que fornece a vida, as nuvens, os ventos (*vāyus*), a terra (*pṛthvī*), bem como todas as formas da matéria. Ele é ser (*sat*) e não ser (*asat*). É a fonte de todo o conhecimento. É a Personalidade Cósmica (*Puruṣa*) da filosofia *Sāṃkhya*. Assim sendo, o *yogin* se refugia em *prāṇa*.

3. Usualmente, traduz-se *prāṇa* como "respiração"; entretanto, essa é apenas uma de suas diversas manifestações no corpo humano. Se a respiração cessa, a vida também cessa. Os sábios indianos antigos sabiam que todas as funções do corpo eram desempenhadas por cinco tipos de energia vital (*prāṇa vāyus*). São conhecidos como *prāṇa* (aqui o termo genérico é usado para designar o específico), *apāna*, *samāna*, *udāna* e *vyāna*. Esses são aspectos específicos de uma força cósmica vital (vento vital), o princípio primordial da existência em todos os seres. Deus é um só, porém os sábios lhe conferem diversos nomes e, da mesma forma, acontece com a palavra *prāṇa*.

4. *Prāṇa* movimenta-se na região torácica e controla a respiração. Absorve energia atmosférica vital. *Apāna* movimenta-se na região inferior do abdome e controla a eliminação da urina, do sêmen e das fezes. *Samāna* alimenta o fogo digestivo, auxiliando na digestão e mantendo o funcionamento harmonioso dos órgãos abdominais. Ele integra o corpo humano físico completo. Trabalhando através da garganta (faringe

e laringe), *udāna* controla as pregas vocais e a entrada de ar e dos alimentos. *Vyāna* permeia todo o corpo, distribuindo a energia oriunda dos alimentos e da respiração através das artérias, veias e nervos.

5. Em *prāṇāyāma, prāṇa vāyu* é ativado através da inspiração e *apāna vāyu* é ativado através da expiração. *Udāna* eleva a energia desde a coluna baixa até o cérebro. *Vyāna* é essencial para a função de *prāṇa* e *apāna* é o meio para transferir a energia de um para o outro.

6. Existem também cinco divisões subsidiárias conhecidas como *upa prāṇas* ou *upa vāyus*, chamadas *nāga, kūrma, kṛkara, devadatta* e *dhanaṃjaya*. *Nāga* alivia a pressão no abdome através da eructação. *Kūrma* controla os movimentos das pálpebras para prevenir que corpos estranhos entrem nos olhos, bem como o tamanho da pupila, regulando assim a intensidade da luz para a visão. *Kṛkara* previne que substâncias passem pelas narinas e cheguem até a garganta através do espirro ou da tosse. *Devadatta* causa bocejos e induz o sono. *Dhanañjaya* produz fleuma, nutre e permanece no corpo mesmo após a morte e, às vezes, entumece um cadáver.

7. De acordo com o *Āyurveda, vāta*, que é um dos três humores (*doṣa*), é outro nome para *prāṇa*. A *Caraka Saṃhitā* explica as funções de *vāta* da mesma maneira que os textos sobre Yoga explicam o *prāṇa*. A única expressão perceptível do funcionamento de *prāṇa* é percebida nos movimentos dos pulmões ativados pela energia interna que ocasiona a respiração.

### *Citta e prāṇa*

8. *Citta* e *prāṇa* estão em associação constante. Onde *citta* está, lá *prāṇa* está focado, e onde *prāṇa* está, lá *citta* está focado.

*Citta* é como um veículo impulsionado por duas forças poderosas, *prāṇa* e *vāsanā* (desejos), movendo-se na direção daquela que é mais poderosa. Da mesma forma que uma bola tem um efeito rebote quando lançada contra o chão, o *sādhaka* também é lançado conforme o movimento de *prāṇa* e de *citta*. Se a respiração (*prāṇa*) predomina, controlam-se os desejos, contém-se os sentidos e a mente acalma-se. Se a força dos desejos predomina, a respiração torna-se irregular e a mente agitada.

9. No terceiro capítulo da *Haṭha Yoga Pradīpikā, Svātmārāma* afirma que uma vez que a respiração e *prāṇa* estiverem calmos, *citta* estará estável e não pode haver descarga de sêmen (*śukra*). Em pouco tempo, o aumento do vigor do *sādhaka* é sublimado para buscas mais elevadas e nobres. Ele alcança o estado de *ūrdhvaretas* (*ūrdhva* = para cima; *retas* = sêmen), daquele que sublimou sua energia sexual e *citta* mergulhará em pura consciência.

### *Prāṇāyāma*

10. *Prāṇa* significa respiro, respiração, vida, vitalidade, energia ou força. No plural, o termo denota certas respirações vitais ou correntes de energia (*prāṇa vāyus*). *Āyāma* significa "alongamento", "extensão", "expansão", "comprimento", "largura", "regulação", "prolongamento", "contenção" ou "controle". *Prāṇāyāma* significa, portanto, "o prolongamento da respiração e sua contenção". A *Śiva Saṃhitā* chama esta prática de *vāyu sādhana* (*vāyu* = respiração; *sādhana* = prática, busca). Em seus *Yoga Sūtras* (II, 49-51), *Patañjali* descreve *prāṇāyāma* como o controle da entrada e saída do fluxo de ar em uma postura firmemente estabelecida.

11. *Prāṇāyāma* é uma arte e possui técnicas para fazer com que os órgãos da respiração se movam e se expandam de modo intencional, rítmico e intenso. Consiste num fluxo longo, contínuo e sutil de inspiração (*pūraka*), expiração (*recaka*) e retenção da respiração (*kumbhaka*). *Pūraka* estimula o sistema; *recaka* elimina o ar impuro e as toxinas; *kumbhaka* distribui a energia por todo o corpo. Os movimentos incluem expansão horizontal (*dairghya*), ascensão vertical (*āroha*) e extensão circunferencial (*viśālatā*) dos pulmões e da caixa torácica. Os processos e técnicas de *prāṇāyāma* serão explicados nos capítulos posteriores.

Essa respiração disciplinada ajuda a mente a concentrar-se e permite com que o *sādhaka* conquiste saúde robusta e longevidade.

12. *Prāṇāyāma* não é somente uma respiração habitual automática para manter o corpo e a alma unidos. Por meio da entrada abundante de oxigênio através de suas técnicas disciplinadas, mudanças químicas sutis ocorrem no corpo do *sādhaka*. A prática de *āsanas* remove as obstruções que impedem o fluxo de *prāṇa*, e a prática de *prāṇāyāma* regula esse fluxo de *prāṇa* em todo o corpo. Essa prática regula também todos os pensamentos, desejos e ações do *sādhaka*, conferindo equilíbrio, bem como a extraordinária determinação necessária para tornar-se um mestre de si próprio.

4

# *Prāṇāyāma* e o sistema respiratório

*Enquanto há respiração no corpo, há vida.*
*Quando a respiração parte, a vida também parte.*
*Portanto, regule a respiração.*

– *Haṭha Yoga Pradīpikā* – Cap. 2, Ś.3 –

1. Durante a inspiração normal, uma pessoa inspira em média aproximadamente 500 centímetros cúbicos de ar; durante a inspiração profunda, a entrada de ar é cerca de seis vezes maior, chegando a até quase 3.000 centímetros cúbicos. As capacidades dos indivíduos variam de acordo com sua constituição. A prática de *prāṇāyāma* aumenta a capacidade pulmonar do *sādhaka*, permitindo que os pulmões alcancem uma ventilação excelente.

2. O segundo capítulo da *Haṭha Yoga Pradīpikā* aborda *prāṇāyāma*. Os três primeiros versos dizem: "Bem estabelecido na prática de *āsanas*, com seus sentidos sob controle, o *yogin* deve praticar *prāṇāyāma* conforme ensinado por seu guru, observando uma dieta moderada e nutritiva. Quando a respiração é irregular, a mente oscila; quando a respiração é estável, a mente idem. Para alcançar a estabilidade, o *yogin* deve controlar sua respiração. Enquanto há respiração no corpo, há vida. Quando a respiração parte, a vida também parte. Portanto, controle a respiração."

3. A prática de *prāṇāyāma* auxilia na limpeza das *nāḍīs*, que são órgãos tubulares do corpo sutil através dos quais a energia flui. Existem milhares de *nāḍīs* no corpo e a maior parte delas inicia nas áreas do coração e do umbigo. *Prāṇāyāma* mantém as *nāḍīs* em condicionamento saudável, prevenindo sua degeneração. Como consequência, mudanças ocorrem nas atitudes mentais do *sādhaka*. Isso acontece porque em *prāṇāyāma* a respiração inicia a partir da base do diafragma em ambos os lados do corpo próximo à cintura pélvica. Assim, o diafragma torácico e os músculos respiratórios acessórios do pescoço relaxam-se. Isso auxilia no relaxamento da musculatura facial. Quando os músculos faciais se relaxam, afrouxam a aderência sobre os órgãos

da percepção, ou seja, os olhos, ouvidos, nariz, língua e pele, minimizando assim a tensão no cérebro. Quando a tensão diminui, o *sādhaka* alcança concentração, equanimidade e serenidade.

**Por que tantos *prāṇāyāmas*?**

4. Muitos *āsanas* foram desenvolvidos para exercitar diversas partes da anatomia – músculos, nervos, órgãos e glândulas – de maneira que o organismo inteiro trabalhe de forma saudável e harmônica. Os ambientes, as constituições, os temperamentos e os estados de saúde e da mente humanos variam, e diferentes *āsanas* auxiliam em diferentes situações para aliviar as doenças humanas e desenvolver a harmonia. Muitos tipos de *prāṇāyāmas* foram concebidos e desenvolvidos para preencher os requisitos físicos, mentais, intelectuais e espirituais dos *sādhakas* que se encontram sob condições instáveis.

**Quatro estágios dos *prāṇāyāmas***

5. A *Śiva Saṃhitā* examina os quatro estágios (*avasthā*) de *prāṇāyāma* em seu terceiro capítulo. Eles são: *(a)* início (*ārambha*), *(b)* empenho de intenção (*ghaṭa*), *(c)* conhecimento profundo (*paricaya*) e *(d)* consumação (*niṣpatti*).

6. No estágio de *ārambha*, o interesse do *sādhaka* por *prāṇāyāma* é despertado. A princípio, ele é precipitado e, devido a seu esforço excessivo e à pressa com a qual deseja os resultados, seu corpo treme e transpira. Quando continua sua prática com perseverança, os tremores e a transpiração cessam e o *sādhaka* atinge o segundo estágio de *ghaṭa avasthā*. *Ghaṭa* significa "pote de água". O corpo é comparado a um pote. Como um pote de barro que não sofreu o processo de queima, o corpo físico desgasta-se. Queime-o intensamente no fogo do *prāṇāyāma* para adquirir estabilidade. Neste estágio, os cinco *kośas* e os três *śarīras* são integrados. Após essa integração, o *sādhaka* alcança *paricaya avāsthā*, em que obtém um conhecimento profundo sobre as práticas de *prāṇāyāma* e de si próprio. Através desse conhecimento, ele controla suas qualidades (*guṇas*) e percebe as causas de suas ações (*karma*). A partir do terceiro estágio, o *sādhaka* segue na direção de *niṣpatti avasthā*, o estágio final da consumação. Seus esforços amadureceram e as sementes de seu *karma* são queimadas. Ele cruzou as barreiras dos *guṇas* e torna-se um *guṇātīta*, um *jīvanmukta* – pessoa que se liberta (*mukta*) durante seu tempo de vida (*jīvana*) através do conhecimento sobre o Espírito Supremo. Ele vivenciou o estado de êxtase (*ānanda*).

**Sistema respiratório**

7. Visando permitir que o leitor tenha uma imagem clara sobre como *prāṇāyāma* beneficia o corpo, é imprescindível ter uma ideia sobre o sistema respiratório. O assunto é tratado a seguir.

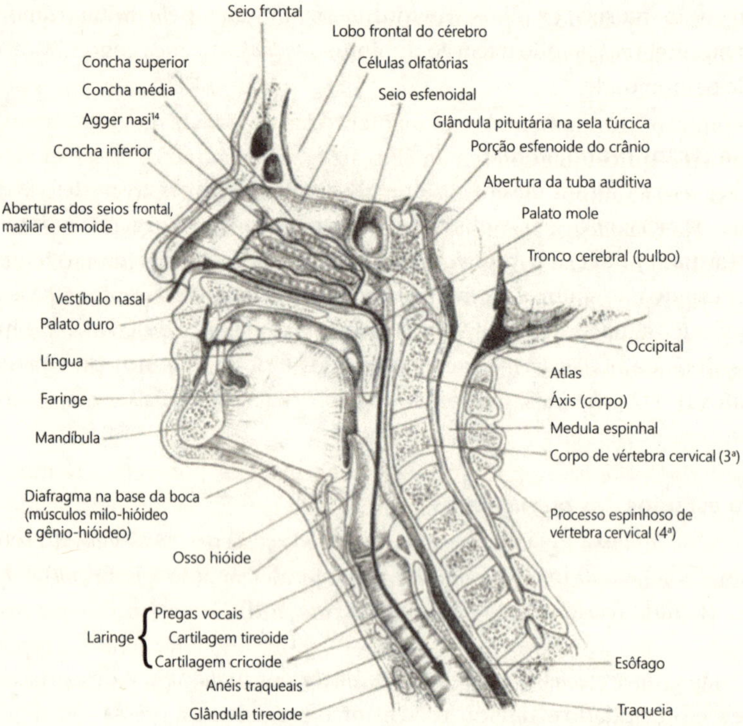


**Figura 1.** Passagem do ar durante a inspiração pelo nariz, faringe, laringe e traqueia.

8. Sabe-se que as necessidades básicas de energia do corpo humano são atendidas principalmente através do oxigênio e da glicose. O primeiro auxilia no processo de excreção através da oxidação de resíduos, enquanto a glicose carregada de oxigênio nutre as células do corpo durante o fluxo da respiração.

9. O objetivo de *prāṇāyāma* é otimizar a função do sistema respiratório. Isso melhora automaticamente o sistema circulatório, sem o qual os processos de digestão e excreção ficariam prejudicados. Toxinas poderiam se acumular, doenças se espalhariam pelo corpo e problemas de saúde se tornariam habituais.

14. Não há tradução para o termo "Agger nasi", pois este é amplamente usado na língua portuguesa por profissionais da área médica, particularmente na otorrinolaringologia. A exemplo disso, em importante referência bibliográfica sobre o assunto, lê-se que: "ao nível de implantação da cabeça da concha nasal média observa-se uma saliência, correspondente à região do 'agger nasi', com uma ou duas células etmoidais anteriores, à distal do processo frontal da maxila e sobrepostas à junção do saco lacrimal com o ducto nasolacrimal.". (Fonte: João Adolfo Caldas Navarro, *Cavidade do nariz e seios paranasais*. Anatomia Cirúrgica 1. 1997, p. 40.) (N.T.)

10. O sistema respiratório é o portal da purificação do corpo, da mente e do intelecto. A chave disso é *prāṇāyāma*.

11. A respiração é fundamental para manter todas as formas da vida animal, desde um organismo unicelular como a ameba, até o ser humano. É possível viver sem comida ou sem água por alguns dias, mas quando a respiração cessa, a vida também cessa. Na *Chāndogya Upaniṣad* está escrito: "Assim como os raios estão presos à roda, também nesse sopro da vida tudo está conectado. A vida move-se com o sopro da vida, que dá vida a um ser vivo. O sopro da vida é o pai, [...] a mãe, [...] o irmão, [...] a irmã e o professor, [...] Brahman [...] De fato, aquele que percebe, sabe e compreende isso torna-se um excelente orador." (S. Radhakrishnan, *The Principal Upaniṣads*, VII, 15, 1-4).

12. A *Kauṣītaki Upaniṣad* afirma: "pode-se viver sem a fala, pois vemos os mudos; sem a visão, pois vemos os cegos; sem a audição, pois vemos os surdos; e sem a mente, pois vemos os imaturos; pode-se viver sem braços e pernas, pois vemos pessoas assim. Porém, é somente o espírito que respira, o Si-mesmo inteligente que se apropria do corpo, fazendo-o se levantar. Isso é tudo o que se obtém no espírito que respira. O espírito que respira é o Si-mesmo inteligente. O Si-mesmo inteligente é o espírito que respira, pois juntos vivem neste corpo e juntos saem dele." (S. Radhakrishnan, *The Principal Upaniṣads*, III, 3).

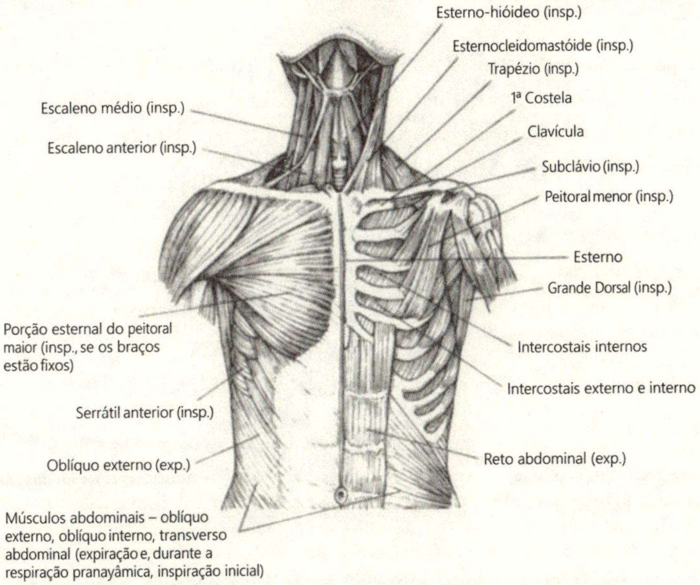


**Figura 2.** Músculos frontais do tronco usados na respiração.

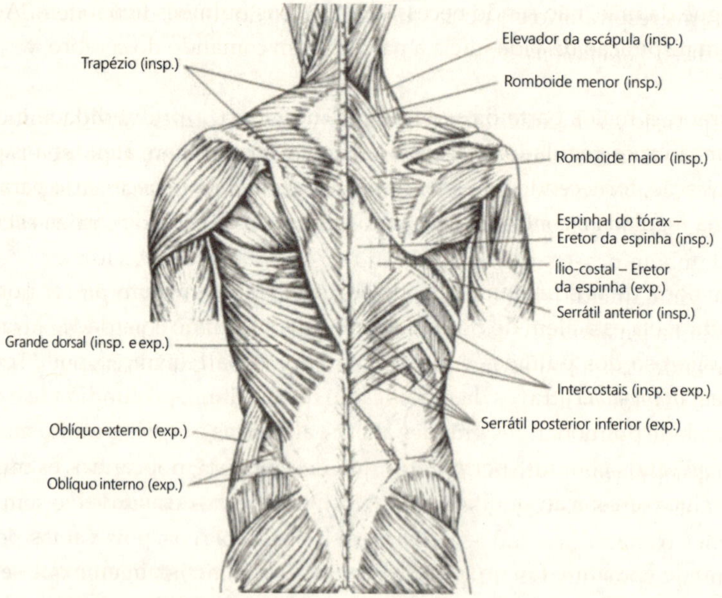


**Figura 3.** Músculos posteriores do tronco usados na respiração.

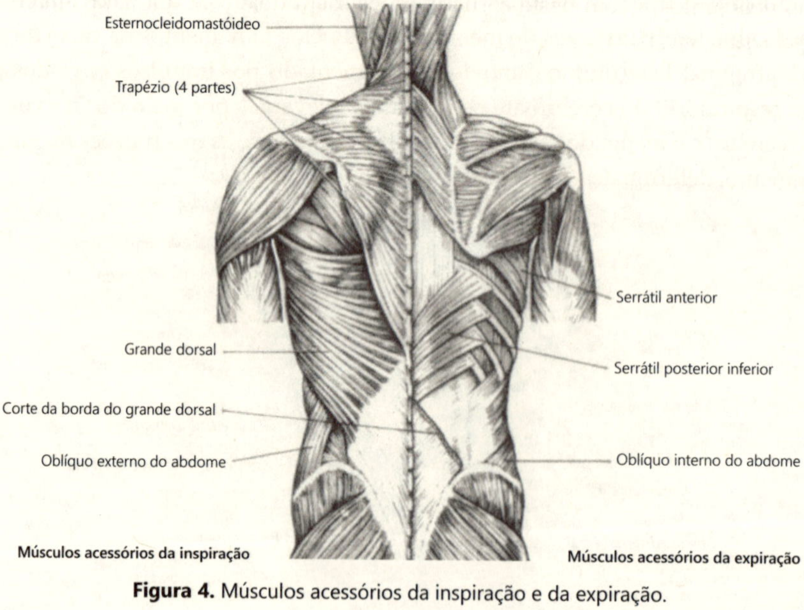


**Figura 4.** Músculos acessórios da inspiração e da expiração.

13. A respiração inicia com a vida independente fora da mãe e termina quando a vida cessa. Quando a criança ainda está no útero, seu oxigênio é fornecido através

do sangue da mãe, não sendo necessário que seus pulmões funcionem. Ao nascer, a primeira respiração da vida inicia a partir de um comando do cérebro.

14. Durante a maior parte da vida de um indivíduo, a profundidade e o ritmo do respirar são autorregulados através do sistema nervoso para atender aos propósitos da respiração, fornecendo oxigênio fresco, constantemente necessário para as células de forma regulada e controlada, visando eliminar o dióxido de carbono acumulado.

15. A maioria de nós presume que, devido ao fato de a respiração ser normalmente automática, ela está além do nosso controle ativo. Isso não é verdade. Através de um treino rigoroso dos pulmões e do sistema nervoso, a respiração pode ser mais eficiente em *prāṇāyāma* através da modificação de seu ritmo, profundidade e qualidade. A capacidade pulmonar dos grandes atletas, alpinistas e *yogins* é muito maior do que a de indivíduos comuns, permitindo que desempenhem façanhas extraordinárias. Uma melhor respiração significa uma vida melhor e mais saudável.

16. O ato de respirar é tão organizado que os pulmões costumam inflar-se de dezesseis a dezoito vezes por minuto. O ar fresco contendo o oxigênio que dá vida é sugado para dentro deles, e gases contendo o dióxido de carbono dos tecidos do corpo são expelidos numa troca através das narinas. A inflação rítmica dos foles suaves dos pulmões, que lembram favos de mel, é mantida pelos movimentos da caixa torácica e do diafragma. Este último é movido ou alimentado por impulsos enviados pelo centro respiratório do cérebro até os músculos relevantes por meio dos nervos. Assim, o cérebro é o instigador através do qual a respiração e as três funções mentais do pensamento, determinação e consciência são controladas.

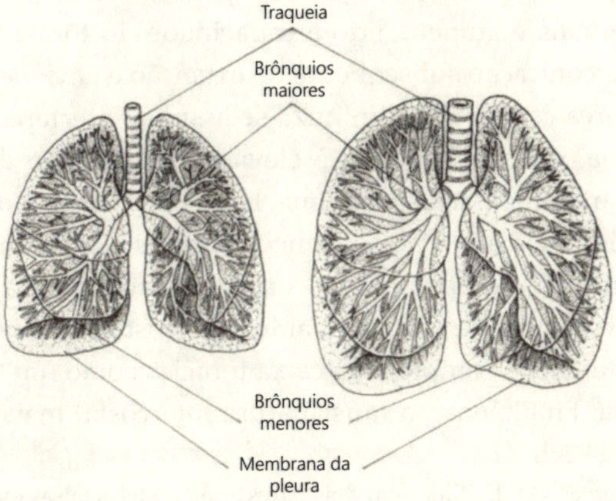


**Figura 5.** Pulmões: após a expiração, *à esquerda*; após a inspiração, *à direita*.

17. O ciclo da respiração consiste em três partes: inspiração, expiração e retenção.

A inspiração é uma expansão ativa do peito através da qual ar fresco preenche os pulmões. A expiração é um recuo normal e passivo da parede elástica do peito através da qual se expele o ar rançoso e os pulmões são esvaziados. A retenção é uma pausa ao final de cada inspiração e expiração. Esses três formam um ciclo de respiração.

A respiração afeta o batimento cardíaco. Durante o ato prolongado de reter a respiração, observa-se uma desaceleração dos batimentos cardíacos, garantindo melhor descanso para o músculo do coração.

18. A respiração pode ser classificada em quatro tipos:

(a) Respiração alta ou clavicular, na qual os músculos relevantes do pescoço ativam principalmente as partes superiores dos pulmões.
(b) Respiração média ou intercostal, na qual somente as partes centrais dos pulmões são ativadas.
(c) Respiração baixa ou diafragmática, na qual principalmente as partes inferiores dos pulmões são ativadas, enquanto as partes superior e central permanecem menos ativas.
(d) Na respiração completa ou *pranayâmica*, a totalidade dos pulmões é usada em sua capacidade máxima.

Na inspiração *pranayâmica*, retarda-se a contração diafragmática até após a contração consciente dos músculos das paredes abdominais anterior e lateral. Esses músculos são diagonalmente conectados com a caixa torácica na parte superior e com a pelve na parte inferior. Essa ação desce e estabiliza o diafragma em forma de cúpula, cuja origem é na margem da costela inferior, empurrando os órgãos abdominais e aumentando a capacidade do tórax. Isso prepara o diafragma para uma contração subsequente de extensão e eficiência máximas através da redução da força centrípeta. Minimiza-se assim a interferência com a próxima ação da sequência, que corresponde à elevação e expansão da parte inferior da caixa torácica na movimentação para cima. Isso ocorre através da tração vertical do diafragma, seguida pela ativação sequencial da musculatura intercostal para permitir o mais completo movimento das costelas flutuantes[15] semelhante ao de um paquímetro, movimentos de "alça de balde" das costelas individuais e elevação e expansão circunferencial completa da caixa torácica como um todo a partir de sua origem na coluna. Finalmente, a musculatura intercostal mais alta e os músculos

15. As costelas flutuantes são divididas em dois pares e são costelas falsas que não se articulam com o esterno. Assim, permanecem livres e servem como origem e inserção de estruturas musculares, protegendo órgãos como os rins e parte do fígado. Articulam-se apenas às vértebras T11 e T12. Fonte: https://www.infoescola.com/biologia/costelas/. Acesso em: 27 out. 2020. (N.T.)

que conectam as costelas superiores, o esterno e as clavículas ao pescoço e crânio contraem-se, permitindo que a parte superior dos pulmões seja preenchida. Assim, a cavidade torácica já expandida amplifica-se ainda mais para a frente, para cima e para as laterais.

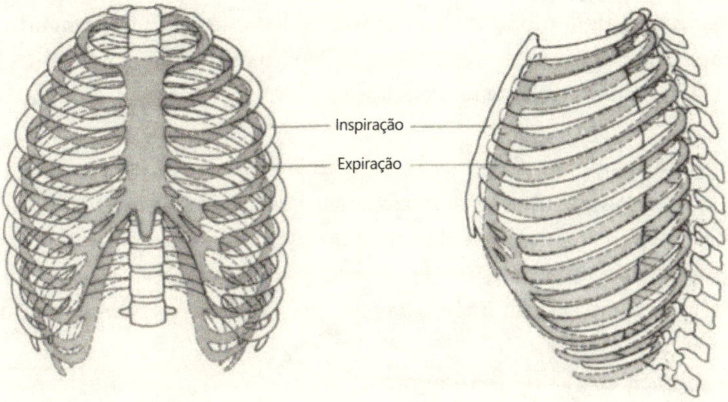


**Figuras 6 e 7.** Caixa torácica: vista frontal, *à esquerda*; vista lateral, *à direita*.

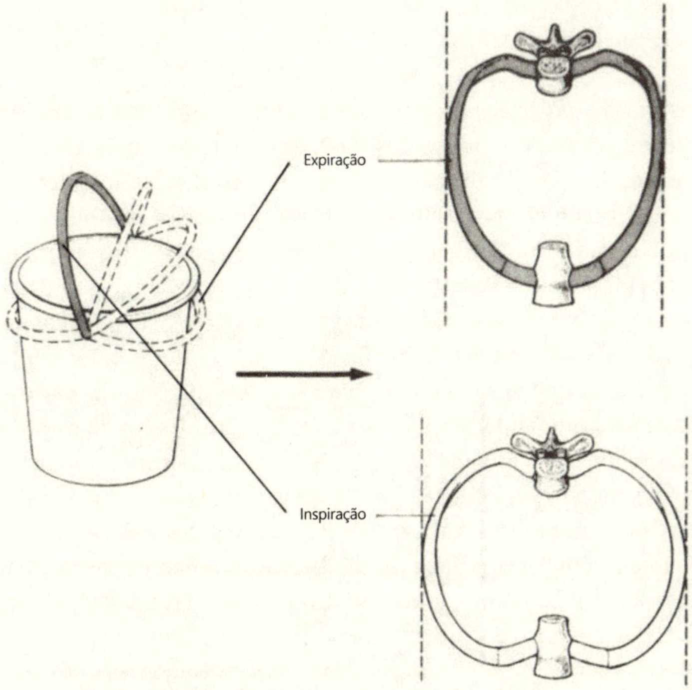


**Figura 8.** Movimento de alça de balde das costelas.

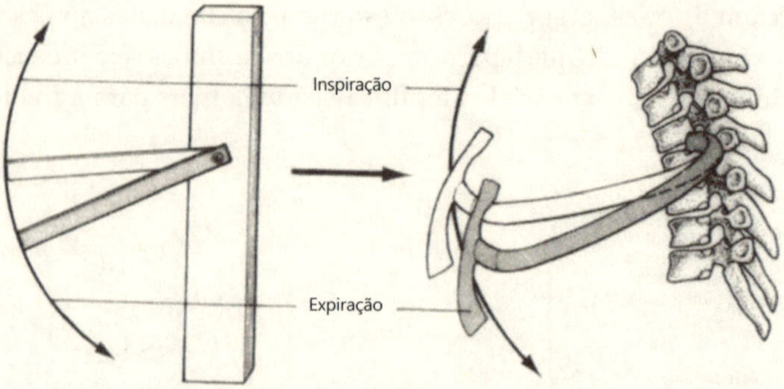


**Figura 9.** Movimento anteroposterior das costelas na respiração.

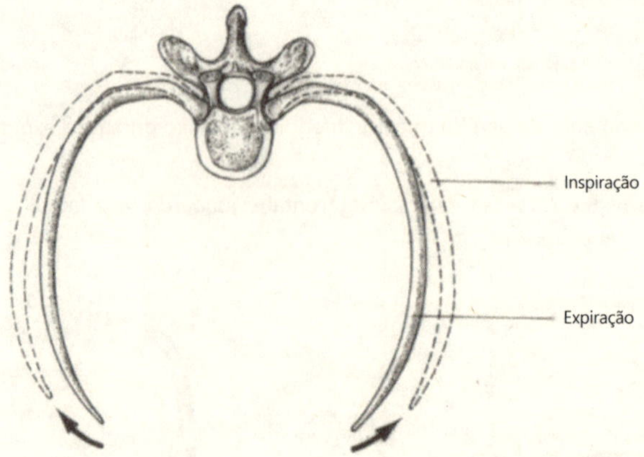


**Figura 10.** Movimentos de paquímetro das costelas flutuantes.

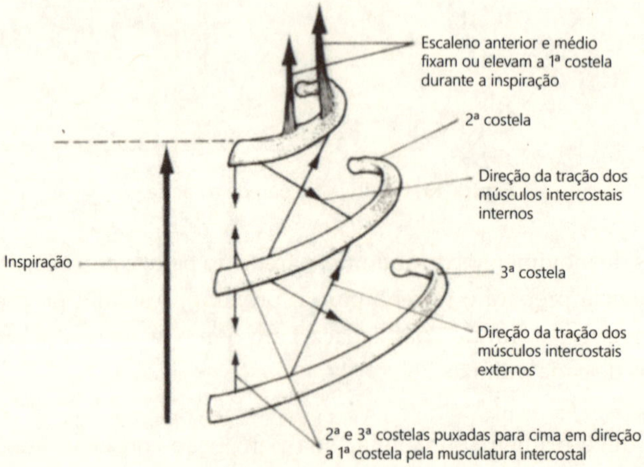


**Figura 11.** Movimento da parede torácica superior para cima durante a inspiração.

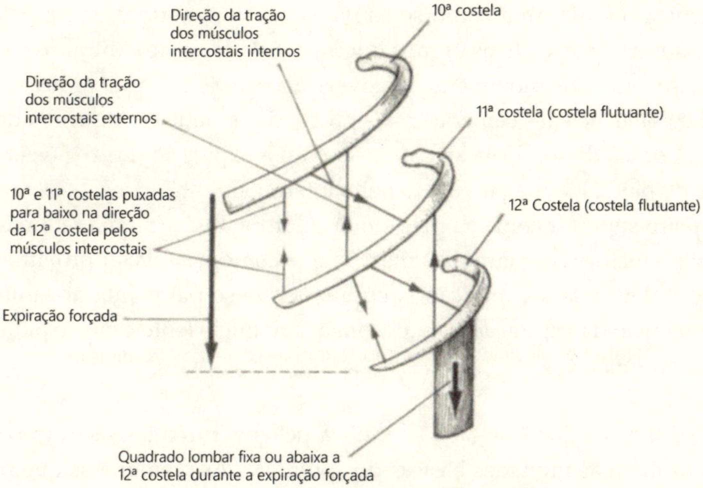


**Figura 12.** Movimento da parede torácica inferior para baixo durante a expiração forçada.

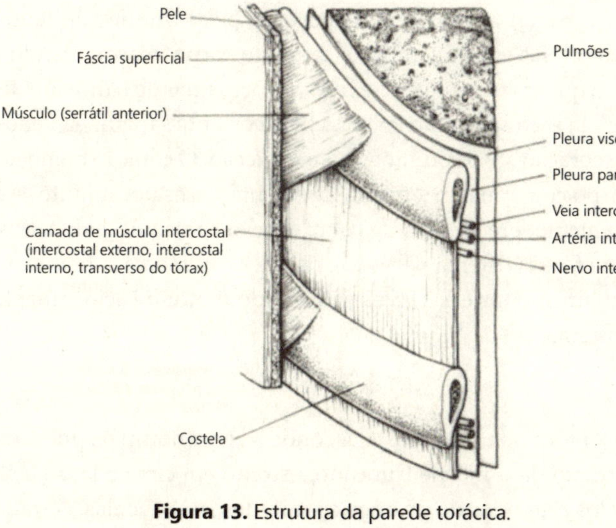


**Figura 13.** Estrutura da parede torácica.

19. Essas séries de movimentos do abdome, parede do peito e pescoço, nas quais cada passo da sequência prepara o terreno para o próximo, resultam no preenchimento máximo dos pulmões a fim de criar espaço para que o ar que entra possa alcançar todos os cantos de cada pulmão.

20. O *sādhaka* deve primeiro direcionar sua percepção consciente do corpo específica e inteligentemente para a parede abdominal anterior inferior logo acima da pelve. Para fazer isso, ele deve mover a parede abdominal inferior em direção a

coluna e contra o diafragma como se estivesse massageando desde a pele até os músculos e dos músculos até os órgãos internos. Esta ideia de contração consciente ativa está associada aos movimentos visíveis da parede abdominal desde a parte superficial da pele até suas camadas mais profundas e pode ser direcionada voluntariamente. Depois disso, dirija sua atenção para a expansão das regiões laterais e posteriores do peito. Eleve a parede do peito inferior simultaneamente expandindo a parede do peito superior com sua pele e musculatura. O diafragma retoma gradual e suavemente sua forma de cúpula à medida que começa a relaxar próximo ao final da inspiração. Durante a expiração, a cúpula move-se para cima novamente. Ela está ativa no início da expiração para encorajar um início lento e suave para o recuo elástico dos pulmões.

21. O oxigênio fresco que é sugado se infiltra pelos minúsculos sacos (sacos alveolares), que formam as unidades básicas dos pulmões. As membranas que recobrem estes alvéolos conduzem este oxigênio para a corrente sanguínea e, depois, o dióxido de carbono do sangue para o ar dos pulmões visando a excreção através da expiração. O sangue com oxigênio fresco é transportado pelas artérias do lado esquerdo do coração para as células em cada nicho e canto do corpo, reabastecendo assim sua reserva de oxigênio que traz vida. Os resíduos (principalmente o dióxido de carbono) jogados fora por cada saco são então levados pela corrente sanguínea venosa a partir do lado direito do coração até os pulmões para excreção. O coração bombeia esse sangue através do corpo com uma taxa média de setenta vezes por minuto. Assim, para respirar adequadamente, precisamos da coordenação harmoniosa de todas as partes do corpo, a casa de força (sistema nervoso), os foles (pulmões), a bomba (coração) e o sistema de encanamento (artérias e veias), além do motor de acionamento da caixa torácica e do diafragma.

**O peito**

22. O peito é a caixa formada pelas costelas, onde se encontram os pulmões e o coração. Ele tem o formato de um cone truncado, estreito em cima e largo embaixo. Em cima é fechado pelos músculos do pescoço conectados às clavículas. A traqueia passa pelo peito desde a garganta até os pulmões. Esse cone truncado é ligeiramente plano desde a frente até atrás. Suas superfícies ósseas incluem a parte torácica da coluna vertebral na linha medial posterior e o esterno na região anterior. Ele possui doze pares de costelas achatadas, que se curvam no espaço entre a espinha dorsal e o esterno na região frontal para formar pontes semicirculares em cada um dos lados. Os espaços entre as costelas são preenchidos por músculos intercostais internos e externos. Além disso, existem músculos que ligam a décima segunda costela com a pelve e a primeira costela com a coluna cervical. Ao todo, existem onze pares de músculos. A expansão e a contração do peito são controladas por estes músculos e pelo diafragma.

A região torácica dorsal é como a seção média larga de uma folha de bananeira: a coluna como a haste, as costelas homogeneamente espaçadas como as veias e o cóccix como o final fino da folha (*Imagens 1* e *2*).

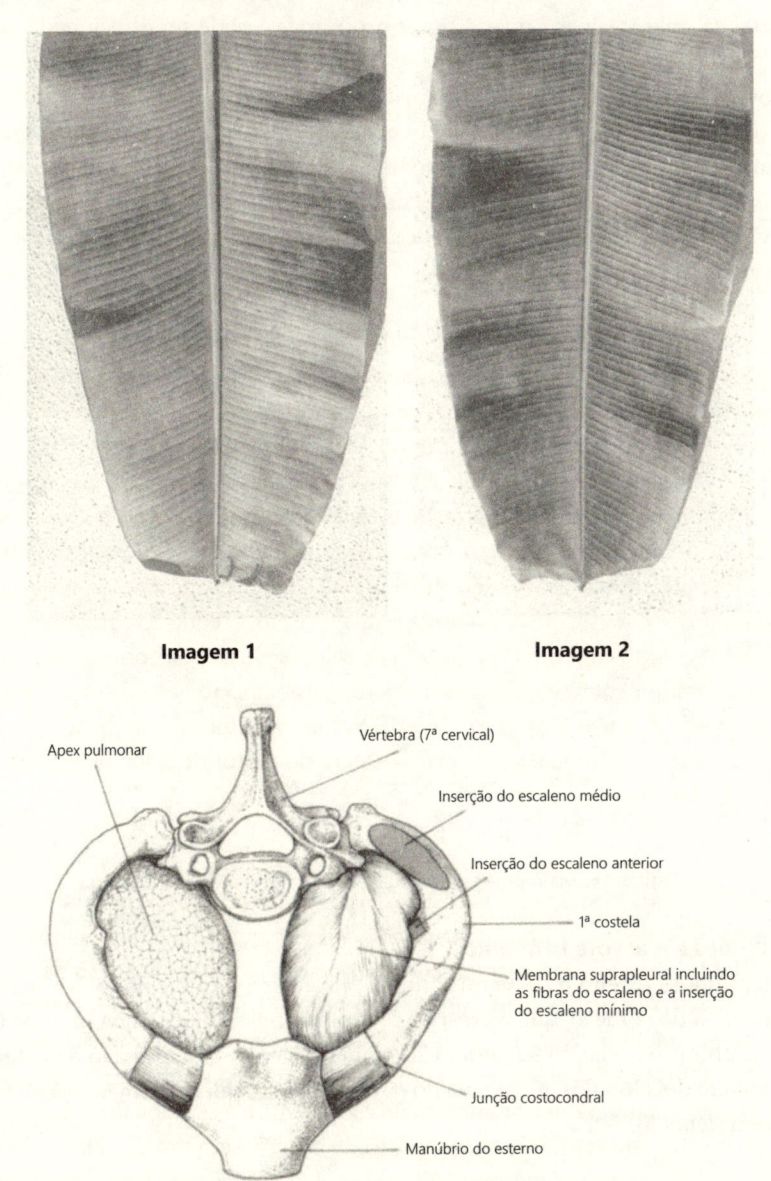

**Imagem 1**

**Imagem 2**

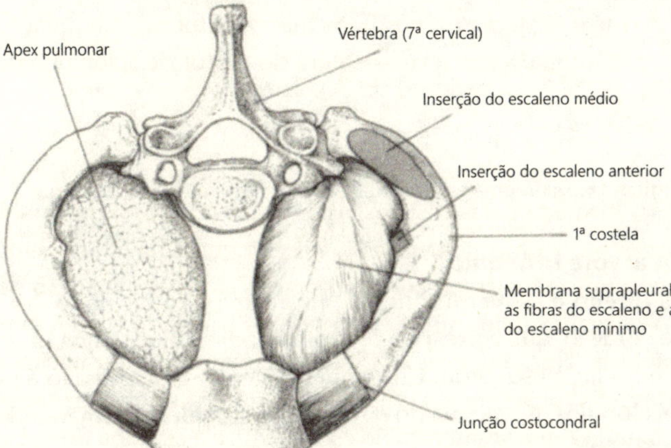


**Figura 14.** Inserções dos músculos cervicais usados no final da inspiração pranayâmica.

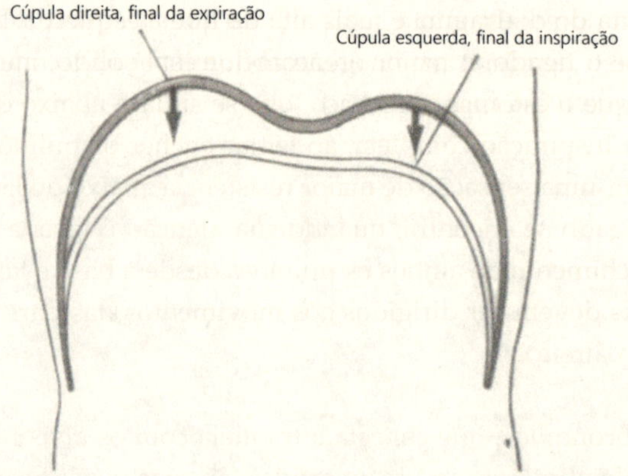


**Figura 15.** Movimentos do diafragma durante *prāṇāyāma*.

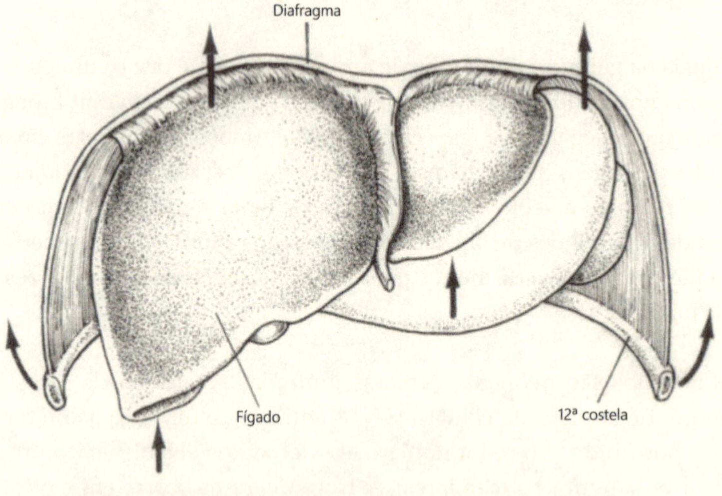


**Figura 16.** Diafragma elevando as costelas flutuantes na inspiração.

## Os pulmões e a árvore brônquica

23. Os pulmões direito e esquerdo diferem em forma e capacidade. Na maioria de nós, a massa do coração, que corresponde aproximadamente ao tamanho de um punho, encontra-se no lado esquerdo. Consequentemente, esse pulmão é menor. Ele é dividido em dois lóbulos, um acima do outro, ao passo que o pulmão direito tem três lóbulos. (*Figura 5*)

24. Os pulmões são revestidos por uma membrana chamada pleura e, devido a sua forma, expandem-se como a câmara de uma bola de futebol.

25. A cúpula direita do diafragma é mais alta do que a esquerda. Abaixo da cúpula direita encontra-se o fígado, o maior órgão abdominal sólido, menos compressível e depressível do que o estômago e o baço, que se situam abaixo da parte esquerda do diafragma. Na inspiração completa, ao tentar encher os pulmões, a maioria das pessoas pode sentir uma sensação de maior resistência abaixo do lado direito do diafragma, onde o fígado se encontra, quando sua atenção é levada a essa área. Para equalizar o preenchimento de ambos os pulmões desde a base e laterais, um esforço e atenção especiais devem ser dirigidos aos movimentos das paredes do peito e do diafragma no lado direito.

26. O sistema de brônquios, que conecta a traqueia com os alvéolos, encontra-se na caixa torácica. Ele lembra uma árvore invertida com suas raízes no esôfago, enquanto os galhos se espalham para baixo em direção ao diafragma e às paredes laterais da cavidade do peito.

27. A traqueia na garganta é um tubo de aproximadamente dez centímetros de comprimento e menos de dois centímetros de largura, que bifurca em dois brônquios primários, cada qual chegando ao respectivo pulmão. Ambos se ramificam em inúmeras e minúsculas passagens de ar, chamadas de bronquíolos. Ao final de cada um desses bronquíolos estão os alvéolos, minúsculos sacos de ar agrupados como cachos de uva. Cerca de 300 milhões de alvéolos revestem cada pulmão e sua superfície cobre aproximadamente de 67 a 84 metros quadrados – ou seja, de 40 a 50 vezes mais do que a pele humana.

28. Esses alvéolos são pequenas câmaras múltiplas em forma de sacos com um revestimento incompleto de células. O vão entre as células (espaço intersticial) é preenchido por fluido. Ao redor da parede externa dos alvéolos encontram-se minúsculos vasos sanguíneos (capilares). A troca de gases ocorre entre os alvéolos e os glóbulos vermelhos e o plasma do sangue através do fluido ou do espaço intersticial dos alvéolos.

29. O ar nos alvéolos contém mais oxigênio e menos dióxido de carbono do que o sangue que passa através dos capilares nos pulmões. Durante a troca de oxigênio e dióxido de carbono, as moléculas de oxigênio difundem-se no sangue, enquanto as de dióxido de carbono agrupam-se para fora do sangue.

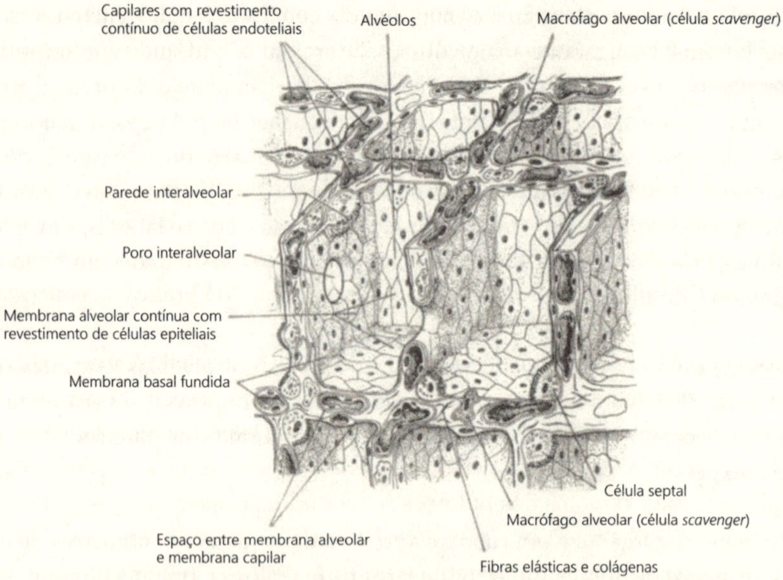


**Figura 17.** Estruturas delicadas dos sacos alveolares dos pulmões mostrando as membranas através das quais os gases são trocados entre o ar e o sangue.

## A coluna

30. A coluna deve ser mantida firme como o tronco de uma árvore. A medula espinhal é protegida por trinta e três vértebras. As sete vértebras do pescoço são chamadas de cervicais. Abaixo delas estão as doze vértebras dorsais ou torácicas, que se conectam com as costelas formando uma caixa para proteger os pulmões e o coração. As dez costelas superiores em ambos os lados conectam-se na face frontal da caixa torácica ao lado interno do esterno, porém não é o caso das duas costelas flutuantes abaixo. As costelas flutuantes são assim chamadas, pois não são ancoradas ao esterno. Abaixo da dorsal estão as vértebras lombares e ainda mais abaixo estão o sacro e o cóccix, ambos compostos de vértebras fundidas. A última e mais baixa vértebra coccígea curva-se para a frente.

## O esterno

31. O esterno tem três partes. Na respiração, devem-se manter o topo e a base perpendiculares ao chão. Use o esterno como um suporte para elevar as costelas laterais como a alça de um balde, criando assim mais espaço por meio da expansão dos pulmões lateralmente e para cima.

32. Os pulmões abrem-se lateralmente e cria-se o espaço para a expansão com o auxílio da musculatura intercostal. Mantenha os músculos intercostais internos das costas

firmes. Se a pele das costas não está coordenada com os músculos intercostais, a respiração torna-se rasa, reduzindo a entrada de oxigênio, causando fraqueza física e falta de resistência corporal.

### A pele

33. Assim como um percussionista estica a pele de seu tambor para obter ressonância e um violinista estica as cordas do violino para obter a clareza do som, o *yogin* ajusta e estende a pele de seu tronco para criar uma resposta máxima dos músculos intercostais a fim de auxiliar no processo respiratório quando da prática de *prāṇāyāma*.

34. Não sendo fixadas ao esterno no corpo frontal, as costelas flutuantes expandem-se como um par de paquímetros para criar mais espaço no peito. Lateralmente, as costelas grossas do meio também podem expandir-se lateralmente, alargando e elevando assim a caixa torácica. Isso não afeta as costelas superiores. Preencher os cantos superiores mais remotos dos pulmões requer treino e atenção. Aprenda a usar os músculos intercostais internos superiores e a parte superior do esterno. Expanda a caixa torácica desde a estrutura interna para fora, pois esse movimento alongará os músculos intercostais.

### O diafragma

35. O diafragma é uma grande partição muscular em forma de cúpula que separa a cavidade torácica da abdominal. Ancorado em toda a circunferência da caixa torácica inferior, ele está fixado na parte posterior das vértebras lombares, nas laterais às seis costelas inferiores e na região frontal à cartilagem em forma de adaga do esterno. Acima do diafragma estão o coração e os pulmões. Abaixo estão o fígado do lado direito e o estômago e o baço do lado esquerdo.

### Músculos acessórios

36. Os músculos respiratórios da garganta, tronco, coluna e abdome são os músculos acessórios utilizados na respiração, que é normalmente dominada pelo diafragma. Além dos músculos já descritos, aqueles do pescoço, particularmente o esternocleidomastóideo e o escaleno, desempenham suas funções.

Eles contribuem muito pouco para a respiração tranquila, porém tornam-se ativos quando o ritmo ou a profundidade aumenta e enrijecem-se quando a respiração é retida. O uso dos músculos respiratórios acessórios varia de um indivíduo para outro. Também varia de tempos em tempos na mesma pessoa, dependendo de quanto esforço é aplicado durante sua respiração e do quão eficaz ou tenso é o processo.

37. Todos nós respiramos, mas quantos de nós fazemos isso de forma correta e com atenção? Má postura, peito mal formado ou côncavo, obesidade, distúrbios emocionais,

problemas pulmonares diversos, tabagismo e uso irregular dos músculos respiratórios levam a uma respiração inadequada abaixo da capacidade da pessoa. Estamos cientes do desconforto e da inaptidão que então surgem. Muitas mudanças sutis ocorrem em nosso corpo como resultado da má respiração e da má postura, levando a uma respiração pesada, a um funcionamento pulmonar inadequado e a um agravamento de doenças cardíacas. *Prāṇāyāma* pode ajudar na prevenção desses distúrbios, auxiliando em suas verificação e cura, de forma que se possa viver plenamente e bem.

38. Assim como a luz irradia a partir do sol, o ar também se espalha pelos pulmões. Mova o peito para cima e para fora. Se a pele que recobre o centro do esterno pode mover-se verticalmente para cima e para baixo e pode expandir-se de lado a lado circunferencialmente, isso mostra que os pulmões estão sendo preenchidos até sua capacidade máxima.

5

# *Nāḍīs* e *cakras*

1. A palavra *nāḍī* vem da raiz *nad*, que significa "talo oco", "som", "vibração" e "ressonância". *Nāḍīs* são "tubos", "dutos" ou "canais" que transportam ar, água, sangue, nutrientes e outras substâncias por todo o corpo. São nossas artérias, veias, capilares, bronquíolos e assim por diante. Em nossos chamados corpos sutil e espiritual, que não podem ser pesados ou mensurados, elas são canais de energias cósmicas, vitais, seminais, dentre outras, bem como de sensações, da consciência e da aura espiritual. São chamadas de diferentes nomes de acordo com suas funções. *Nāḍīkās* são *nāḍīs* pequenas e *nāḍī cakras* são gânglios ou plexos em todos os três corpos – físico, sutil e causal. Os corpos sutil e causal ainda não são reconhecidos por cientistas ou pela classe médica.

2. A *Varāha Upaniṣad* (V, 54-55) diz que as *nāḍīs* penetram o corpo a partir das plantas dos pés até a coroa da cabeça. Nelas há *prāṇa*, o sopro da vida e nessa vida habita *Ātman*, que é a morada de *Śakti*, criadora dos mundos animado e inanimado.

3. Todas as *nāḍīs* originam-se de um dos dois centros, *kandasthāna* – logo abaixo do umbigo – e o coração. Embora os textos sobre Yoga concordem quanto a seus pontos de partida, divergem a respeito de onde algumas delas terminam.

***Nāḍīs* que iniciam abaixo do umbigo** [*ver tabela na página seguinte*]

4. Localizado doze dedos acima do ânus e dos órgãos genitais e logo abaixo do umbigo, encontra-se um bulbo com formato de ovo chamado *kanda*. A partir dele, diz-se que 72.000 *nāḍīs* se espalham por todo o corpo, e cada uma delas ramifica-se em outras 72.000. Elas movem-se em todas as direções e têm incontáveis saídas e funções.

5. A *Śiva Saṃhitā* menciona 350.000 *nāḍīs*, das quais catorze são consideradas importantes. Estas e algumas outras estão listadas com suas funções na tabela na página seguinte. As três mais vitais delas são *suṣumṇā*, *iḍā* e *piṅgalā*.

6. *Suṣumṇā*, que corre no centro da coluna, bifurca na raiz e termina na coroa da cabeça no lótus de mil pétalas (*sahasrāra*), que é a morada do fogo (*agni*). A *Varāha Upaniṣad* (V, 29-30) descreve-a como ardente e brilhante (*jvalantī*) e como sendo o

som encarnado (*nādarūpiṇī*), também chamada de "Sustentadora do Universo" (*Viśvadhāriṇī: viśva* = universo, *dhāriṇī* = sustentadora), *brahma nāḍī* e a abertura de *Brahman (Brahmarandhra)*. Ela é iluminação (*sattva*) e dá prazer ao *sādhaka* quando *prāṇa* entra nela e devora o tempo.

**Tabela de *nāḍīs* que iniciam no *kanda* abaixo do umbigo**

| Nº | *Nāḍī* | Lugar no corpo | Término | Função |
|---|---|---|---|---|
| 1 | *Suṣumṇā* | Centro da coluna | Coroa da cabeça | *Agni*. Fogo (*sattva*), iluminação |
| 2 | *Iḍā* | À esquerda de 1 | Narina esquerda | *Candra*. Resfriamento (*tamas*), inércia |
| 3 | *Piṅgalā* | À direita de 1 | Narina direita | *Sūrya*. Aquecimento (*rajas*), ação |
| 4 | *Gāndhārī* | Atrás de 2 | Olho esquerdo | Ver |
| 5 | *Hastijihvā* | Em frente a 2 | Olho direito | Ver |
| 6 | *Pūṣā* | Atrás de 3 | Orelha direita | Ouvir |
| 7 | *Yaśasvinī* | Antes de 3 – Entre 4 e 10 | Orelha e dedão esquerdos | —— |
| 8 | *Alambuṣā* | Bifurca boca e ânus | —— | —— |
| 9 | *Kuhū* | Em frente a 1 | —— | Evacuação |
| 10 | *Sarasvatī* | Atrás de 1 | Língua | Controla a fala e mantém todos os órgãos abdominais livres de doenças |
| 11 | *Vārunī* | Entre 7 e 9 | Flui em todo o corpo | Elimina urina |
| 12 | *Viśvodharī* | Entre 5 e 9 | —— | Absorve os alimentos |
| 13 | *Payasvinī* | Entre 6 e 10 | Dedão direito | —— |
| 14 | *Śamkhinī* | Entre 4 e 10 | Órgãos genitais | Carrega a essência dos alimentos |
| 15 | *Śubhā* | —— | —— | —— |
| 16 | *Kauśiki* | —— | Dedões | —— |
| 17 | *Śūrā* | —— | Entre as sobrancelhas | —— |
| 18 | *Rāka* | —— | —— | Causa fome e sede; coleta muco nos seios nasais |
| 19 | *Kūrma* | —— | —— | Estabiliza corpo e mente |
| 20 | *Vijñāna Nāḍīs* | —— | —— | Vasos da consciência |

### *Nāḍīs* que iniciam no coração

7. De acordo com a *Kaṭha Upaniṣad* (VI, 16-17) e a *Praśna Upaniṣad* (III, 6), *Ātman*, que dizem ser do tamanho de um polegar, habita o coração, a partir de onde 101 *nāḍīs* irradiam. Na *Chāndogya Upaniṣad* (III, 12-14) afirma-se que assim como o invólucro externo do indivíduo é seu corpo físico, seu núcleo interno (*hṛdayam*) é o coração (VIII, 3.3), onde *Ātman* habita. É também chamado de *antarātman* (alma, coração ou mente), *antaḥkaraṇa* (fonte do pensamento, sentimento e consciência) e *cidātman* (faculdade da razão e da consciência).

8. Aqui o coração representa ambos os corpos, físico e espiritual. Todas os sopros vitais ou ventos (*vāyus*) são estabelecidos lá e não vão além. É aqui que o *prāṇa* estimula ações e ativa a inteligência (*prajñā*). A inteligência torna-se a fonte do pensamento, imaginação e vontade. Quando a mente é controlada e o intelecto e o coração estão unidos, o si-mesmo é revelado. (*Śvetāśvatara Upaniṣad*, IV, 17)

9. A partir de cada uma dessas 101 *nāḍīs* emanam cem *nāḍīs* mais sutis, cada uma das quais se ramifica em outras 72.000. Se há harmonia entre os cinco ventos (*vāyus*), conhecidos como *prāṇa*, *apāna*, *udāna*, *vyāna* e *samāna*, e essas *nāḍīs*, então o corpo torna-se o céu na terra; porém, se há desarmonia, torna-se um campo de batalha de doenças.

10. Das 101 *nāḍīs*, apenas *citrā* bifurca-se em duas partes na raiz de *suṣumṇā*. Uma parte de *citrā* move-se para dentro dela, estendendo-se para cima em direção à abertura (*randhra*) de *Brahman* na coroa da cabeça acima do *sahasrāra cakra*. Esse é o portal para o Espírito Supremo (*Parabrahman*). A outra parte de *citrā* move-se para baixo em direção do órgão reprodutivo para a descarga de sêmen. Dizem que no momento da morte, os *yogins* e os santos conscientemente desaparecem através de *Brahmarandhra*. Como a abertura está localizada no corpo espiritual ou causal (*kāraṇa śarīra*), não pode ser vista ou mensurada. Ao elevar-se, *prāṇa*, através de *citrā* e dos *cakras*, leva consigo o esplendor (*ojas*), a energia criativa latente no sêmen. *Citrā* é transformada em *Brahma* ou *parā* (suprema) *nāḍī*. O *sādhaka* então torna-se aquele que sublimou seu apetite sexual (*ūrdhvaretas*) e está livre de todos os desejos.

### *Dhamanī e sirā*

11. *Nāḍīs, dhamanīs e sirās* são órgãos tubulares ou dutos nos corpos físico e sutil que transmitem energia em diferentes formas. A palavra *dhamanī* é derivada de *dhamana*, que significa "par de foles". A analogia mais próxima é a de uma laranja. A casca representa o corpo físico (*sthūla*), as membranas representam o corpo sutil (*sūkṣma*) e os gomos, que contém os botões suculentos, representam o corpo causal (*kāraṇa*). As *nāḍīs* transportam ar, as *dhamanīs* transportam sangue e as *sirās* distribuem energia seminal vital por todo o corpo sutil.

12. *Āyurveda* é a ciência da vida e da longevidade. De acordo com seus textos, que abordam a medicina indiana antiga, as *sirās* iniciam no coração. Elas transportam sangue (*rakta*) e vitalidade seminal (*ojas*) do/para o coração. *Sirās* são mais grossas no coração e tornam-se mais finas à medida que se ramificam como as veias de uma folha. Setecentas delas são consideradas importantes. Dividem-se igualmente em quatro categorias, das quais cada uma atende a um dos humores: vento (*vāta*) para o funcionamento adequado do corpo, bílis (*pitta*) para harmonizar os órgãos, fleuma (*kapha*) para o movimento livre nas articulações e o sangue (*rakta*), que faz circular oxigênio e sua própria forma de energia vital.

### *Nāḍīs* e circulação

13. A *Śiva Saṃhitā* (V, 52-55) afirma que ao digerir os alimentos, as *nāḍīs* transportam a melhor parte para nutrir o corpo sutil (*sūkṣma śarīra*), a parte do meio para o corpo físico (*sthūla śarīra*) e descarregam a parte inferior na forma de fezes, urina e suor.

14. Os alimentos consumidos são transformados em quilo, o qual é transportado através de certos dutos conhecidos nos textos *ayurvédicos* como *srotas* – sinônimo de *nāḍīs*. Suas funções são amplas, visto que também transportam energia ou sopro vital conhecido como *prāṇa*, água, sangue e outros materiais para diversos tecidos, medula e ligamentos, bem como eliminam sêmen, urina, fezes e suor.

15. Durante a respiração, *nāḍīs, dhamanīs* e *sirās* desempenham a dupla função de absorver a energia vital do ar que entra e de descartar as toxinas que sobram. A inspiração move-se através da traqueia para os pulmões, segue para os bronquíolos (*dhamanīs*) e depois para os alvéolos (*sirās*). O sangue capta a energia do oxigênio e faz com que este percole para dentro das *dhamanīs* com o auxílio do *prāṇa* nas *nāḍīs*. A percolação transforma o fluido seminal em energia seminal vital (*ojas*) descarregando-a nas *sirās*, que a distribuem para revitalizar o corpo e o cérebro. As *sirās* descartam então a energia utilizada, bem como as toxinas coletadas, tais quais o dióxido de carbono nas *dhamanīs* e, através delas, na traqueia, para que sejam expiradas.

16. A *Varāha Upaniṣad* (V, 30) chama o corpo de "joia" repleta de ingredientes essenciais (*ratna pūrita dhātu*). Em *prāṇāyāma*, o ingrediente essencial (*dhātu*), chamado de sangue, é enriquecido e refinado como uma joia, à medida que absorve as diversas energias. *Nāḍīs, dhamanīs* e *sirās* também carregam aromas, sabores (essência dos alimentos), formas, sons e inteligência (*jñāna*). Yoga auxilia-as no funcionamento adequado através da manutenção da pureza destes canais, da imunidade do corpo com relação a doenças e da qualidade afiada da inteligência, de forma que o *sādhaka* pode conhecer seu corpo, mente e *alma*. (*Varāha Upaniṣad*, V, 46-49)

17. Algumas *nāḍīs, dhamanīs* e *sirās* podem corresponder às artérias, veias e capilares dos sistemas respiratório e circulatório. Elas também podem ser nervos, canais e dutos dos sistemas nervoso, linfático, endócrino, digestivo e geniturinário dos corpos físico e fisiológico. Outras transportam energia vital (*prāṇa*) para o corpo mental, energia intelectual (*vijñāna*) para o corpo intelectual e energia espiritual para o corpo causal ou espiritual (*alma*). O término de cada *nāḍī* é supostamente encontrado em um folículo, célula ou cabelo. Elas funcionam como entradas e saídas de diversas energias. Ao todo, 5,9 bilhões delas fluem nos corpos físico, sutil e causal. Não é à toa que dizem que o corpo é repleto de *nāḍīs*.

### *Kuṇḍalinī*

18. *Kuṇḍalinī* é a energia cósmica divina. A palavra é derivada de *kuṇḍala*, que significa "anel" ou "espiral". A energia latente é simbolizada por uma serpente adormecida com três espirais e meia; seu rabo está em sua boca, que está voltada para baixo. Ela encontra-se na base oca de *suṣumṇā*, dois dedos abaixo da região genital e dois dedos acima do ânus.

19. As três espirais representam os três estados mentais (*avasthā*), conhecidos como desperto (*jāgṛta*), sonhando (*svapna*) e em sono profundo (*suṣupti*). Há um quarto estado, *turīya*, combinando e transcendendo os outros, o qual é representado pela última metade da espiral. Ele é atingido no *samādhi*.

20. A *Haṭha Yoga Pradīpikā* (III, 1) afirma que, assim como *Ādīśeṣa*, o Senhor das Serpentes, dá suporte ao universo, da mesma maneira *kuṇḍalinī* apoia todas as disciplinas de Yoga.

21. A energia que passa através de *iḍā, piṅgalā* e *suṣumṇā* é chamada de *bindu*, que literalmente significa "ponto", que não tem partes nem magnitude. Essas três *nāḍīs* representam, respectivamente, as *nāḍīs* da lua, do sol e do fogo. Antes da palavra *kuṇḍalinī* entrar em voga, *agni* (fogo) era usado para representar a força divina que purifica e se move para cima como o fogo. Através da disciplina do Yoga, a boca da energia espiral em forma de serpente volta-se para cima. Eleva-se como um rio através de *suṣumṇā* por meio de *citrā* (emanando a partir do coração) até que alcança *sahasrāra*. Quando a energia criativa (*śakti*) de *kuṇḍalinī* é despertada, *iḍā* e *piṅgalā* fundem-se a *suṣumṇā* (*Śiva Saṃhitā*, V, 13)

22. Refina-se o metal através da queima das impurezas. Através do fogo da disciplina yóguica, o *sādhaka* queima as impurezas do desejo, da raiva, da ganância, da paixão, do orgulho e da inveja dentro de si próprio. Assim, seu intelecto torna-se refinado. A energia cósmica latente dentro dele é então despertada pela graça de Deus e do guru

(*Haṭha Yoga Pradīpikā*, III, 2). Na medida em que isso aumenta, o *sādhaka* fica cada vez mais em sintonia com o Divino. Ele torna-se livre do apego aos frutos da ação (*karmamukta)* e desapegado à vida (*jīvanmukta*).

23. Segundo os textos tântricos, o objetivo do *prāṇāyāma* é despertar a força latente (*śakti*) chamada *kuṇḍalinī*, energia cósmica divina em nossos corpos que repousa na base da coluna, no *mūlādhāra cakra*, e que representa o plexo nervoso localizado na pelve acima do ânus na raiz da coluna. Essa energia tem de ser despertada e conduzida para ascender através de *suṣumṇā* desde o *mūlādhāra cakra* até o lótus de mil pétalas (*sahasrāra*) na cabeça, a rede de nervos no cérebro. Depois de penetrar os dois *cakras*, ela finalmente une-se com a Alma Suprema. É uma maneira alegórica de descrever a extraordinária vitalidade seminal que se obtém por meio da prática de *uḍḍīyāna* e *mūla bandhas* (*Capítulo 13*) e do autodomínio. Trata-se de uma forma simbólica de descrever a sublimação da energia sexual.

24. Quando a *kuṇḍalinī* chega até *sahasrāra*, o *sādhaka* não tem o sentimento de separação de sua própria identidade e nada existe para ele. Ele cruzou as barreiras do tempo e do espaço e torna-se uno com o universo.

### *Cakras*

25. *Cakra* significa "roda", "anel". *Cakras* são rodas voadoras irradiando energia localizadas em centros vitais ao longo da coluna, conectando as *nāḍīs* aos diversos invólucros (*kośas)*.

26. Assim como as antenas captam ondas de rádio transformando-as em som através de aparelhos de recepção, *cakras* captam vibrações cósmicas distribuindo-as por todo o corpo nas *nāḍīs, dhamanīs* e *sirās*. O corpo é equivalente ao universo, um microcosmo dentro de um macrocosmo nos níveis físico, sutil e espiritual.

27. Segundo os textos de Yoga, dois outros tipos importantes de energia permeiam o corpo: aquela que vem do sol irradiando através de *piṅgalā nāḍī* e aquela que vem da lua através de *iḍā nāḍī*. Ambas as correntes se cruzam nos *cakras*, centros vitais ao longo de *suṣumṇā*, que é a *nāḍī* do fogo localizada na coluna.

28. *Āsanas* e *mudrās* (selos), *prāṇāyāmas* e *bandhas* (travas) foram prescritos visando conservar as energias geradas no corpo, bem como prevenir sua dissipação. O calor gerado faz com que a *kuṇḍalinī* se desenrole. A serpente eleva sua cabeça, penetra *suṣumṇā* através dos *cakras*, um a um, até *sahasrāra*.

29. A geração e distribuição de *prāṇa* no sistema humano pode ser comparada à da energia elétrica. A energia da queda d'água ou do vapor ascendente são usadas para girar turbinas dentro de um campo magnético visando gerar eletricidade. A eletricidade é então armazenada em acumuladores e a energia é aumentada ou reduzida por transformadores que regulam a voltagem ou a corrente. Ela é então transmitida ao longo de cabos para iluminar cidades e fazer funcionar máquinas. *Prāṇa* é como a queda d´água ou como o vapor que sobe. A região torácica é o campo magnético. Os processos respiratórios de inspiração, expiração e retenção da respiração agem como turbinas, enquanto os *cakras* representam os acumuladores e transformadores. A energia (*ojas*) gerada por *prāṇa* é como a eletricidade. Ela é aumentada ou diminuída pelos *cakras* e distribuída por todo o sistema ao longo de *nāḍīs, dhamanīs* e *sirās*, que são as linhas de transmissão. Se a energia gerada não for adequadamente regulada, ela destruirá o maquinário e o equipamento. Assim também ocorre com *prāṇa* e com *ojas*, pois podem destruir o corpo e a mente do *sādhaka.*

30. Os principais *cakras* são: *(1) mūlādhāra* (*mūla* = "fonte", *ādhāra* = "suporte", "parte vital"), localizado na pelve acima do ânus; *(2) svādhiṣṭhāna* ("morada de alguma força vital"), localizado acima dos órgãos reprodutores; *(3) maṇipūraka*, localizado no umbigo; *(4) sūrya* ("sol"); e *(5) manas* ("mente"), entre o umbigo e o coração; *(6) anāhata* ("coração"), na região cardíaca; *(7) viśuddhi* ("puro"), na região da faringe; *(8) ājñā* ("comando"), entre as sobrancelhas; *(9) soma* ("a lua no centro do cérebro"); *(10) lalāṭa*, no alto da testa; e *(11) sahasrāra*, o chamado "lótus de mil pétalas", localizado no cérebro. Os mais importantes dentre eles são *mūlādhāra, svādhiṣṭhāna, maṇipūraka, anāhata, viśuddhi, ājñā* e *sahasrāra.*

31. *Mūlādhāra cakra* é a morada do elemento terra (*pṛthvī tattva*) e do olfato. Ele é a base de *annamaya kośa*, o corpo da nutrição, associado à absorção de alimentos e à evacuação das fezes. Quando este *cakra* é ativado, o *sādhaka* firma-se na vitalidade e torna-se pronto para sublimar a sua energia sexual (*ūrdhvaretas*).

32. *Svādhiṣṭhāna cakra* é a morada do elemento água (*āp*) e do paladar. Quando ativado, o *sādhaka* liberta-se das doenças e adquire uma saúde vibrante. Sem sentir fadiga alguma, torna-se amigável e compassivo.

33. *Maṇipūraka cakra* é a morada do elemento fogo (*agni*) e, ao ser ativado, o *sādhaka* alcança a calma mesmo em circunstâncias adversas.

34. *Svādhiṣṭhāna* e *maṇipūraka cakras* são as bases de *prāṇamaya kośa*, o corpo fisiológico. Ambos devem mover-se juntos, coordenando suas funções durante a inspiração e a expiração em *prāṇāyāma*.

35. *Sūrya cakra*, comumente chamado de plexo solar, está localizado entre o umbigo e o diafragma. Ele mantém os órgãos abdominais saudáveis e aumenta o tempo de vida.

36. *Manas cakra* está localizado entre *sūrya* e *anāhata*. É a morada da emoção, acendendo a imaginação e a criatividade, e pode ser estabilizado por *prāṇāyāmas* que envolvam a retenção da respiração.

37. *Anāhata cakra* está localizado na região do coração físico e espiritual. Ele é o elemento ar (*vāyu*) e o tato.

38. *Manas* e *anāhata cakras* representam o corpo psicológico (*manomaya kośa*). Quando ativados, eles fortalecem o coração, desenvolvem devoção (*bhakti*) e conhecimento (*jñāna*). Libertam o *sādhaka* dos prazeres sensuais e fazem com que ele siga o caminho da espiritualidade.

39. *Viśuddhi cakra*, localizado na região da garganta acima do peito e na base do pescoço, é o elemento éter (*ākāśa*). Ele representa o corpo intelectual (*vijñānamaya kośa*). Quando ativado, o poder de compreensão do *sādhaka* aumenta. Ele torna-se intelectualmente alerta. Sua fala torna-se distinta, clara e fluente.

40. *Ājñā cakra* representa a morada da felicidade (*ānandamaya kośa*). Quando ativado, o *sādhaka adquire* controle perfeito sobre seu corpo e desenvolve uma aura espiritual.

41. *Soma cakra* regula a temperatura do corpo.

42. Quando *lalāṭa cakra* é ativado, o *sādhaka* se torna mestre de seu destino.

43. *Sahasrāra cakra*, também chamado de *sahasrāra dala* (*dala* = "corpo de tropas, número grande") é a morada do Espírito Supremo (*Parabrahman*) à extremidade de *brahma nāḍī* ou *suṣumṇā*.

44. Quando a energia da *kuṇḍalinī* alcança *sahasrāra*, o *sādhaka* cruzou todas as barreiras e torna-se uma alma emancipada (*siddha*). O *Ṣaṭ Cakra Nirūpaṇa* (*verso* 40) refere-se a esse estado como o Estado do Vazio (*Śūnya Deśa*).

# 6

# Guru e *śiṣya*

1. Juntos, o guru (professor) e seu aluno (*śiṣya*) interessam-se pelo conhecimento espiritual (*Brahmavidyā*). Em primeiro lugar, o guru estuda seu aluno e discute sobre o que ele sabe, ao passo que o aluno estuda o guru e o assunto que lhe está sendo ensinado. A próxima etapa para o aluno é uma prática ascética prolongada (*tapas*), até que o conhecimento tenha sido completamente absorvido. Com o tempo, a sabedoria (*prajñā*), fruto da experiência em primeira mão, amadurece, e o guru e o aluno exploram-na juntos.

2. A palavra sânscrita "guru" deriva de duas raízes: *gu*, que significa "escuridão" e *ru*, que significa "luz". Como um professor de conhecimento sagrado, ele remove a escuridão da ignorância e conduz seu aluno à iluminação e à verdade. Ele também é aquele com quem aprendemos a conduta correta ou com quem se estuda como viver uma vida boa. Livre de ódio, ele buscou amplamente a verdade e coloca seu conhecimento espiritual em prática. Não se contenta meramente com o nível teórico, mostra o que vivenciou pelo exemplo e faz jus ao que prega. Um guru deve ser: (*a*) claro em sua percepção e conhecimento, (*b*) consistente na prática espiritual (*anuṣṭhāna*), (*c*) constante e determinado no estudo (*abhyāsa*), (*d*) livre de desejos pelos frutos de suas ações (*karma phala tyāgi* ou *vairāgya*), e (*e*) puro no que faz para guiar seus alunos na essência verdadeira do conhecimento (*para tattva*). Ele mostra-lhes como voltar seus sentidos e inteligência para dentro, de forma que aprendam a explorar a si próprios e a alcançar a fonte de seu próprio ser (*Ātman*). O guru é a ponte entre o indivíduo (*jīvātman*) e Deus (*Paramātman*).

3. Os exemplos clássicos da relação *guru-śiṣya* são aqueles mencionados na *Kaṭha Upaniṣad* e no *Bhagavad Gītā*. No primeiro, Yama, o Deus da Morte, fornece conhecimento espiritual para *Naciketā*, um aspirante sincero que enfrenta a morte com coragem determinada. No segundo, *śrī Kṛṣṇa* remove as dúvidas e o desânimo do poderoso arqueiro *Arjuna*, cuja meta infalível e espírito de humildade levaram-no ao objetivo mais alto da vida.

4. A força e energia de um ladrão chamado *Ratnākara* foram desviados pelo sábio *Nārada* para Deus. Em última análise, o ladrão tornou-se o sábio *Vālmīki*, autor do

épico *Rāmāyaṇa*. Através de uma parábola, o *Rāmāyaṇa* compara o corpo humano a *Laṅkā*, o reino insular de *Rāvaṇa*, rei demônio de dez cabeças e de ego inflado. As dez cabeças são os órgãos dos sentidos e de ação, cujos desejos desconhecem limites. Como um oceano ao redor da ilha, *Sītā*, a alma individual ou *prakṛti*, é mantida refém em *Aśokavana*, o jardim dos prazeres de *Rāvaṇa*. *Sītā* está desanimada e profundamente triste com a separação forçada de seu Senhor *Rāma* e pensa nele constantemente. *Rāma* envia seu mensageiro *Hanumān*, filho de *Vāyu* (vento vital), para consolar *Sītā* e elevar seu espírito enfraquecido. *Hanumān* ajuda a destruir *Rāvaṇa*, o ego, e a reunir *Sītā* e *Rāma* (*prakṛti* e *Puruṣa*; *jīvātman* e *Paramātman*). Assim como *Hanumān* concretizou a reunião de *Sītā* e *Rāma*, *prāṇāyāma* concretiza a reunião do *sādhaka* com seu *Ātman*.

5. Inicialmente, o guru desce ao nível de seu aluno, encoraja-o e eleva-o gradualmente através de preceitos e exemplos. Na sequência, sucede o ajuste do ensino de acordo com a aptidão e maturidade do aluno, até que este último se torne tão destemido e independente quanto seu guru. Como uma mãe gata segurando seu gatinho cego e desamparado em sua boca, ele primeiro verifica os movimentos de seu aluno, deixando-o com pouca iniciativa. No próximo estágio, permite que ele tenha a mesma liberdade que uma mãe macaca exerce quando seu bebê solta sua pele pela primeira vez, mantendo-o perto dela. No primeiro estágio, o aluno está sob a inquestionável disciplina do guru; no segundo, entrega sua vontade completamente. No terceiro, como um peixe com olhos que não piscam, torna-se tanto hábil quanto límpido em pensamento, palavra e ação.

6. Alunos pertencem a três categorias: tolos, medianos e dedicados ou superiores. O aluno tolo tem pouco entusiasmo. Instável e covarde, é voltado aos prazeres. Não está disposto a descartar suas qualidades negativas ou a trabalhar intensamente para a revelação do si-mesmo. O segundo tipo de aluno é uma pessoa que vacila, é igualmente atraído por questões mundanas e espirituais, pendendo ora para um lado, ora para o outro. Ele sabe qual é o maior bem, mas faltam-lhe a coragem e a determinação para se manter firme. Necessita de um tratamento enérgico para corrigir sua natureza instável, que o guru percebe. O aluno dedicado ou superior tem visão, entusiasmo e coragem. Resiste às tentações e não hesita em descartar qualidades que o afastam de seu objetivo. Assim, torna-se constante, hábil e estável. O guru está sempre alerta para encontrar uma maneira de conduzir seu aluno dedicado para alcançar seu potencial mais alto até que se torne uma alma perfeita (*siddha*). O guru está sempre feliz com seu aluno, que poderá eventualmente superá-lo.

7. Um aluno digno encontra seu guru através da graça de Deus. *Satyakāma Jābāli*, que confessou não estar ciente de quem eram seus pais, foi aceito como aluno pelo

sábio Gautama, que ficou impressionado com sua inocência e sinceridade. *Śvetaketu* retornou orgulhosamente para casa depois de anos de estudo, porém não conseguiu responder quando seu pai *Uddālaka* perguntou-lhe o que tinha feito uma imensa árvore crescer a partir de uma minúscula semente. Quando *Śvetaketu* confessou sua ignorância com a devida humildade, seu pai aceitou-o como aluno e forneceu-lhe conhecimento espiritual. Um discípulo deve ter sede de conhecimento espiritual e autodomínio. Deve praticar constantemente com atenção e possuir grande perseverança.

8. O treinamento espiritual (*sādhana*) nada tem a ver com o estudo teórico, mas conduz a uma nova forma de vida. Assim como as sementes de gergelim são esmagadas para produzir óleo e a madeira é incendiada para trazer à tona seu calor latente, da mesma forma o aluno deve ser inabalável em sua prática para trazer à tona o conhecimento latente dentro de si e encontrar sua própria identidade. Quando ele percebe que é uma centelha da Chama Divina que arde por todo o universo, todas as suas impressões passadas (*saṃskāras*) são queimadas. Ele torna-se iluminado, um guru por esforço próprio e direito adquirido.

# 7
# Alimentação

1. A *Mahānārāyaṇa Upaniṣad* (LXXIX, 15) descreve o alimento (*anna*) como requisito primário, sem o qual o ser humano é incapaz de desenvolver seu corpo anatômico no nível espiritual. Diz-se que o sol irradia calor e faz evaporar a água. O vapor transforma-se em nuvens a partir das quais chove na terra. O ser humano cultiva a terra e produz alimento que, quando consumido, cria a energia que mantém o vigor. O vigor gera disciplina, desenvolvendo a fé, que por sua vez traz conhecimento. O conhecimento confere aprendizado, que traz a compostura que cria um estado de calma. O estado de calma estabelece a equanimidade que desenvolve a memória que induz o reconhecimento; o reconhecimento traz discernimento, levando à percepção do Si-mesmo.

2. O corpo precisa de uma alimentação balanceada que contenha o equilíbrio correto de carboidratos, proteínas, gorduras, vitaminas e sais minerais. A água é necessária para auxiliar na digestão e na assimilação. A alimentação em forma de nutrição é enfim assimilada de várias maneiras por todo o corpo.

3. O alimento deve ser saudável, palatável e agradável para o corpo, e não deve ser ingerido apenas para satisfazer os sentidos. De maneira geral, divide-se em três tipos: *sátvico, rajásico* e *tamásico*. O primeiro favorece a longevidade, a saúde e a felicidade; o segundo produz excitação e o terceiro cria doenças. O alimento *rajásico* e *tamásico* tornam a consciência entorpecida e lenta, impedindo o progresso espiritual. O *sādhaka* tem o dever de descobrir qual desses é adequado para si através da tentativa e da experiência.

4. Se é verdade que a personalidade é influenciada pela alimentação, também é verdade que a prática de *prāṇāyāma* modifica os hábitos alimentares do *sādhaka*. O temperamento do ser humano é influenciado por sua dieta, porque o que se come afeta o funcionamento da mente. Tiranos com mentes perturbadas, cheios de ódio, podem ingerir alimentos *sátvicos* vegetarianos e, ainda assim, manter-se *rajásicos* ou *tamásicos*. Da mesma forma, personalidades nobres, como Buda ou Jesus, podem não ser afetados pelo tipo de alimento oferecido ou pelas pessoas que o oferecem, embora sejam normalmente considerados como *tamásicos*. É o estado mental do comensal que

importa. Todavia, uma dieta que consiste apenas em alimentos *sátvicos* favorecerá o praticante a manter uma mente clara e inabalável.

5. O corpo é a morada do si-mesmo individual (*jīvātman*). Se ocorresse de ele perecer por falta de alimento, o Si-mesmo o abandonaria tal qual um inquilino que se nega a continuar habitando uma casa dilapidada. Assim sendo, o corpo deve ser protegido para abrigar o Si-mesmo. A negligência desse corpo leva à morte e à destruição do Si-mesmo.

6. Segundo a *Chāndogya Upaniṣad* (VI, 7.2) o alimento sólido, os fluidos e as gorduras que abastecem o corpo são divididos, cada um, em dezesseis partes no consumo. O alimento é dividido em três tipos: o mais grosseiro torna-se fezes, o médio torna-se carne, e o mais sutil torna-se a mente, na proporção de $\frac{10}{16}$, $\frac{5}{16}$ e $\frac{1}{16}$, respectivamente. Quanto aos fluidos, o mais grosseiro torna-se urina, o médio torna-se sangue e o mais sutil torna-se energia (*prāṇa*). Similarmente, quanto às gorduras, o ingrediente mais grosseiro torna-se osso, o médio torna-se medula e o mais sutil torna-se a fala (*vāc*). *Śvetaketu* viveu ingerindo somente líquidos por quinze dias e perdeu seu poder do pensamento, tendo se recuperado assim que ingeriu alimento sólido novamente; seu poder da fala diminuiu quando ficou sem ingerir gorduras. Essa experiência revelou-lhe que a mente é o produto da alimentação, a energia o dos fluidos e a fala o das gorduras.

7. *A Haṭha Yoga Pradīpikā* (II, 14) afirma que, durante sua prática de *prāṇāyāma*, o *sādhaka* tem de comer arroz triturado cozido no leite e na manteiga clarificada. Quando bem estabelecido no *prāṇāyāma*, ele pode escolher o alimento que for agradável para si e para sua prática.

8. Não coma quando a saliva não flui, pois isso indica que o corpo não precisa de mais alimento. Tanto a quantidade quanto a qualidade do alimento devem ser moderadas. O alimento escolhido pode parecer uma iguaria fina e deliciosa, porém pode não ser boa para o *sādhaka*. Pode ter alto valor nutritivo e, apesar disso, criar toxinas que afetam o progresso no *prāṇāyāma*. Quando alguém está realmente com fome ou com sede, o alimento é imediatamente absorvido pelo sistema, tornando-se nutritivo. A água por si só sempre pode matar a sede. A sede real não escolhe outra bebida além da água. Controle a fome e a sede artificiais. Os textos de Yoga prescrevem que o *sādhaka* deve encher a metade de seu estômago com alimento sólido, um quarto com líquidos, mantendo um quarto vazio para o fluxo livre da respiração.

9. Não coma quando estiver emocionalmente perturbado. Durante as refeições, fale bem e coma com sabedoria. Quando um estado de espírito nobre prevalece enquanto se come, todos os alimentos são *sátvicos*, exceto os venenosos.

10. O fogo da digestão é aceso pela energia que surge da respiração. Alimentos moderados e nutritivos são essenciais para manter o vigor, a força e a atenção. Evite jejuar.

11. Segundo a *Taittirīya Upaniṣad*, o alimento é *Brahman*. Deve-se respeitá-lo, e não ridicularizá-lo nem abusá-lo.

8

# Obstáculos e orientações

1. O *sādhaka* deve estar ciente dos obstáculos que perturbam sua prática de *prāṇāyāma*, consciente ou inconscientemente. Deve evitar distrações e viver uma vida disciplinada para preparar seu corpo e sua mente.

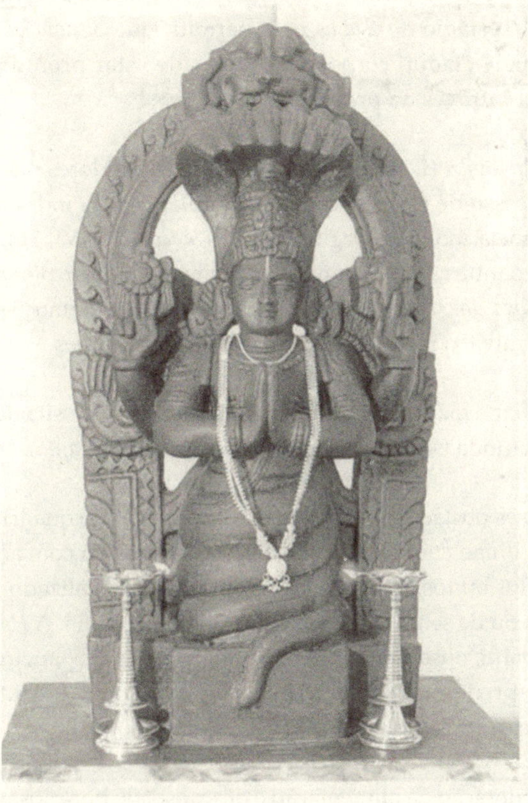

*Sábio Patañjali*

2. *Patañjali* elenca obstáculos para as práticas yóguicas. Eles são: doença (*vyādhi*), indisposição mental (*styāna*), dúvida sobre a própria prática (*saṃśaya*), insensibilidade

(*pramāda*), preguiça (*ālaysa*), sensualidade ou o despertar do desejo quando objetos sensoriais dominam a mente (*avirati*), conhecimento falso ou inválido (*bhrānti darśana*), fracasso na obtenção da continuidade do pensamento ou da concentração (*alabdha bhūmikatva*), incapacidade de continuar a prática devido à negligência e ao fracasso (*anavasthitattva*), dor (*duḥkha*), desespero (*daurmanasya*), instabilidade do corpo (*aṅgamejayatva*) e da respiração (*śvāsapraśvāsa*). (*Yoga Sūtras*, I, 30-31) Esses obstáculos originam-se no indivíduo ou devem-se a calamidades naturais e acidentes. As aflições provocadas pelo ser humano devido ao excesso de indulgência e à falta de disciplina afetam o corpo e a mente do *sādhaka*. Os textos de Yoga descrevem suas curas.

3. Pode-se notar que, dentre os treze obstáculos às práticas yóguicas mencionados por *Patañjali*, apenas quatro tratam do corpo físico, a saber: doença, preguiça e instabilidade do corpo e da respiração. Os demais nove obstáculos tratam da mente. O sábio mencionou o estágio de *āsanas* para permitir que o *sādhaka* pudesse livrar-se dos obstáculos que afetam o corpo físico, antes de estar pronto para enfrentar os obstáculos mentais através da prática de *prāṇāyāma*.

4. A *Haṭha Yoga Pradīpikā* (I, 16) menciona os seis destruidores das práticas de yoga: comer demais, excesso de esforço, conversa inútil, conduta indisciplinada, má companhia e inconstância inquieta. Segundo o *Bhagavad Gītā* (VI, 16), Yoga não é para aqueles que se empanturram, passam fome, dormem ou ficam demasiadamente acordados. As *Upaniṣads do Yoga* incluem má postura física e emoções autodestrutivas como a luxúria, a raiva, o medo, a ganância, o ódio e o ciúmes.

5. Visando continuar e manter seu treinamento, o aluno necessita de fé, vigor, memória, meditação profunda (*samādhi*) e perspicácia aguçada (*prajñā*). (*Yoga Sūtras*, I, 20)

6. Para superar esses obstáculos, *Patañjali* ofertou o remédio quádruplo da amizade e do sentimento de união com tudo o que é bom, compaixão com ação dedicada para aliviar a miséria dos aflitos, deleite com o bom trabalho realizado por outros, e abstenção de desdém ou de sentir-se superior às vítimas do vício. A *Haṭha Yoga Pradīpikā* prescreve entusiasmo, ousadia, coragem, conhecimento verdadeiro, determinação e sentimento de desprendimento de estar no mundo sem, no entanto, pertencer a ele como meios de superar os obstáculos no caminho do Yoga.

7. Por meio da moderação na alimentação e descanso, de horários regulares de trabalho e do equilíbrio entre dormir e estar acordado, Yoga destrói toda dor e tristeza, diz o *Bhagavad Gītā* (VI, 17). Yoga é trabalhar sabiamente e viver uma vida hábil e ativa em harmonia e moderação. O que o *sādhaka* mais precisa é de uma prática obstinada e dedicada. (*Yoga Sūtras*, I, 32)

9

# Os efeitos de *prāṇāyāma*

1. *Āsanas* melhoram a circulação do sangue em todo o corpo, incluindo a cabeça, o tronco e os membros.

2. Aqueles que são apropriados para as pernas e braços mantém o sistema circulatório ativo. A circulação arterial, capilar, venosa e linfática é estimulada pela contração e pelo relaxamento ritmados dos músculos que atuam como bombas através da abertura de leitos vasculares novos e não utilizados. Isso permite o fornecimento e a utilização eficiente de energia, promovendo notável resistência a doenças.

3. Embora *āsanas* produzam efeitos similares no tronco, *prāṇāyāma* afeta a expansão rítmica dos pulmões, criando uma circulação adequada dos fluidos corporais nos rins, no estômago, no fígado, no baço, nos intestinos, na pele e em outros órgãos, bem como na superfície do tronco.

4. Os pulmões estão diretamente relacionados ao descarte de dióxido de carbono no sangue venoso, impedindo que a amônia, cetonas e aminas aromáticas se acumulem em níveis tóxicos. Os pulmões precisam ser mantidos limpos e livres de doenças bacterianas através de uma circulação eficiente do sangue e da linfa. *Prāṇāyāma* auxilia nisso mantendo os pulmões puros e aumentando o fluxo de sangue fresco.

5. As funções do fígado dependem da corrente arterial hepática trazendo substâncias residuais a serem quimicamente alteradas, de modo que possam ser excretadas na bílis e na urina. Elas também dependem da circulação venosa portal para trazer sangue do estômago e do intestino delgado para ser filtrado e processado, visando remover toxinas e produtos bacterianos. O fígado também possui circulação linfática ativa e fornece células "scavenger" (macrófagos), que circulam na linfa do sangue coletando resíduos sólidos, células estranhas e seus produtos para decomposição ou armazenamento. *Prāṇāyāma* estimula todas essas atividades.

6. Nos rins, a produção de urina depende da filtração contínua de grandes volumes de sangue arterial através do córtex renal. Esse fluxo é suscetível a demandas

conflitantes e geralmente é muito baixo. As tendências para desviar o sangue do córtex renal são revertidas pela autorregulação do fluxo através das pequenas artérias locais. O processo depende de pressões intrarrenais adequadas e, dessa maneira, *prāṇāyāma* o auxiliará a obter a posição, a forma e o estado de tensão corretos nos rins. A massagem interna, por meio de atividade fásica nos músculos abdominais e das costas, estimulará o fluxo linfático renal, tão essencial para manter o órgão saudável.

7. O uso rítmico do diafragma e da musculatura abdominal em *prāṇāyāma* estimula diretamente os movimentos peristálticos e segmentares dos intestinos, além de promover a circulação intestinal. Portanto, ele auxilia o intestino em suas funções de absorção de material alimentar, descartando resíduos sólidos, principalmente de alimentos não absorvidos, de produtos de nossas bactérias benignas, da flora intestinal, bem como daquelas que contém o resíduo de secreções do fígado (bílis), pâncreas e intestinos.

8. O baço, localizado logo abaixo do lado esquerdo do diafragma, atua como filtro para purificar o sangue circulante de glóbulos vermelhos desgastados que transportam oxigênio. Grande parte da circulação sanguínea do baço ocorre dentro das estruturas linfáticas e é estimulada por *prāṇāyāma*.

9. *Prāṇāyāma* ajuda a preservar o fluxo de sangue puro, que tonifica os nervos, o cérebro, a medula espinhal e os músculos cardíacos, mantendo assim sua eficiência.

10. As glândulas sudoríparas atuam como pequeninos rins acessórios, especialmente quando estimulados por *prāṇāyāma*.

11. De acordo com os textos de Yoga, a prática regular de *prāṇāyāma* previne e cura doenças. Entretanto, uma prática inadequada pode causar asma, tosse, hipertensão, dor no coração, ouvidos e olhos, secura da língua e enrijecimento dos bronquíolos. (*Haṭha Yoga Pradīpikā*, II, 16-17)

12. *Prāṇāyāma* purifica as *nāḍīs*, protege os órgãos internos e as células e neutraliza o ácido lático, que causa fadiga, de forma que a recuperação é rápida.

13. *Prāṇāyāma* melhora a digestão, o vigor, a vitalidade, a percepção e a memória. A prática liberta a mente das garras do corpo, aguça o intelecto e ilumina o si-mesmo.

14. Uma coluna ereta pode ser comparada a uma naja que abriu seu capuz. O cérebro é o capuz e os órgãos da percepção são as presas, enquanto os maus pensamentos e desejos são as glândulas venenosas. A prática de *prāṇāyāma* aquieta o avanço

dos sentidos e dos desejos. Assim, a mente torna-se divina ou livre de pensamentos (*nirviṣaya*). As palavras, pensamentos e ações do *sādhaka* tornam-se limpas e puras. Ele mantém firmeza (*acalatā*) no corpo e estabilidade (*sthiratā*) em seu intelecto.

15. A prática em si traz força e conhecimento. A prática diária garante o sucesso e a perfeita consciência, que expurga o *sādhaka* do medo da morte. (*Śiva Saṃhitā*, IV, 17-18)

16. O *sādhaka* vivencia um estado de serenidade. Não pensa mais no passado, nem teme o futuro, e permanece sempre no presente. Quando domina *prāṇāyāma*, sentado em *padmāsana*, está pronto para se tornar uma alma liberta, segundo o *Haṭha Yoga Pradīpikā* (I, 49).

17. Como o vento que afasta a fumaça e as impurezas da atmosfera e cuja qualidade inerente é queimar e purificar a área, *prāṇāyāma* é um fogo divino que limpa os órgãos, os sentidos, a mente, o intelecto e o ego.

18. Como o sol que nasce e dispersa lentamente a escuridão da noite, *prāṇāyāma* remove as impurezas e refina o *sādhaka*, preparando seu corpo e sua mente para que se torne apto à concentração (*dhāraṇā*) e à meditação (*dhyāna*) – (*Yoga Sūtras*, II, 52-53).

19. *Prāṇāyāma* é a janela do "Si-mesmo". Esta é a razão pela qual é chamado de "o grande rigor" (*mahātapas*) e de "verdadeiro conhecimento do Si-mesmo" (*Brahmavidyā*).

SEÇÃO II

# A arte do *prāṇāyāma*

# 10

# Dicas e cuidados

1. Assim como *Ādiśeṣa*, o Senhor das serpentes, é o proponente do Yoga (*Haṭha Yoga Pradīpikā*; III, 1), *prāṇāyāma* é o coração do Yoga. Yoga não tem vida sem *prāṇāyāma*.

2. A frequência normal da respiração é quinze vezes por minuto e 21.600 vezes a cada vinte e quatro horas. Entretanto, o número varia de acordo com o modo de vida, a saúde e o estado emocional. Como *prāṇāyāma* alonga o tempo de cada inspiração e expiração, retardando o processo de envelhecimento, sua prática leva a uma maior longevidade.

3. Na velhice, a função respiratória diminui devido à contração dos alvéolos pulmonares, que absorvem menos oxigênio. *Prāṇāyāma* ajudará a normalizar seu tamanho e fará com que os glóbulos vermelhos circulem em todas as partes do corpo, infundindo vida e vigor por toda a parte. Mesmo as pessoas idosas podem retardar o processo de envelhecimento através de sua prática.

4. O corpo é o campo (*kṣetra*) da justiça (*dharma*) e também da aflição (*kuru*). É o primeiro quando usado para o bem e o segundo quando para o mal. Ele é o campo, e o Si-mesmo é o conhecedor (*kṣetrajña*) disso. *Prāṇāyāma* é o vínculo entre eles.

5. A respiração em *prāṇāyāma* deve passar sempre pelas narinas, salvo indicação em contrário, conforme o *Capítulo 24*.

**Qualificações para a aptidão**

6. O domínio do alfabeto leva ao domínio da língua. *Prāṇāyāma* é a raiz do conhecimento espiritual, conhecimento do Si-mesmo (*Ātmajñāna*).

7. O domínio de *prāṇāyāma* é o próximo passo após o domínio de *āsanas*. Não há atalho.

8. *Āsanas* trazem elasticidade para as fibras dos pulmões para um melhor desempenho de *prāṇāyāma*.

9. O comprimento total dos nervos do corpo é de aproximadamente 10.000 quilômetros. Sendo suas funções extremamente delicadas, são necessários cuidados e atenção extra para mantê-los limpos e desobstruídos. O desempenho repetido, com maior permanência em cada *āsana* em diversas variações, mantém o sistema nervoso limpo e desobstruído, auxiliando assim no fluxo ininterrupto de energia (*prāṇa*) durante a prática de *prāṇāyāma*.

10. Posturas ruins e mal executadas levam a uma respiração superficial e baixa resistência.

11. Se o corpo for negligenciado ou mimado, torna-se um aliado traiçoeiro. Discipline o corpo através de *āsanas* e a mente através de *prāṇāyāma*. Esse é um passo concreto para a revelação do si-mesmo, que o liberta da dicotomia do prazer e da dor.

12. Assim como o alimento é essencial para sustentar o corpo, a quantidade adequada de ar deve ser fornecida para que os pulmões mantenham a força vital (*prāṇa*).

13. Antes de tentar praticar *prāṇāyāma*, aprenda a mover a musculatura intercostal corretamente, bem como os diafragmas pélvico e torácico através da prática de *āsanas* relevantes.

14. Esvazie a bexiga e os intestinos antes de iniciar *prāṇāyāma*. Pessoas constipadas podem praticar *prāṇāyāma*, visto que os intestinos não podem ser danificados da mesma forma que a bexiga.

15. Um domador de tigres, leões ou elefantes estuda seus hábitos e humor para depois colocá-los em seus ritmos lenta e firmemente. Ele trata-os com bondade e consideração para que não se voltem contra ele e o mutilem. O mesmo ocorre com o *sādhaka*. Uma ferramenta pneumática pode cortar a rocha mais dura. Se não for usada adequadamente, ela pode destruir tanto a ferramenta quanto o usuário. Estude sua respiração cuidadosamente e continue passo a passo, pois se você praticar *prāṇāyāma* com pressa ou com muita força, poderá machucar-se.

16. Pratique em um horário fixo cada dia e na mesma postura. Ocasionalmente, o mesmo conjunto de *prāṇāyāmas* cria inquietação. Seja rápido em mudar para um padrão de respiração mais propício ao corpo e à mente, reconfortante para os nervos e para o cérebro, para rejuvenescê-los e revigorá-los. *Prāṇāyāma* não deve tornar-se uma rotina cega.

17. Analise e molde a respiração com entendimento profundo, clareza e sabedoria.

**Local**

18. Escolha um lugar isolado, limpo e arejado, livre de insetos, e pratique durante horários silenciosos.

19. O barulho cria inquietação, perturbação e raiva. Evite *prāṇāyāma* nesses momentos.

**Limpeza**

20. Não se entra em um templo com corpo ou mente sujos. Antes de entrar no templo do seu próprio corpo, o *yogin* observa as regras de limpeza.

**Horário**

21. Os textos de Yoga insistem que se deve completar oitenta ciclos de *prāṇāyāma* quatro vezes por dia, no início da manhã, ao meio-dia, ao final da tarde e à meia-noite, o que nem todos podem fazer. Entretanto, um mínimo de quinze minutos por dia é fundamental, embora este tempo não seja adequado para um *sādhaka* devoto. (Um ciclo de *prāṇāyāma* consiste em uma inspiração, uma retenção interna, uma expiração e uma retenção externa.)

22. O melhor horário para a prática é de manhã cedo, preferencialmente antes do nascer do sol, quando a poluição industrial é mais baixa e o corpo e o cérebro ainda estão frescos. Se as manhãs são inadequadas, *prāṇāyāma* pode ser praticado após o pôr do sol, quando o ar é fresco e agradável.

**Postura**

23. A prática de *prāṇāyāma* é mais bem feita sentando-se no chão sobre um cobertor dobrado. Estude o *Capítulo 11*, sobre *A arte de sentar-se em prāṇāyāma*. As posturas adequadas são *siddhāsana, svastikāsana, bhadrāsana, vīrāsana, baddhakoṇāsana* e *padmāsana* (*Imagens 3* a *14*). Todavia, qualquer outra postura será adequada desde que a coluna permaneça ereta e perpendicular ao chão desde a base até o pescoço.

**Corpo**

24. Assim como se queima uma panela de barro em um forno antes de usá-la para armazenar água, deve-se queimar o corpo com o fogo de *āsanas* para vivenciar o verdadeiro esplendor de *prāṇāyāma*.

25. O corpo é *tamásico*, a mente é *rajásica* e o Si-mesmo é *sátvico*. Desenvolva a inteligência do corpo ao nível da mente através de *āsanas*. Depois, eleve o corpo e a mente ao nível do Si-mesmo através de *prāṇāyāma* para que *prāṇa* se mova em todo o corpo. Isso, por sua vez, mantém o corpo ágil, a mente estável e o Si-mesmo atento.

26. O corpo é como um fosso no qual a respiração entra e sai como uma serpente. *Citta* é o encantador de serpentes que atrai a respiração e ganha controle sobre ela.

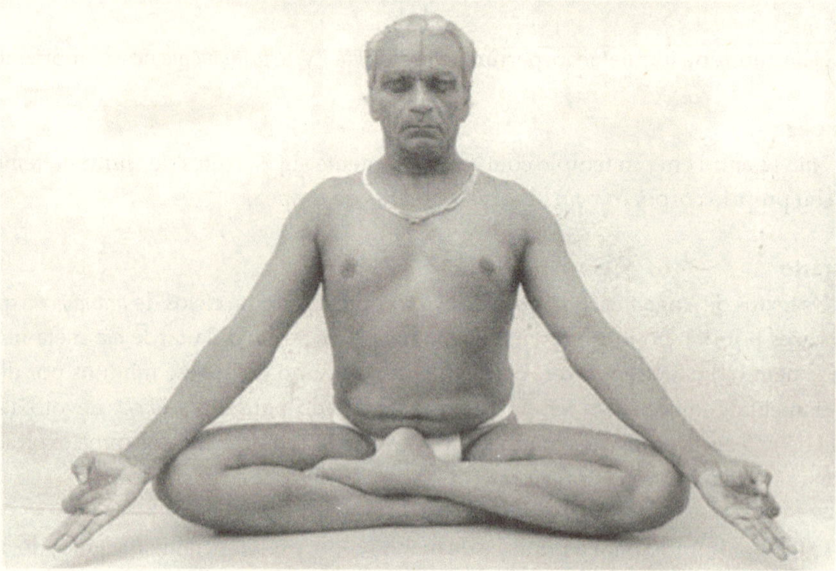

**Imagem 3.** *Siddhāsana* (vista frontal).

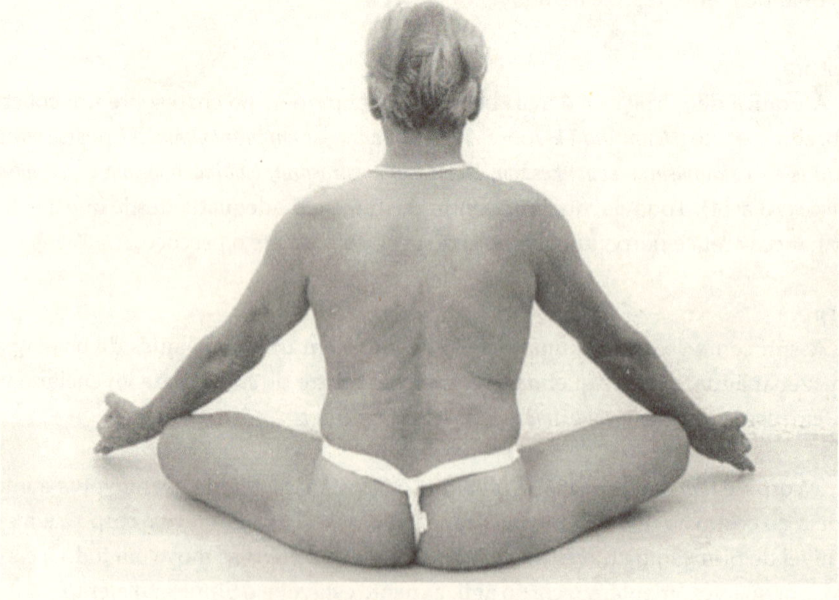

**Imagem 4.** *Siddhāsana* (vista posterior).

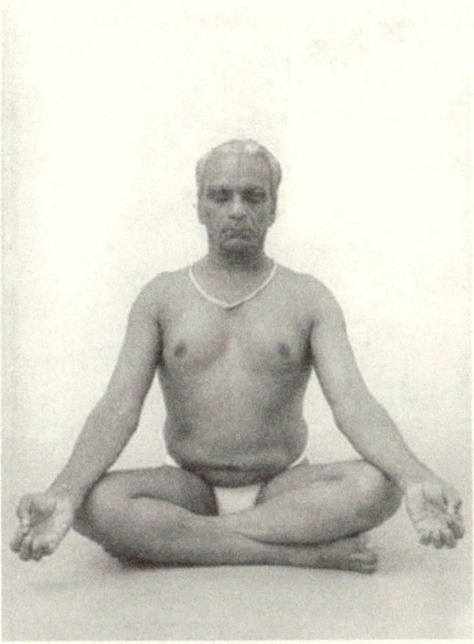

**Imagem 5.** *Svastikāsana* (vista frontal).

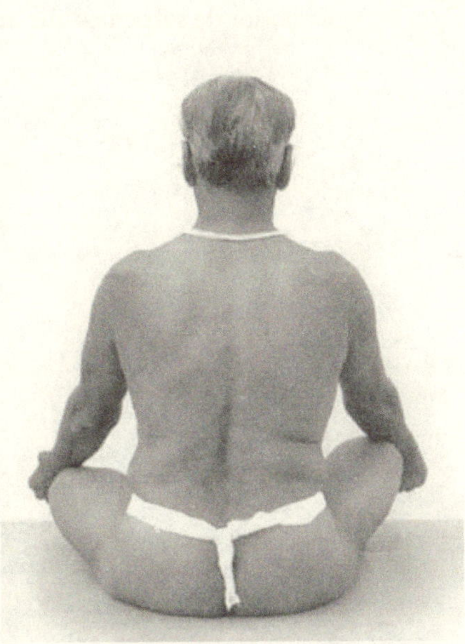

**Imagem 6.** *Svastikāsana* (vista posterior).

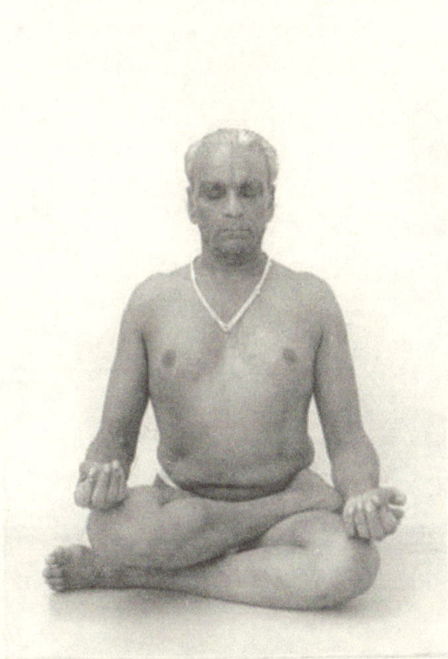

**Imagem 7.** *Bhadrāsana* (vista frontal).

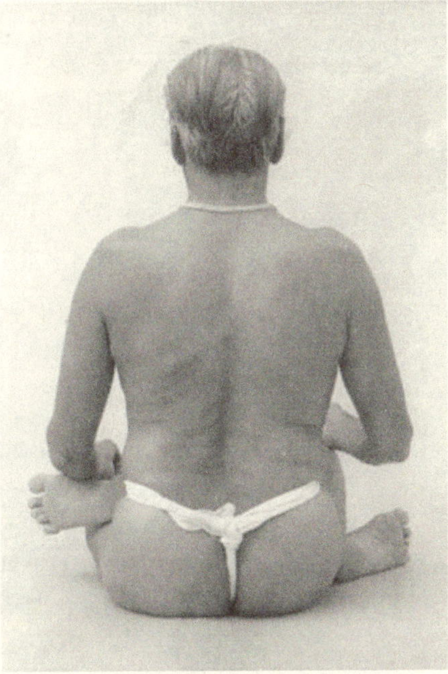

**Imagem 8.** *Bhadrāsana* (vista posterior).

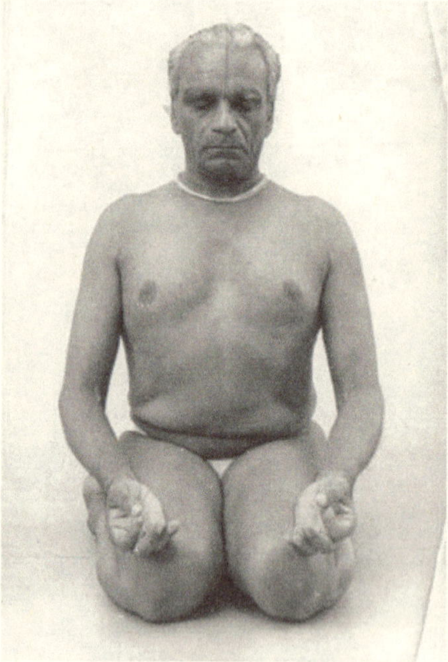

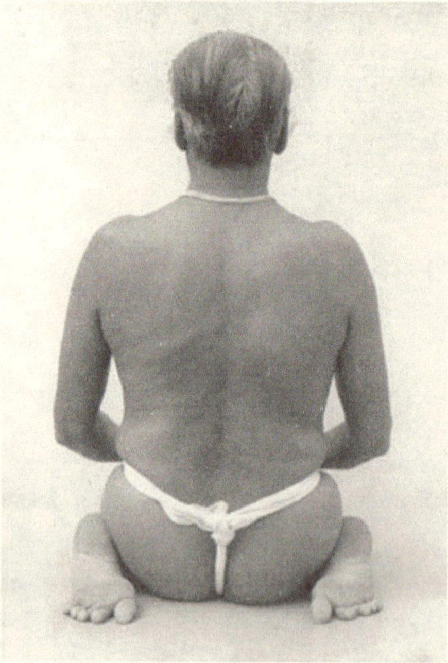

**Imagem 9.** *Vīrāsana* (vista frontal).

**Imagem 10.** *Vīrāsana* (vista posterior).

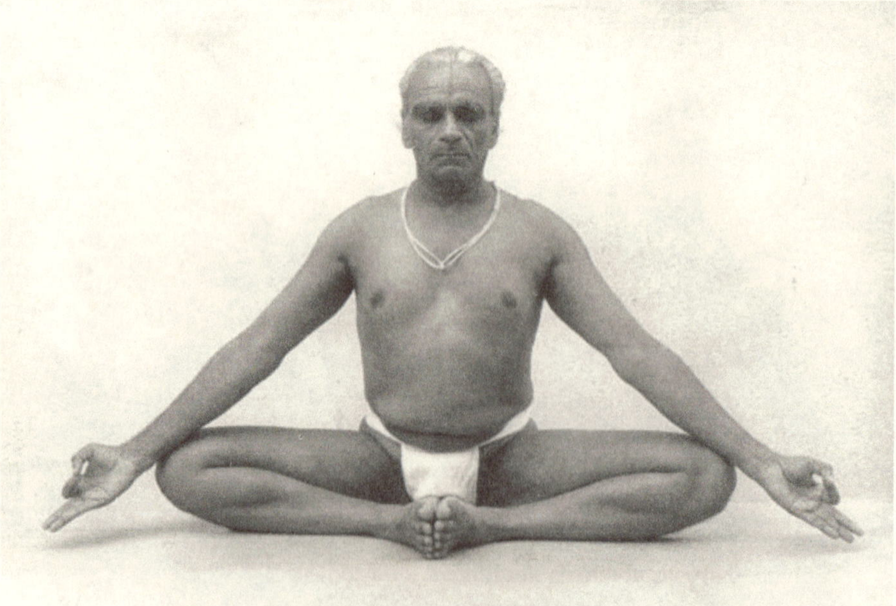

**Imagem 11.** *Baddhakoṇāsana* (vista frontal).

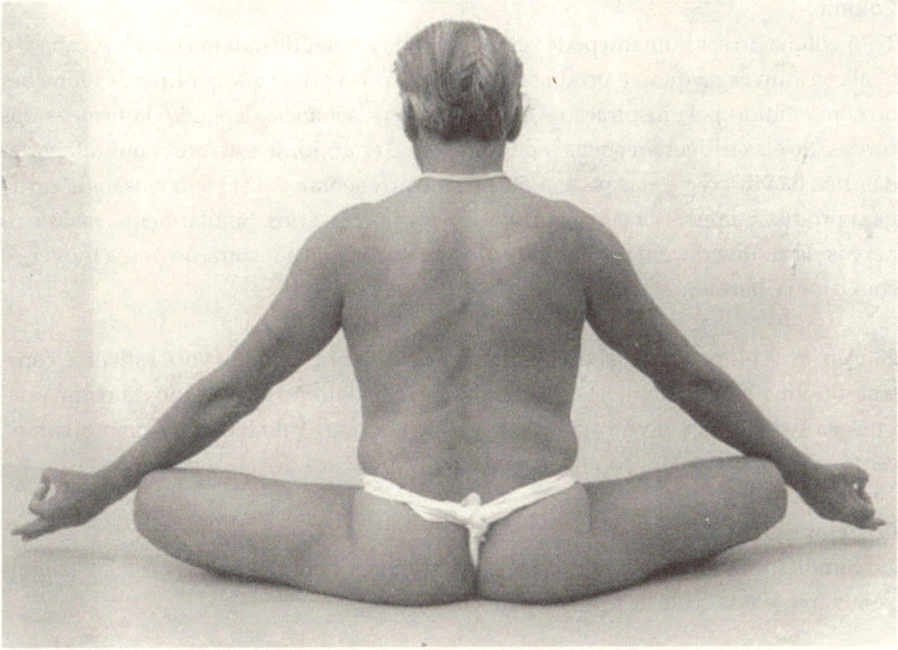

**Imagem 12.** *Baddhakoṇāsana* (vista posterior).

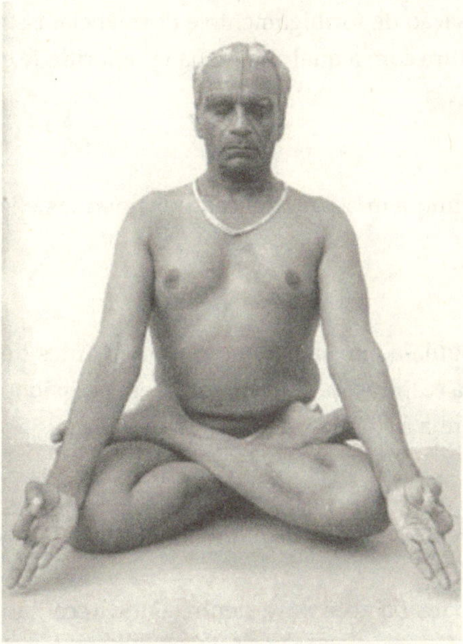

**Imagem 13.** *Padmāsana* (vista frontal).

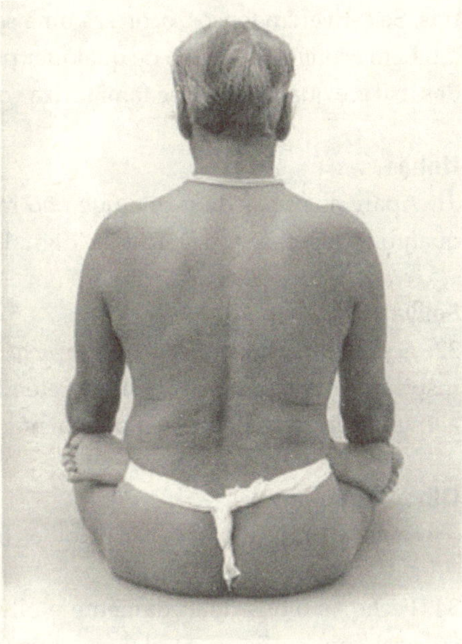

**Imagem 14.** *Padmāsana* (vista posterior).

**Coluna**

27. A coluna do ser humano pode ser comparada ao alaúde indiano (*vīṇā*). A cabaça é a cabeça através da qual se produz o som. O nariz é a ponte que controla as vibrações do som emitido pela inspiração e expiração. A ressonância depende da firmeza das cordas. Se elas estiverem soltas, nenhum som é emitido; se estiverem muito apertadas, não há vibração e elas podem até mesmo arrebentar. Ajusta-se a tensão da corda para produzir a ressonância, intensidade e tom necessários. Similarmente, *nāḍīs* e os nervos da coluna devem ser posicionados de forma que a respiração possa mover-se com ritmo e harmonia.

28. Ajuste a coluna desde a base, vértebra por vértebra, como se você estivesse construindo uma parede de tijolos. Mantenha os lados direito e esquerdo da coluna paralelos, movendo-os de forma independente e rítmica, alinhando-os com a coluna central. Em *prāṇāyāma*, a coluna frontal é mais dinâmica do que a posterior.

**Costelas**

29. Simultaneamente, mova as costelas posteriores para dentro, as costelas laterais para a frente e as costelas frontais para cima.

**Braços**

30. Mantenha os braços passivos. Não os enrijeça nem os eleve para cima ou para trás. Se estiverem tensos, ocorrerá uma sensação de formigamento e dormência. Isso também acontece no início de qualquer postura com a qual não tenha familiaridade e desaparece quando você se familiariza com ela.

**Unhas**

31. Apare as unhas de forma que não machuquem a pele delicada das narinas enquanto estiver fazendo *prāṇāyāma* digital.

**Saliva**

32. A saliva flui no início de *prāṇāyāma*. Engula-a após a expiração, porém antes de inspirar, e nunca enquanto estiver retendo a respiração. Não enrijeça nem pressione a língua contra os dentes e o palato; mantenha a língua e a garganta passivas.

**Olhos e ouvidos**

33. Deve-se praticar *prāṇāyāma* de olhos fechados e *āsanas* de olhos abertos.

34. Feche os olhos delicadamente e olhe para baixo e para dentro em direção ao coração sem enrijecer os globos oculares. Essa observação ou sensação interna é deveras reveladora.

35. Se os olhos são mantidos abertos, ocorre uma sensação de queimação, você pode sentir-se irritado e inquieto e a mente distrair-se.

36. Abra seus olhos por uma fração de segundo de vez em quando para verificar sua postura e corrija qualquer assimetria.

37. Mantenha os ouvidos internos alertas, porém passivos. Eles são as janelas da mente. Sintonize-os com as vibrações da inspiração e da expiração e com o estado silencioso da retenção.

**Pele**

38. A pele desempenha duas funções importantes: absorção e eliminação. Ela absorve e emite calor, agindo como um termostato para manter a temperatura do corpo estável. Ela também ajuda a eliminar sais orgânicos e inorgânicos.

39. A pele é uma fonte de percepção. Mantenha uma comunicação constante e consistente entre seu movimento e a percepção interna ao longo de todas as suas práticas.

40. Mantenha a pele do tronco ativa e dinâmica e a pele do crânio, do rosto, das pernas e dos braços relaxada e passiva.

41. A transpiração aparece no início, mas desaparece no devido tempo.

**Cérebro**

42. Mantenha o cérebro receptivo e atento. Use-o para induzir os pulmões a agir sem envolver-se na ação, pois caso ele se envolva, não poderá observar o processo da respiração ao mesmo tempo.

43. *Prāṇāyāma* é *tamásico* quando o tronco e a coluna estão entorpecidos e *rajásico* quando o cérebro está envolvido. *Prāṇāyāma* é *sátvico* somente quando o tronco está firme, o cérebro receptivo e quando o si-mesmo está atento.

44. A memória é uma amiga se você a utiliza para o progresso e para o refinamento em sua prática. Ela é um obstáculo quando você remói demasiadamente e repete as experiências passadas. Enxergue uma nova luz cada vez que você pratica.

45. A prática e a rendição do desejo são as asas do *prāṇāyāma* que levam o *sādhaka* a esferas mais elevadas do conhecimento e à percepção do Si-mesmo (*Ātman*).

46. Domine o *samavṛtti prāṇāyāma* (duração igual da inspiração, expiração e retenção) antes de tentar *viṣama vṛtti* (respiração com diferentes proporções e duração dos três elementos). Vide *Capítulo 18* para os detalhes.

47. Nunca pratique *āsanas* imediatamente após *Prāṇāyāma*. Não há mal em praticar *prāṇāyāma* após *āsanas*. Entretanto, *prāṇāyāma* não pode ser bem executado após *āsanas* extenuantes. É recomendável praticar ambos em horários diferentes. As manhãs para o primeiro e à tarde ou à noite para o segundo é o ideal.

48. Não pratique quando a mente ou o corpo estão entorpecidos ou desanimados. Para angústias ou distúrbios mentais, faça *āsanas* descritos na obra *Luz sobre o Yoga* e *śavāsana* para a exaustão física (vide *Capítulo 30*). Depois reinicie *prāṇāyāma*.

49. Não pratique a retenção interna (*antara kumbhaka*) quando o cérebro estiver altamente sensibilizado, pois ele pode sofrer lesões por distúrbios repentinos, tampouco antes de dormir, pois você ficará desperto. Ao invés disso, pratique *prāṇāyāma* sem retenção da respiração nem retenção externa contemplativa (*bāhya kumbhaka*), pois ambos induzem o sono, sendo esta última prática uma cura para a insônia (vide *Capítulos 19, 20*, "Estágio II", e *21*).

50. Não pratique *prāṇāyāma* com pressa nem quando os pulmões estiverem congestionados.

51. Não fale ou caminhe imediatamente após *prāṇāyāma*; ao contrário, relaxe em *śavāsana* por algum tempo antes de dedicar-se a outras atividades.

52. Não pratique logo após as refeições ou quando estiver com fome, situação na qual uma xícara de chá ou leite será suficiente. É necessário um intervalo de quatro a seis horas entre as refeições e *prāṇāyāma*; entretanto, você pode comer meia hora após a prática.

53. Não permita que os erros criem raízes profundas; ao contrário, observe-os e elimine-os através do treino e da experiência.

54. Não tente praticar a retenção (*kumbhaka*) em idade muito tenra; em vez disso, inicie aos dezesseis ou dezoito anos de idade, caso contrário seu rosto envelhecerá prematuramente.

55. Pare a prática de *prāṇāyāma* até segunda ordem no momento em que sentir peso e tensão nos pulmões ou quando o som de sua respiração tornar-se áspero e irregular.

56. A prática incorreta tensiona a musculatura facial, agita a mente e abre portas para doenças. Os sintomas são irritabilidade, peso e inquietação.

57. *Prāṇāyāma* ajuda a regular a conduta e a energia perfeitamente.

58. Quando *prāṇāyāma* é realizado adequadamente, as doenças desaparecem e um estado radiante de bem-estar, iluminação e serenidade é vivenciado.

59. A prática correta reduz os desejos pelos prazeres mundanos e conduz à revelação do Si-mesmo, libertando o *sādhaka* do domínio dos sentidos.

### *Prāṇāyāma* para mulheres

60. Durante a gravidez, as mulheres podem praticar todos os *prāṇāyāmas*, exceto *kapālabhātī, bhastrikā, viṣama vṛtti prāṇāyāma, antara kumbhaka* com duração longa e *bāhya kumbhaka* com *uḍḍīyāna [bandha]*. Entretanto, os seguintes *prāṇāyāmas* são muito benéficos: *ujjāyī, viloma, sūrya bhedana, candra bhedana* e *nāḍī śodhana*.

61. Um mês após o parto, inicie *āsanas* e *prāṇāyāma* como um iniciante e aumente gradualmente o tempo e as variações.

62. A prática de *prāṇāyāma* é segura durante o período da menstruação. Contudo, *uḍḍīyāna [bandha]* deve ser evitado.

### Nota

63. Quando se gera calor no corpo devido à prática de *āsanas* e *prāṇāyāma*, pare. Aplique óleo sobre o corpo, a cabeça, os calcanhares e as solas dos pés. Esfregue. Após algum tempo, tome um banho quente e depois faça *śavāsana* por cerca de quinze minutos. O corpo estará frio e apto para a prática no dia seguinte.

11

# A arte de sentar-se em *prāṇāyāma*

**Como sentar-se**

1. No *Bhagavad Gītā* (VI, 10-15) *Kṛṣṇa* explica para *Arjuna* como um *yogin* deve praticar para se purificar:

> 10. Em um lugar secreto, na solidão, deixe que o *yogin* esteja em harmonia constante com sua alma, mestre de si próprio, livre de esperança e de posses mundanas.
> 11. Deixe que encontre um lugar limpo e puro e que se sente sobre um assento firme, nem muito alto nem muito baixo, coberto por camadas de tecido, pele de veado e uma grama sagrada (*kuśa*).
> 12. Ali sentado, deixe-o praticar yoga para a autopurificação, mantendo sua mente concentrada e seus órgãos de percepção e de ação sob controle.
> 13. Com seu corpo, pescoço e cabeça eretos, imóvel e quieto, com sua visão voltada para dentro e seu olhar como que fixo na ponta do nariz.
> 14. Com a alma em paz e destemido, firme em seu voto de *brahmacarya*, deixe-o descansar, com a mente controlada e observadora, absorvida em Mim como o Supremo.
> 15. O *yogin*, cuja mente está constantemente sob seu controle, sempre se esforçando para unir-se ao Si-mesmo, alcança a paz do *Nirvāna* – a Suprema Paz que repousa em Mim.

2. Sem fornecer detalhes anatômicos, a citação anterior descreve o método tradicional de sentar-se para a meditação (*dhyāna*). O Si-mesmo (*Ātman*) encontra-se, sem dúvida alguma, além da pureza e da impureza, porém ele é capturado pelos desejos e pela mente. O Senhor *Kṛṣṇa* diz: "Assim como o fogo é encoberto por fumaça e um espelho por pó, assim como um embrião é envolto pelo útero, assim também o Si-mesmo (*Ātman*) é consumido pelos desejos gerados pelos sentidos e pela mente" (*Bhagavad Gītā*, III, 38). Dessa maneira, mantenha o corpo firme como o pico de uma montanha e a mente quieta e estável como um oceano para a meditação (*dhyāna*). No momento em que o corpo perde sua própria inteligência ou firmeza, a inteligência do cérebro perde seu poder de clareza, tanto nas ações como na receptividade. Quando o corpo e o cérebro estão bem equilibrados, vivencia-se a iluminação intelectual pura (*prajñā sátvico*).

3. Durante a meditação, a cabeça e o pescoço são mantidos eretos e perpendiculares ao chão, ao passo que em *prāṇāyāma* o travamento do queixo (*jālandhara bandha*) é realizado. Evita-se assim tensão no coração, mantém-se o cérebro passivo e permite-se que a mente experimente um silêncio interno (vide *Capítulo 13*).

4. Na arte de se sentar para a meditação (*dhyāna*), o objetivo é sentar-se ereto, com a coluna na posição vertical e as costelas e os músculos das costas firmes e alertas. Portanto, posicione o corpo de tal forma que, se uma linha vertical for desenhada desde o centro da cabeça até o chão, o centro da coroa da cabeça, a ponte nasal, o queixo, a cavidade entre as clavículas, o esterno, o umbigo e a sínfise púbica estejam alinhados (*Imagem 15*).

5. Por outro lado, as sobrancelhas, as orelhas, a crista[16] dos ombros, as clavículas, os mamilos, as costelas flutuantes e os ossos pélvicos nas articulações do quadril devem ser mantidos paralelos uns aos outros (*Imagem 16*). Por fim, mantenha os pontos médios entre as partes superiores das escápulas perpendiculares ao sacro para evitar a inclinação do corpo.

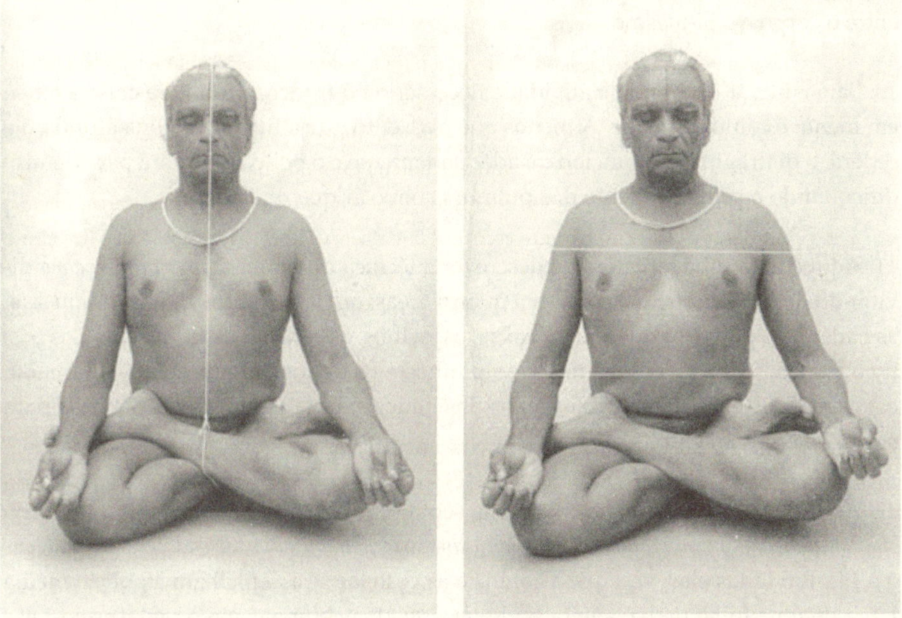

**Imagens 15 e 16.** Alinhamento na postura sentada: vertical, *à esquerda*; horizontal, *à direita*.

16. Termo comumente empregado nas aulas de Iyengar Yoga que se refere à parte superior ou ao topo dos ombros. Corresponde a uma linha reta imaginária desde a base do pescoço até o início da curvatura dos ombros, onde se conectam aos braços superiores. (N.T.)

6. Os primeiros fundamentos de *prāṇāyāma* são aprender como se sentar corretamente com a cabeça voltada para baixo, de forma que o corpo se mantenha ereto e estável, e como o máximo volume de ar pode ser levado aos pulmões para oxigenar o sangue. Mantenha a altura da coluna igual durante toda a prática.

7. Fique atento continuamente e ajuste o corpo alinhando-o corretamente ao longo de toda a prática, tanto na inspiração (*pūraka*), quanto na expiração (*recaka*) ou na retenção da respiração (*kumbhaka*).

8. Assim como um designer de interiores arruma um cômodo para torná-lo espaçoso, o *sādhaka* também cria o máximo de espaço em seu tronco para permitir a expansão completa dos pulmões no *prāṇāyāma*. Sua capacidade de fazer isso aumenta com a prática.

9. De acordo com o *Bhagavad Gītā*, o corpo é denominado de campo (*kṣetra*) ou morada do Si-mesmo (*Ātman*) e este é o "Conhecedor do Campo" (*kṣetrajña*), que observa o que acontece quando o corpo foi cultivado pelo *prāṇāyāma. Prāṇāyāma* é a ponte entre o corpo e o Si-mesmo.

10. Para cultivar o campo de atividade necessário no tronco, a primeira coisa a ter-se em mente é como sentar-se. A menos que o assento esteja firme, a coluna afundará e cederá, o diafragma não funcionará adequadamente e o peito se curvará para dentro, dificultando o preenchimento dos pulmões com o ar que revitaliza.

11. Aqui é feita uma tentativa de descrever a técnica de sentar-se para *prāṇāyāma* dividindo detalhadamente o corpo em quatro áreas: *(a)* os membros inferiores, ou seja, as nádegas, a pelve, os quadris, as coxas, os joelhos, as canelas, os tornozelos e os pés; *(b)* o tronco; *(c)* os braços, as mãos, os punhos e os dedos; *(d)* o pescoço, a garganta e a cabeça. Esteja firme sobre as áreas das nádegas e da pelve, que são a base para sentar-se corretamente.

12. Ao praticar *prāṇāyāma*, normalmente senta-se no chão em uma postura, tal como *siddhāsana, svastikāsana, bhadrāsana, vīrāsana, baddhakoṇāsana* ou *padmāsana* (*Imagens 3* a *14*). Em todas elas, veja que a coluna e as costelas se assemelham a porção média larga de uma folha de bananeira (vide *Imagem 2*), a coluna como o talo e as costelas igualmente espaçadas como as veias. O cóccix assemelha-se ao fim da folha. Essas posturas foram descritas em *Luz sobre o Yoga.*

13. Embora várias posturas sejam usadas, de acordo com minha experiência, *padmāsana* é o rei de todas elas para a prática de *prāṇāyāma* ou de meditação (*dhyāna*). É a chave

do sucesso em ambos os casos. Nela, todas as quatro áreas do corpo mencionadas anteriormente estão uniformemente equilibradas (conforme *§ 11*) e o cérebro repousa correta e equanimemente sobre a coluna, conferindo um equilíbrio psicossomático.

14. A medula passa através da coluna. Em *padmāsana*, o ajuste e o alinhamento da coluna vertebral bem como as cristas em ambos os lados se movem uniforme, rítmica e simultaneamente. A energia prânica[17] flui equilibradamente com uma distribuição adequada por todo o corpo.

15. Em *siddhāsana*, a parte superior da coluna é mais alongada do que as suas outras partes, ao passo que em *vīrāsana* é a região lombar que é mais alongada. Algumas dessas posturas podem ser mais confortáveis, porém, para precisão e eficácia, *padmāsana* é a melhor de todas. Em *padmāsana*, as coxas estão abaixo das virilhas, o abdome inferior mantém-se alongado, com o máximo de espaço entre o púbis e o diafragma, permitindo que os pulmões se expandam completamente. Para aqueles que estiverem usando *padmāsana*, uma atenção especial deve ser prestada a três articulações importantes do corpo inferior: os quadris, os joelhos e os tornozelos – que devem mover-se sem esforço.

## ***Padmāsana*** (*Imagens 15 a 43*)

16. Sente-se na base da pelve após fazer *padmāsana*. Repouse ambas as nádegas equilibradamente sobre o chão. Se você se sentar mais sobre uma do que outra, a coluna estará desequilibrada. Pressione as coxas para baixo, absorvendo os fêmures mais profundamente para dentro dos acetábulos. Alongue a pele dos quadríceps em direção aos joelhos. Isso cria liberdade ao redor dos joelhos para que se movam diagonal e circularmente desde o seu canto superior externo para seu canto inferior interno. Aproxime os músculos isquiotibiais visando diminuir a distância entre as coxas. Dessa forma, o ânus e os órgãos genitais não descansarão no chão (*Imagem 13*). A linha da gravidade aqui é uma área muito pequena do períneo entre o ânus e os órgãos genitais. O trecho ascendente da coluna inicia a partir daqui e o corpo é simultaneamente elevado para cima e para os lados a partir da estrutura interna da pelve. Procure manter as partes superior e inferior da região púbica perpendiculares [ao chão]. Se for difícil, sente-se com as nádegas repousando sobre um cobertor enrolado (*Imagens 17* e *18*). Em *padmāsana*, ambos os joelhos não descansarão igualmente no chão (*Imagem 13*).

---

17. Neologismo da palavra sânscrita *prāṇa* (vide *Glossário*) em forma de adjetivo. (N.T.)

17. Não gire as solas dos pés para o teto; mantenha-as de frente para as paredes laterais (*Imagem 19* – incorreto; *Imagem 20* – correto). Alongue os metatarsos[18] (os arcos dos pés), girando os dedões em direção aos dedos mínimos, pois dessa forma os arcos dos pés permanecem firmes. Se um dos arcos cai, as nádegas e o ânus perdem sua firmeza, o tronco inclina-se e a coluna afunda na região média, perturbando todo o equilíbrio do tronco. Não afaste os joelhos nem os pressione deliberadamente para baixo para que toquem no chão (*Imagens 21* e *22*). Qualquer tentativa dessas somente perturbará o centro de gravidade. Mais tarde, com a prática regular, apesar do joelho permanecer sem tocar o chão, não se sente como tal. Visando obter um equilíbrio uniforme nos quadris, é aconselhável descansar o joelho que não toca no chão sobre uma toalha enrolada (*Imagem 23*). Mude o cruzamento das pernas em dias alternados para obter um equilíbrio homogêneo (*Imagem 24*).

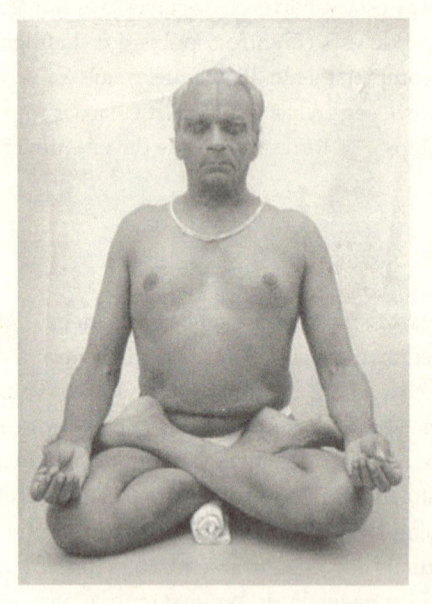

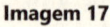

**Imagem 17**

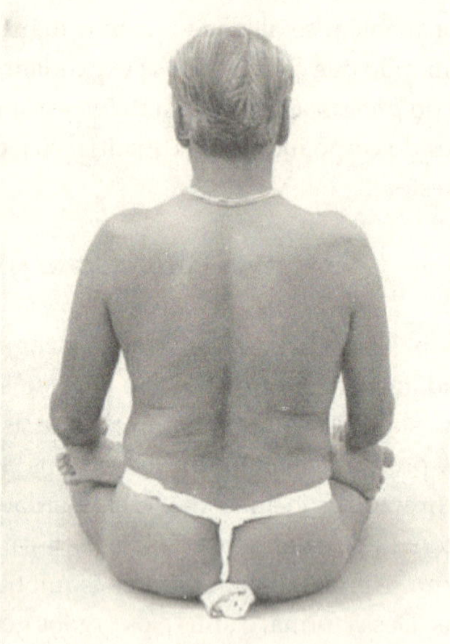

**Imagem 18**

## O tronco

18. O torso ou tronco tem o papel mais importante na prática de *prāṇāyāma*. Mantenha o tronco vigorosamente ativo, pernas e braços inativos como se estivessem adormecidos, e

---

18. Os metatarsos são ossos longos e irregulares localizados na parte frontal do pé que conectam os tarsos às falanges. São numerados de I a V (medial ao lateral – interno ao externo). Fonte: https://teachmeanatomy.info/lower-limb/bones/bones-of-the-foot-tarsals-metatarsals-and-phalanges/ (Acesso em: 29 out. 2020.) Quando o autor colocou entre parênteses o termo "insteps", que significa "arcos dos pés", ele naturalmente quis dizer que, ao alongar os metatarsos, os arcos dos pés alongam-se e "armam-se" ou firmam-se por consequência. (N.T.)

a área desde o pescoço até a coroa da cabeça em um estado puro de calma alerta. O tronco age como uma ponte entre as pernas e braços estáticos e mente alerta, porém calma.

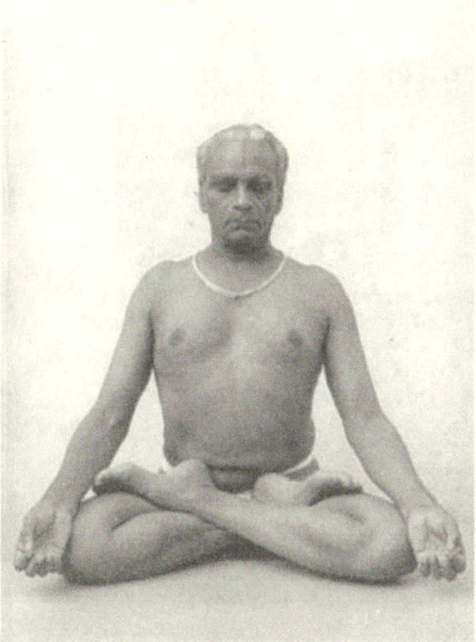

**Imagem 19**

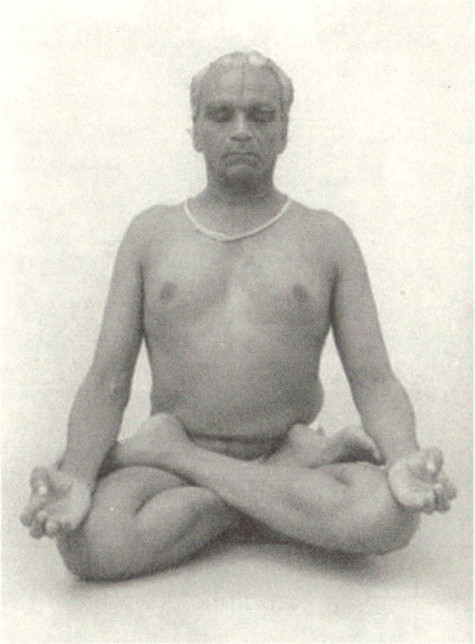

**Imagem 20**

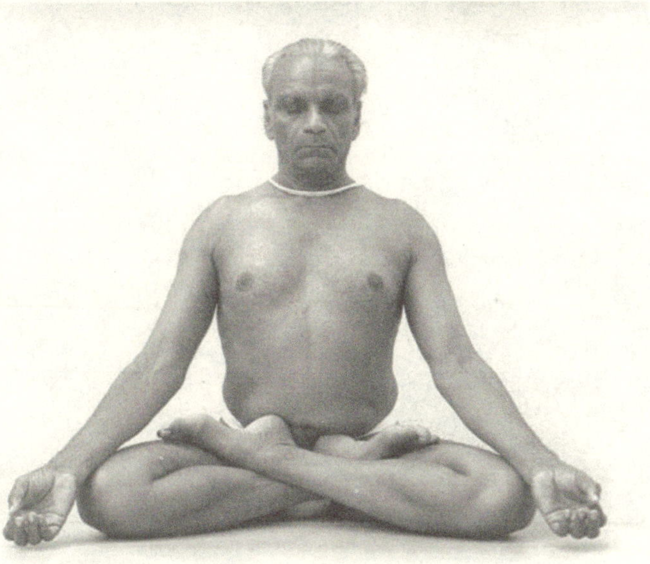

**Imagem 21**

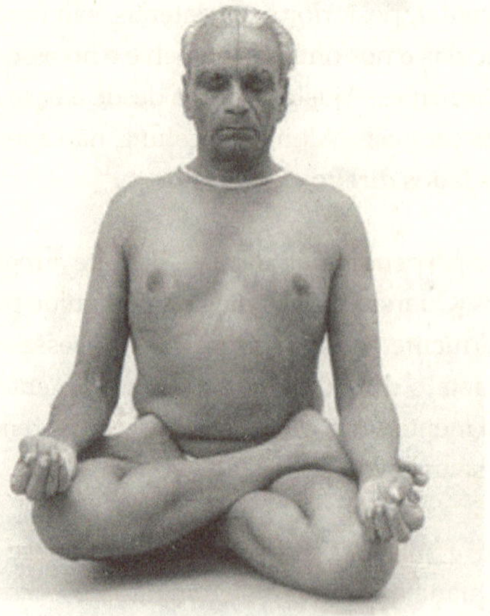

**Imagem 22**

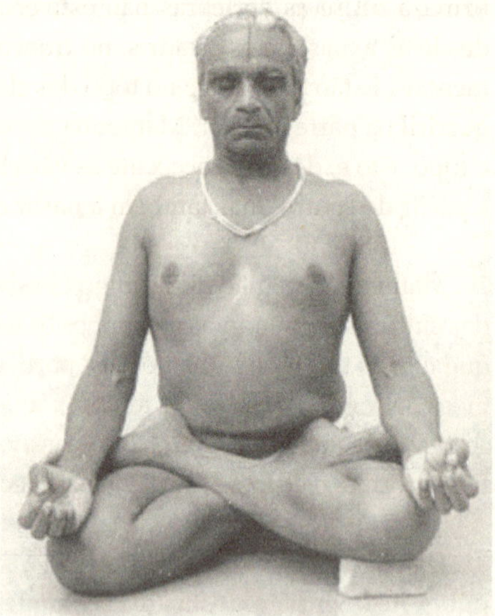

**Imagem 23**

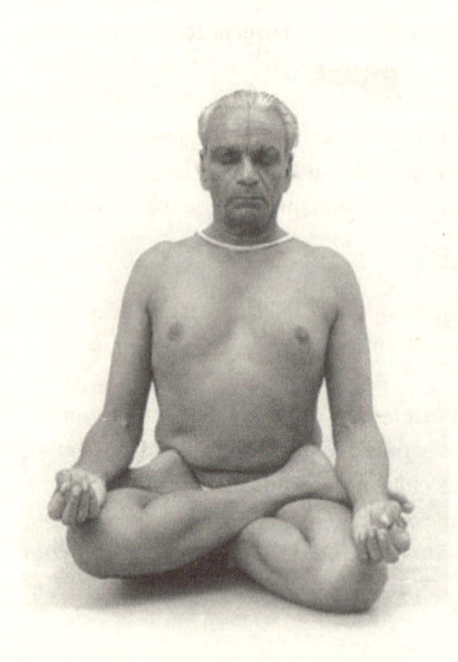

**Imagem 24**

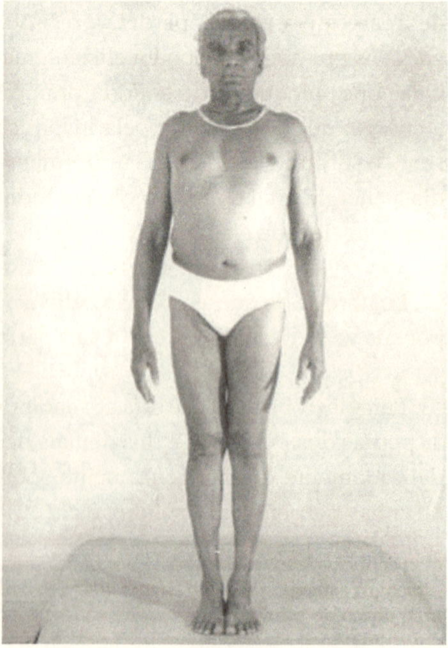

**Imagem 25**

19. O tronco colapsará[19] se a musculatura paravertebral e intercostal perderem sua firmeza ou se as vértebras não estiverem completamente alongadas. Os músculos desde as axilas até os quadris, no tronco frontal, posterior e nas laterais, são fundamentais. Estão ancorados no topo das clavículas e nos ombros, na pelve e no osso do quadril na parte inferior. Mantenha as costas firmes. Ajuste a coluna desde a base até o topo, isto é, desde o cóccix até as vértebras cervicais. Alongue a coluna, não apenas a partir do centro, mas também a partir dos lados direito e esquerdo.

20. Mantenha a região do umbigo passiva e perpendicular ao chão. Estreite a região das cinturas erguendo-as em ambos os lados. Quando estiver elevando-as, cuide para que não as tensione. As emoções, particularmente o medo, fazem com que essas regiões se tornem rígidas ou tensas, o que afeta o diafragma e, consequentemente, a respiração. Quando esta área está passiva, a mente e o intelecto permanecem serenos. Desta forma, o corpo, a mente e o intelecto se unem ao Si-mesmo.

21. Em *tāḍāsana* (*Imagem 25*) (vide *Luz sobre o Yoga*), cria-se espaço desde a base do púbis até o umbigo e esta área se mantém plana. Simule o alongamento de *tāḍāsana* nas posturas sentadas. Sempre se alongue a partir da coluna frontal. Alongue-se desde o ânus até o púbis, até o umbigo, até o diafragma, até o esterno e, finalmente, até a cavidade entre as clavículas. Se o púbis colapsa, a pureza da postura sentada desaparece e a prática perde a precisão. Quando o peito está corretamente alongado, os pulmões funcionam eficientemente e mais oxigênio flui para o organismo. Quaisquer bloqueios de energia prânica nos canais sutis (*nāḍīs*) são removidos e a energia que é absorvida pela inspiração flui livremente pelo organismo. Assim como o sol emite raios de luz uniformemente em todas as direções, o Si-mesmo irradia a energia vital da inspiração em todos os cantos dos pulmões quando o esterno está bem elevado e alongado.

22. Lembre-se de que a extensão cultiva o campo que traz liberdade e precisão e que, por sua vez, cria a pureza que leva à perfeição divina.

23. Para descobrir se você está se sentando corretamente ou não, flexione levemente as pontas dos polegares e dos demais dedos separados e pressione-os suavemente, delicadamente e homogeneamente sobre o chão ao lado das nádegas. Posicione as unhas perpendicularmente ao chão (*Imagem 26* – vista lateral; *Imagem 27* – vista frontal; *Imagem 28* – vista posterior). Se os dedos indicadores pressionarem com muita força, a cabeça se inclina para a frente; se os dedos mínimos pressionarem

---

19. Na nomenclatura do sistema Iyengar, o termo "colapsar" significa que o peito "cai" e "desmonta", tornando-se côncavo. (N.T.)

com muita força, o corpo se inclina para trás. Se os dedos de uma mão pressionam o chão com mais força do que os dedos da outra mão, o corpo se inclina para o lado onde a pressão é maior (*Imagem 29)*. Uma pressão homogênea, mas estável sobre os dedos polegares, médios e mínimos, aliada a uma pressão suave nos demais dedos mantém o corpo na posição vertical. Não faça um movimento brusco com os ombros nem os eleve enquanto pressiona os dedos. Sem elevar os joelhos, erga as nádegas levemente do chão (*Imagem 30*), firme a musculatura das nádegas, leve o cóccix para dentro e depois coloque as nádegas no chão. Aqueles que não puderem erguer as nádegas com as pontas dos dedos das mãos podem fazê-lo colocando as palmas das mãos no chão como na *Imagem 31*.

24. Tire as mãos do chão e repouse os punhos sobre os joelhos (*Imagem 32*) ou a palma esquerda sobre a direita sobre o colo e vice-versa (*Imagem 33*). Essa mudança das mãos ajuda a musculatura das costas a obter um alongamento harmonioso. Não estenda os braços na altura dos cotovelos, pois isso faz com que você se incline para a frente (*Imagem 34*).

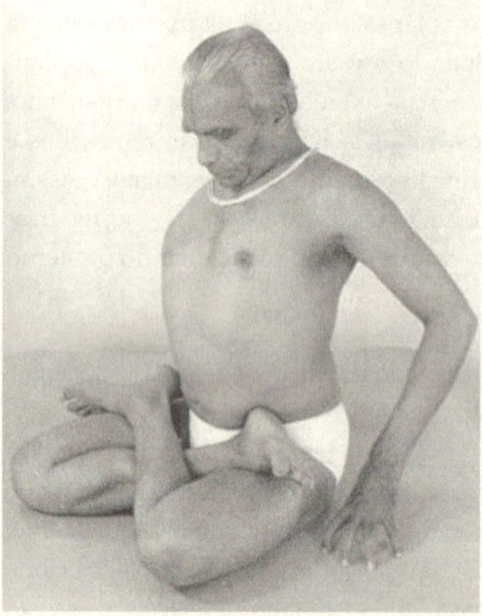

**Imagem 26**

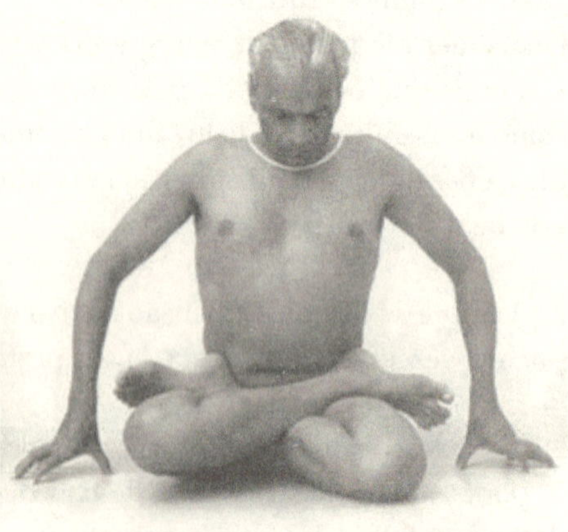

**Imagem 27**

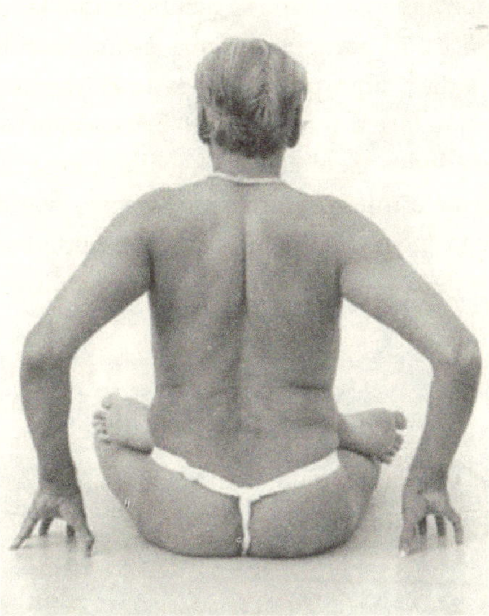

**Imagem 28**

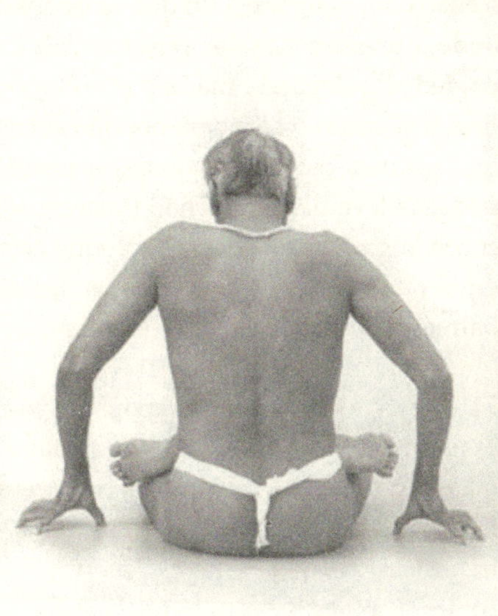

**Imagem 29**

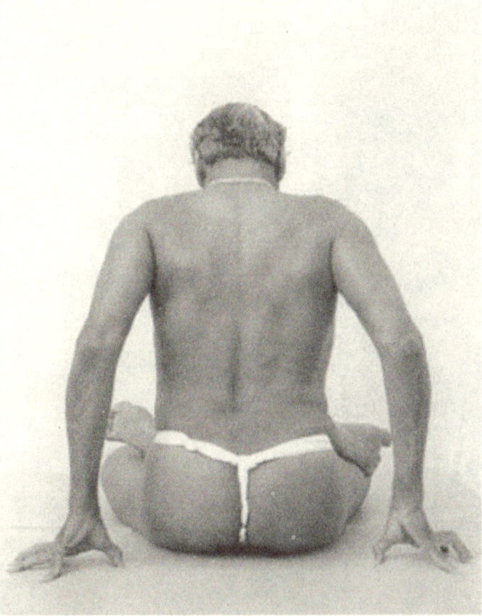

**Imagem 30**

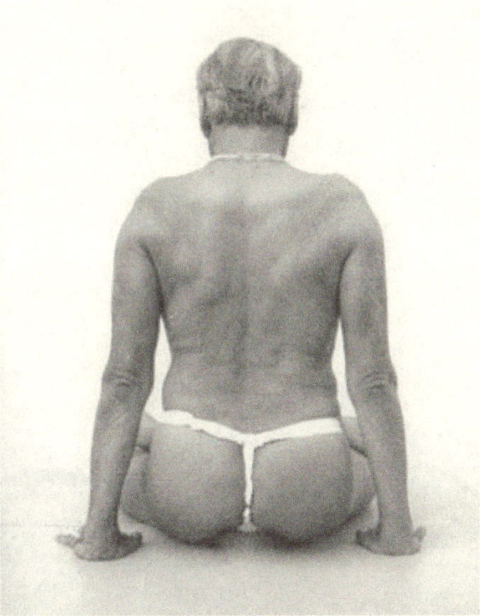

**Imagem 31**

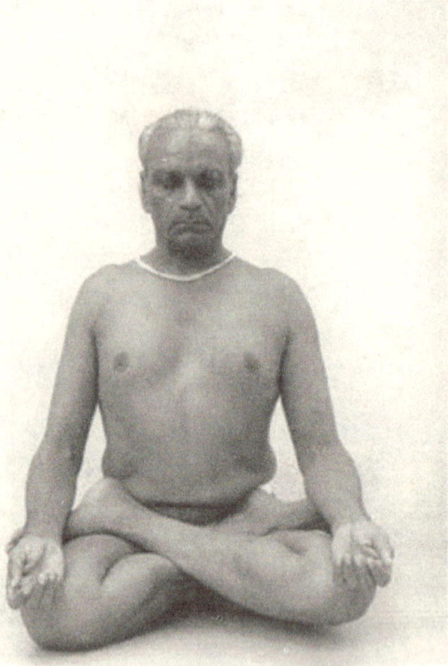

**Imagem 32**

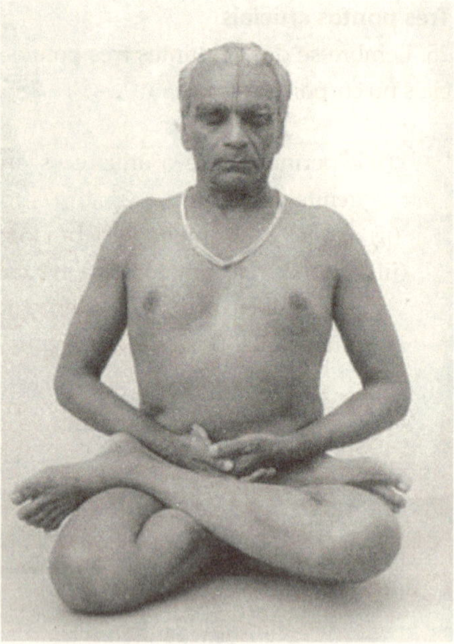

**Imagem 33**

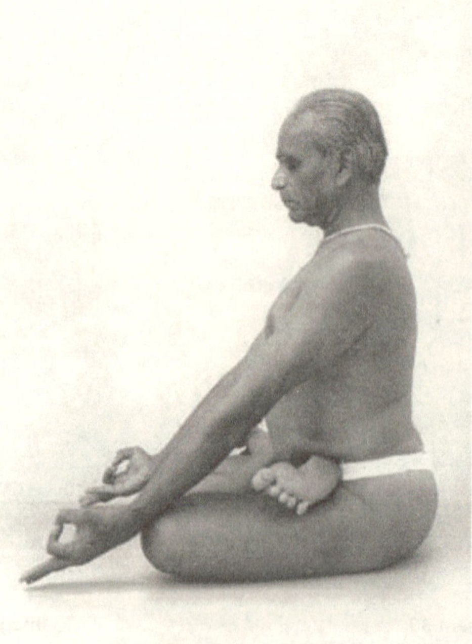

**Imagem 34**

### Três pontos cruciais

25. Lembre-se dos seguintes três pontos cruciais no corpo:

(i) o períneo entre o ânus e os órgãos genitais;
(ii) o sacro e a primeira vértebra lombar;
(iii) a nona vértebra torácica na coluna posterior e o centro do esterno na coluna frontal (*Imagem 35* e *Figura 18*).

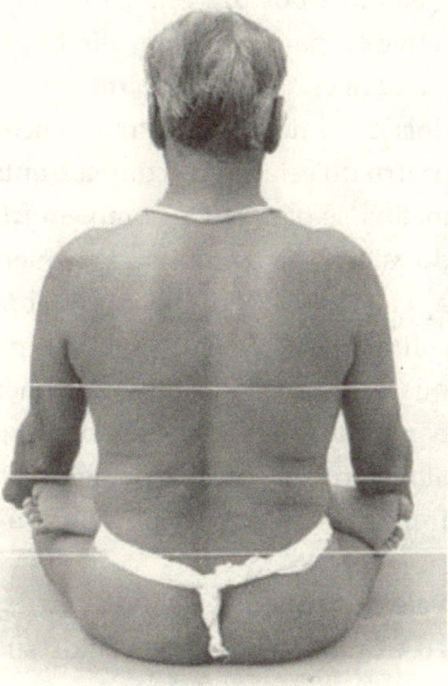

**Imagem 35**

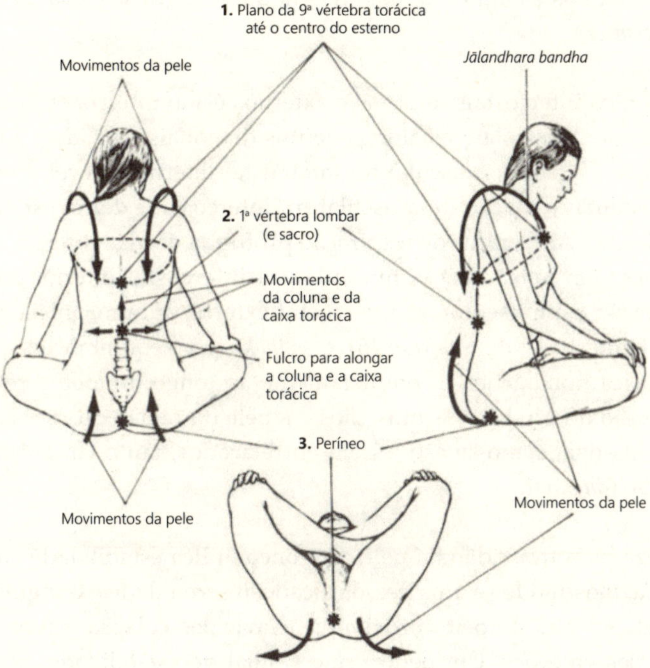


**Figura 18.** Três pontos cruciais.

Quando a postura está correta, a pele da parte posterior do pescoço e dos ombros move-se para baixo em direção à base e, desde as nádegas e os quadris, alonga-se para cima. A tensão máxima é sentida na primeira vértebra lombar, onde estes dois movimentos opostos se encontram. A vértebra torácica na coluna posterior e o centro do esterno na coluna frontal elevam-se em direção ao queixo, enquanto este inclina-se para baixo como em *jālandhara bandha*. O alongamento da pele do centro do esterno para cima ajuda o queixo a descer de forma que repouse no encaixe entre as clavículas. A primeira vértebra lombar é usada como um fulcro para alongar a coluna verticalmente e abrir o peito lateralmente para manter a força dos quatro pilares do corpo (cantos do tronco) em ambos os lados. Se a coluna dorsal ou lombar afunda, os pulmões não se expandem adequadamente. Somente o movimento e alongamento corretos da pele na região posterior, nas laterais e na região frontal do tronco permitem que os lobos pulmonares superiores sejam preenchidos.

**Pele do tronco**

26. Como um pássaro abrindo suas asas no voo, mantenha as escápulas para baixo e abra-as para longe da coluna. Dessa forma, a pele dessa região move-se para baixo e as axilas posteriores estão levemente mais baixas do que as axilas frontais. Isso evita que as costas se inclinem. A pele do tronco frontal alonga-se lateralmente em ambos os lados, na medida em que o peito se eleva para longe das axilas (*Imagem 36*).

27. Os músculos intercostais internos e externos estão interconectados com toda a caixa torácica e controlam os alongamentos diagonais cruzados. É comumente entendido que a ação da musculatura intercostal interna está relacionada com a expiração, enquanto a ação da musculatura intercostal externa está relacionada com a inspiração. As técnicas de respiração profunda normal diferem das técnicas de *prāṇāyāma*. Em *prāṇāyāma*, a musculatura intercostal interna posterior inicia a inspiração e a musculatura intercostal externa anterior inicia a expiração. Na retenção interna (vide *Capítulo 15*), o *sādhaka* deve equilibrar os músculos da parede torácica homogênea e completamente ao longo de toda a retenção para liberar a tensão no cérebro. Os músculos e a pele da região posterior devem agir de forma uníssona, como se estivessem entrelaçados, tanto em *prāṇāyāma* como na meditação (*dhyāna*).

28. A firmeza ou a frouxidão da pele do tronco indica estabilidade emocional ou sua ausência, mostrando se uma pessoa alcançou serenidade e tranquilidade mental. Se a pele no alto do peito próxima às clavículas colapsa e cede, a pessoa é vítima de suas emoções. Um peito firme é sinal de estabilidade. Se o peito e o diafragma não são mantidos estáveis e a atividade da pele não é coordenada com

os movimentos da musculatura das costas, não haverá sensação de serenidade na respiração. Se eles são ativados de forma coordenada, a coragem se instala para inspirar a mente.

29. Na arte de sentar-se, o corpo posterior move-se para a frente em direção ao peito. Observe sua roupa, pois se suas costas tocam o tecido, o movimento está errado, ao passo que se a frente o toca, o movimento está correto (*Imagens 37* e *38* – errado; *Imagens 39* e *40* – correto).

30. Iniciantes podem se sentar próximos a uma parede, posicionando as nádegas próximas a ela. Mantenha a base do sacro e a parte superior das escápulas tocando a parede. Quando os ombros tocam na parede, a base do sacro tende a se mover para longe da parede (*Imagem 41*). Se isso acontecer, reajuste a postura (*Imagem 42*). Alargue as escápulas para fora [para longe da coluna]. Para obter a postura correta, coloque uma barra de sabonete, um pedaço de madeira de tamanho similar ou uma toalha pequena enrolada entre elas, logo atrás do esterno (*Imagem 43*).

31. Movimentos bruscos são um sinal de fadiga, perda de atenção ou falta de confiança. Se eles ocorrerem, não perca seu tempo com *prāṇāyāma*; ao contrário, pratique *āsanas*, que desenvolvem os pulmões e acalmam os nervos.

32. No início, ajustes para os movimentos corretos causam dor e desconforto, mas com tempo e com a prática regular isso desaparece. A prática do dia deve ser interrompida quando a dor ou o desconforto se tornam graves e insuportáveis. Isso é um sinal de que o tronco está posicionado incorretamente[20] para a prática de *prāṇāyāma*.

33. Aprenda a distinguir entre os tipos de dor certa e errada. A dor certa ocorre apenas durante a prática de *prāṇāyāma* e desaparece imediatamente após o *śavāsana*. Se a dor persiste, ela é do tipo errado e continuará a irritar o *sādhaka*, enquanto a dor certa age como um amigo de verdade, ensinando novos ajustes e adaptações, moldando o cérebro continuamente, bem como o corpo.

20. Embora no original leia-se "correctly positioned", trata-se aparentemente de um erro, a julgar pelo contexto do parágrafo, afinal, a dor ou o desconforto graves ou insuportáveis sinalizam que há algo incorretamente posicionado. (N.T.)

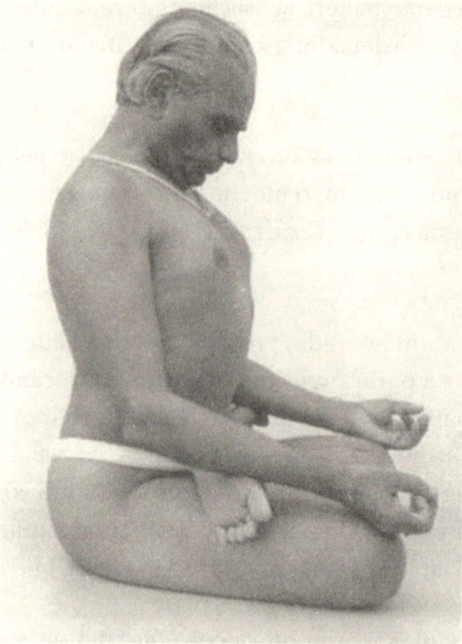

**Imagem 36**

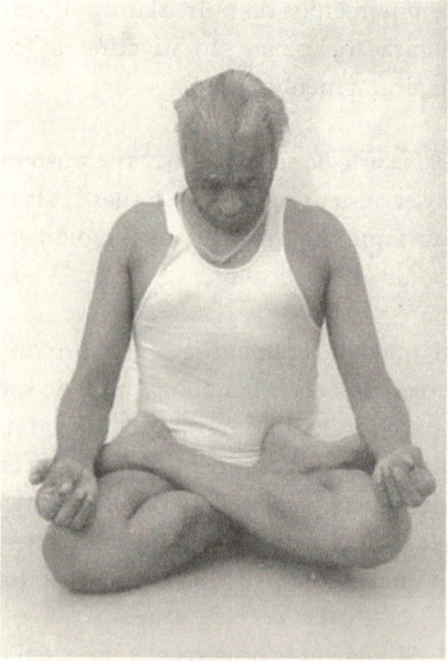

**Imagem 37**

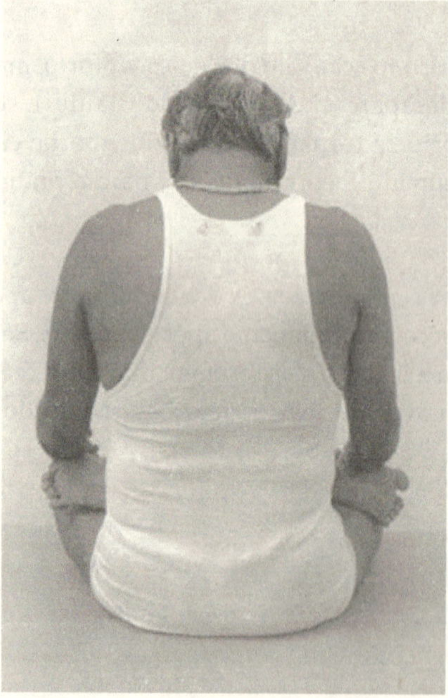

**Imagem 38**

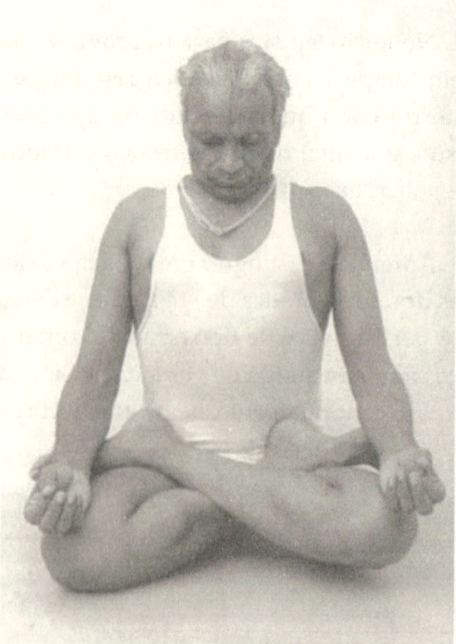

**Imagem 39**

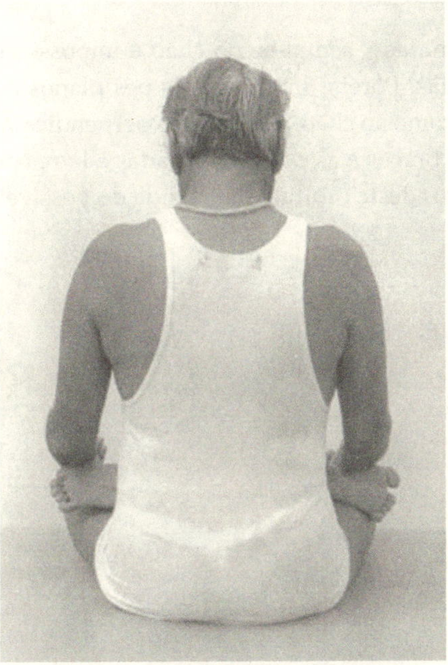

**Imagem 40**

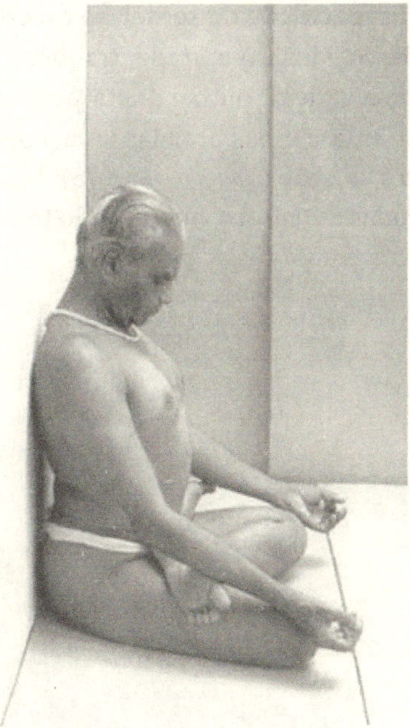

**Imagem 41**

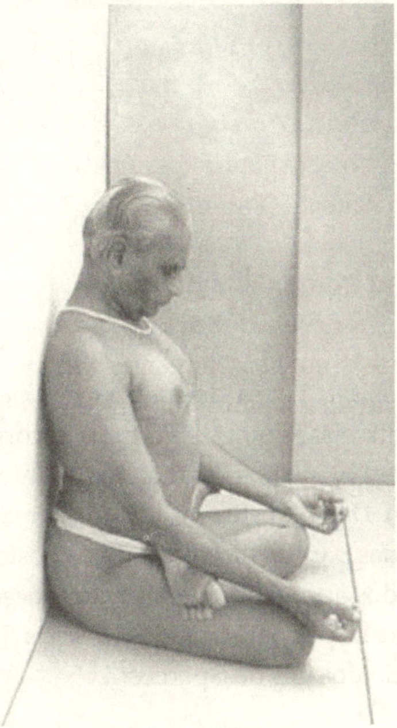

**Imagem 42**

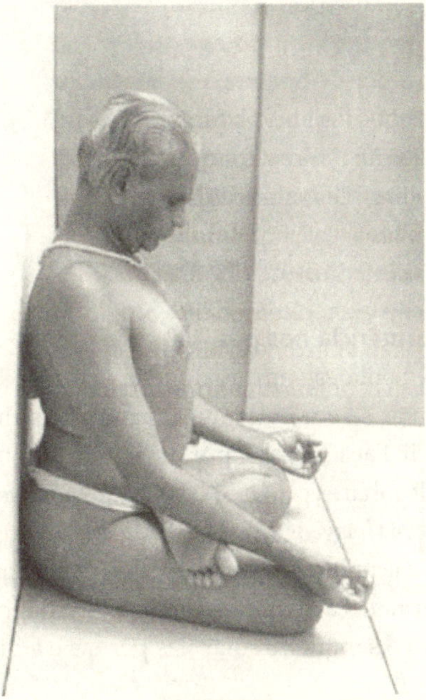

**Imagem 43**

## Incapacidade de sentar-se no chão

34. Se, devido a idade, fraqueza ou enfermidade, sentar-se no chão é impossível, uma cadeira ou banqueta podem ser usadas. Porém, mantenha os pés planos no chão, as coxas paralelas uma à outra, bem como ao chão, e as canelas perpendiculares ao chão (*Imagens 44* e *45*). Mantenha os braços e as pernas relaxadas e livres de todas as tensões, observando todos os pontos deste capítulo na medida do possível.

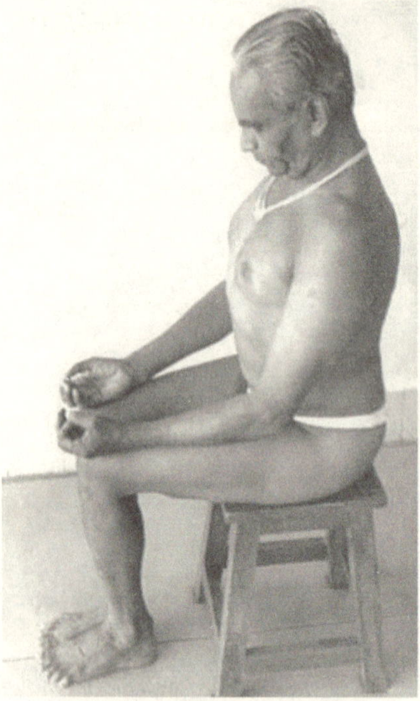

**Imagem 44**

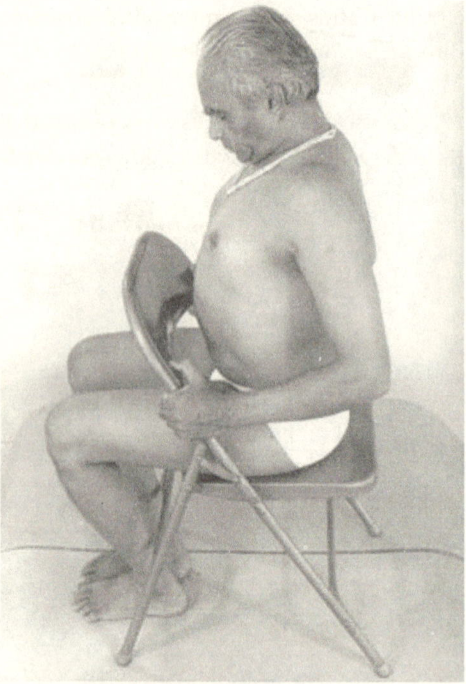

**Imagem 45**

## Dormência nos pés

35. Sentar-se em qualquer postura para *prāṇāyāma* causa dormência nos pés, pois sentar-se em uma única posição restringe o fluxo sanguíneo. Contudo, a correção é fácil. Faça *śavāsana* por dois ou três minutos com os joelhos flexionados, mantendo os calcanhares próximos das nádegas (*Imagem 46*). Depois, estenda as pernas uma após a outra (*Imagens 47* e *48*). Alongue os músculos das panturrilhas, os joelhos posteriores, os calcanhares e os arcos [dos pés] com os dedos apontando para o teto (*Imagem 49*). Permaneça ali por algum tempo e depois relaxe os pés para os lados (*Imagem 50*). Isso fará o sangue circular nas pernas e a dormência dos pés desaparecerá.

**Braços e ombros**

36. Alargue os ombros para longe do pescoço em ambos os lados. Desça-os o mais para baixo possível longe dos lóbulos das orelhas e mantenha-os paralelos ao chão. A pele das axilas frontais volta-se para cima, enquanto a pele das axilas posteriores desce. Os ombros tendem a mover-se para cima em direção às orelhas durante a prática de *prāṇāyāma*. Ajuste-os consciente e continuamente. Isso traz os cotovelos mais perto do chão e garante que o alongamento e o comprimento dos braços superiores à frente e atrás sejam uniformes. Não afaste os cotovelos nem os mova para cima em direção aos ombros (*Imagens 51* e *52*).

37. O ajuste dos antebraços e o posicionamento dos dedos sobre as narinas para certos tipos de *prāṇāyāma* são discutidos em detalhe no *Capítulo 22*.

## Śavāsana (Imagens 46 a 50)

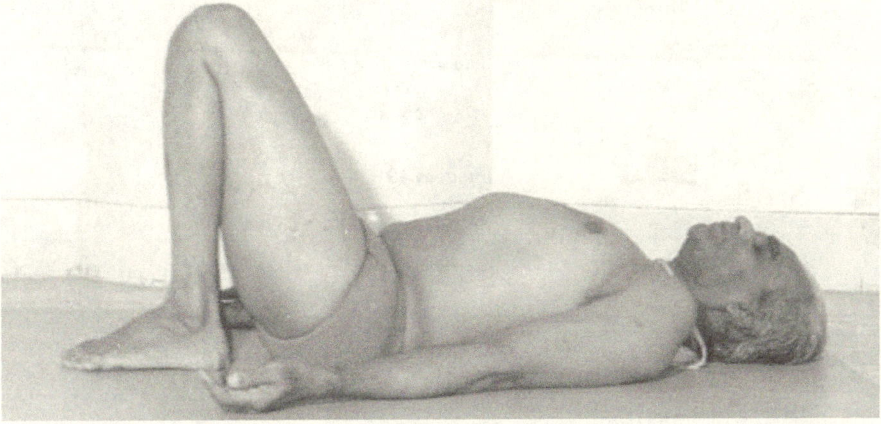

Imagem 46

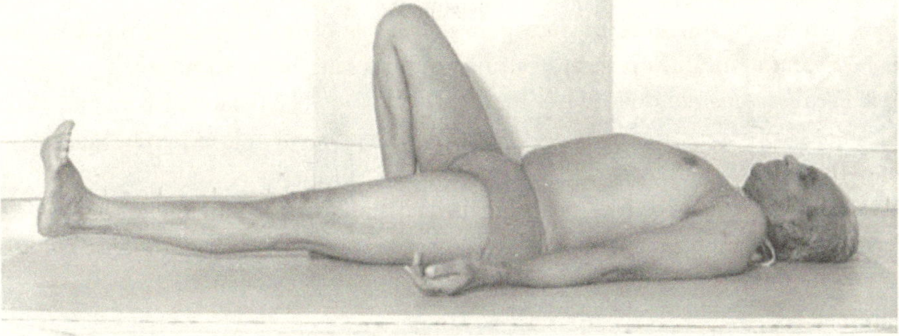

Imagem 47

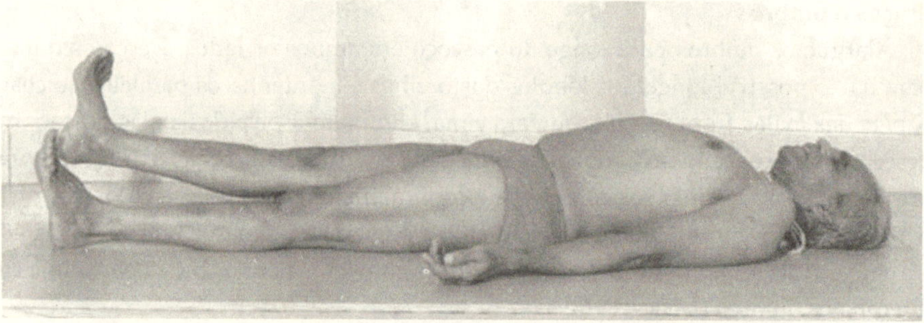

**Imagem 48**

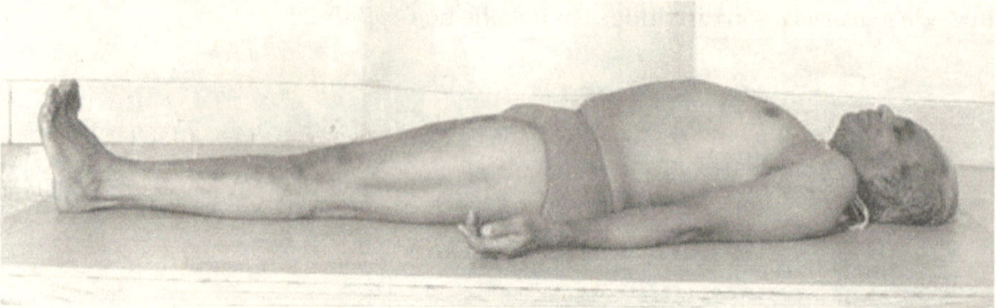

**Imagem 49**

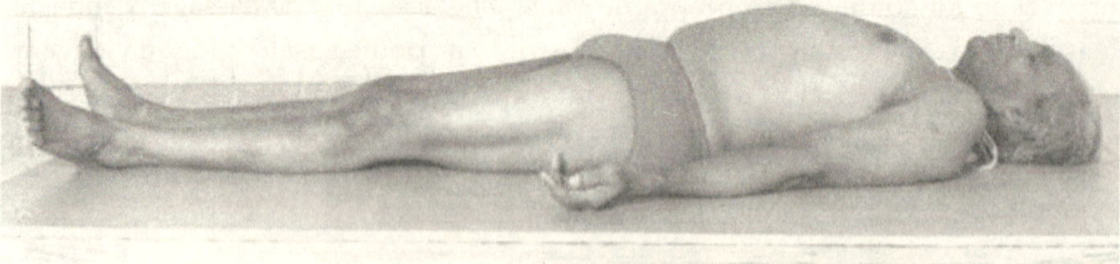

**Imagem 50**

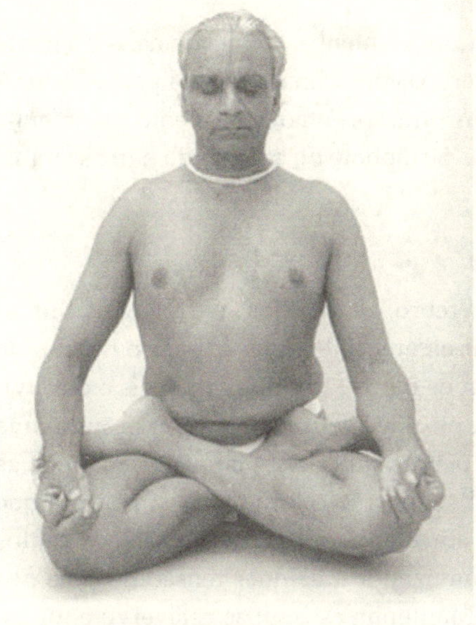

Imagem 51

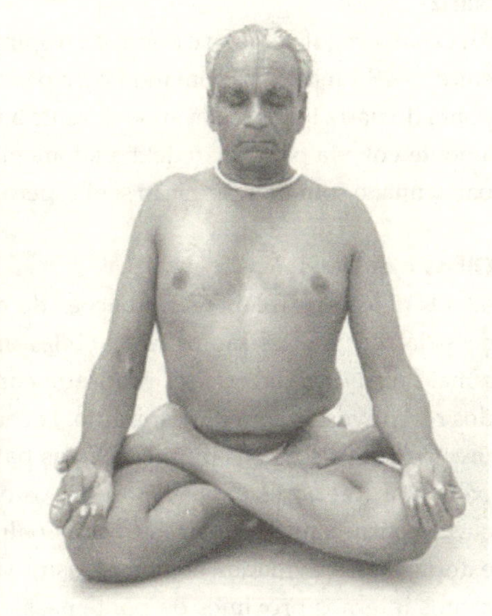

Imagem 52

**Cabeça e garganta**

38. Exceto quando deitado, nunca mantenha a cabeça ereta; crie um travamento do queixo, de forma que a coroa da cabeça não vá para cima, mas se mantenha imperturbável ao longo de toda a prática de *prāṇāyāma*. Isso abre as passagens sutis das duas *nāḍīs* nas laterais da ponte nasal. Constrição na ponte nasal, rigidez da garganta e tensão na região posterior do pescoço indicam que a posição da cabeça está errada. Para corrigir a posição da cabeça, relaxe as tensões internas da garganta e a área do lábio superior, e desça os globos oculares.

39. Relaxe a pele do crânio e mantenha os nervos passivos, de forma que o cérebro permaneça calmo e estável. Nunca tensione nem eleve a pele das têmporas. Não comprima os lábios; mantenha-os relaxados e passivos com os cantos suaves.

**Língua**

40. Mantenha a língua passiva e relaxada, repousada sobre o palato inferior. Certifique-se de que a sua ponta não toca nem o palato superior nem os dentes. Não cerre a mandíbula nem mova a língua enquanto inspira, expira ou retém a respiração. Se a língua se move, a saliva fluirá. Entretanto, quando você começa a praticar *prāṇāyāma*, a saliva fluirá e se acumulará. Não se preocupe, mas engula-a antes de inspirar novamente. Se você mantiver a língua passiva, o fluxo cessará gradualmente.

### Nariz

41. O nariz regula o fluxo e o som da respiração. Mantenha a ponta do nariz e a ponte entre as sobrancelhas apontando para o esterno sem inclinar a cabeça para o lado. A ponta do nariz tende a elevar-se durante a inspiração, então fique atento e mantenha a ponte voltada para baixo deliberadamente. Se a ponte ou a ponta do nariz se move para cima, o som da respiração será áspero.

### Olhos e ouvidos

42. Os olhos controlam as flutuações do cérebro; os ouvidos controlam as flutuações da mente. Eles são os rios que levam o cérebro e a mente para o oceano da alma. *Prāṇāyāma* deveria ser praticado com os olhos fechados e imóveis e os ouvidos receptivos ao som da respiração. Feche os olhos delicadamente, aplicando uma pressão suave sobre as pupilas com as pálpebras superiores, enquanto mantém as pálpebras inferiores passivas. Assim, os olhos ficarão relaxados. Não permita que eles se enrijeçam e sequem. Mova as pálpebras superiores em direção aos cantos externos das cavidades oculares, assim suavizando qualquer tensão da pele nos cantos internos próximos da ponte nasal. Mantenha as pupilas estáveis e equidistantes da ponte. Relaxe a tensão da pele do centro da testa, pois isso suaviza os vincos entre as sobrancelhas mantendo essa área passiva.

43. Em um primeiro momento é difícil dominar a arte de sentar-se, pois o corpo se inclina inconscientemente. Assim, abra os olhos periodicamente por uma fração de segundo e verifique se o corpo cedeu, se a cabeça está voltada para cima ou para baixo ou inclinada para um lado. Em seguida, verifique a tensão na garganta e a firmeza da pele do rosto, particularmente ao redor das têmporas. Por fim, perceba se os olhos estão oscilantes ou estáveis. E, então, ajuste o corpo e a cabeça para as posições corretas, relaxando a garganta e mantendo os olhos passivos. Quando os músculos lá relaxam, a pele também relaxa. O lábio superior e as narinas influenciam o funcionamento dos sentidos e de seus órgãos. Relaxe a região do lábio superior, pois isso ajuda os músculos faciais e o cérebro a relaxarem. Se a pele ao redor das têmporas se move em direção às orelhas enquanto estiver praticando *prāṇāyāma* em uma postura sentada, isso significa que o cérebro está sob pressão; se ela se move em direção aos olhos, o cérebro está em repouso. Nas posturas deitadas, a pele ao redor das têmporas se move em direção às orelhas e não em direção aos olhos.

44. Direcione o olhar para dentro, como se estivesse olhando para algo atrás de você com os olhos fechados. Parecerá que os olhos estão bem abertos, apesar de o olhar estar direcionado para dentro (*Imagens 53* e *54*). Os alunos tendem a movê-los para cima e para baixo quando inspiram e expiram. Procure abster-se dessa tendência, pois o movimento dos olhos tende a ativar o cérebro.

45. Um estado de entorpecimento instaura-se quando as pálpebras estão soltas; no momento que os alunos começam a oscilar, a distração instala-se. Se as pálpebras superiores se contraem, os pensamentos bruxuleiam como uma chama no vento. Nada disso ocorre quando elas estão completamente relaxadas.

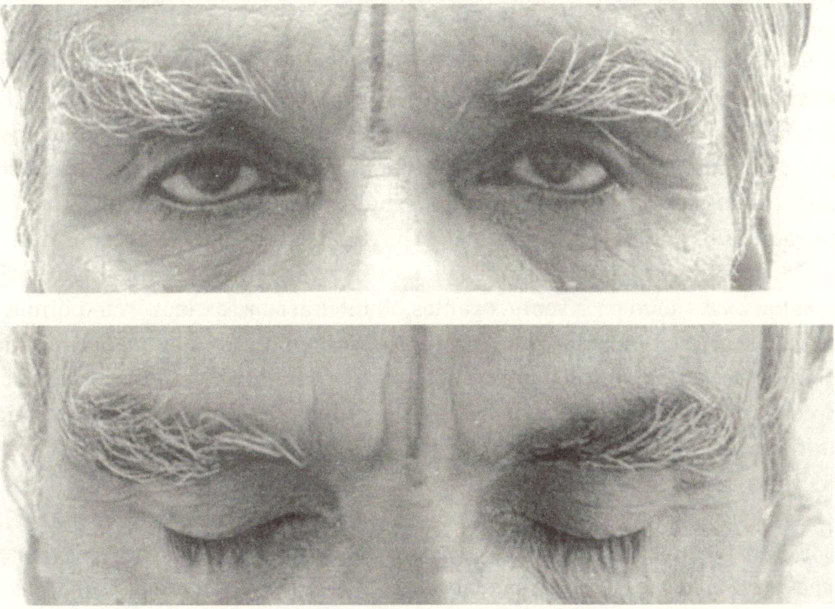

**Imagens 53 e 54.** Olhar interno.

46. Se os cílios não se tocam, o cérebro fica ativo e não relaxa. Se houver tensão nos arcos das sobrancelhas, os pelos nessa região se eriçarão como se você estivesse bravo; no entanto, se as sobrancelhas estiverem planas, o cérebro está em repouso.

47. Mantenha os condutos auditivos externos alinhados um com o outro e equidistantes da crista dos ombros. Os ouvidos devem ouvir o som da respiração e sentir-se leves durante a prática. Não cerre a mandíbula, pois isso enrijecerá a região em volta dos ouvidos, bloqueando-os e dando uma sensação de peso e de coceira dentro deles.

48. Preste atenção especial ao ponto onde os canais de energia sutil (*nāḍīs*) dos olhos, ouvidos e pulmões cruzam-se no centro do cérebro atrás dos olhos e entre eles. Este é o centro a partir do qual essas energias são controladas (vide *Capítulo 5*) e o local onde o controle da respiração inicia.

**Cérebro**

49. O cérebro é um computador e um instrumento do pensamento. A mente tem sentimento, mas o cérebro não. Como o cérebro controla as funções do corpo e os órgãos dos sentidos, ele deve ser mantido imóvel. Em *prāṇāyāma*, ele é o indutor, não o ator, mas sim um observador. Os pulmões são os atores e o cérebro é o diretor.

50. Se a postura sentada está correta, firme, estável e uniformemente equilibrada, as emoções são controladas. Sente-se o cérebro leve como se estivesse flutuando. Dessa forma, não se sente nenhuma tensão nele e, assim, não há desperdício de energia. Se houver uma elevação do cérebro frontal, haverá sensação de irritabilidade e de tensão; se ele se inclinar para um lado, sente-se o outro lado pesado, perturbando seu equilíbrio.

51. Intelectuais tendem a ser arrogantes. A inteligência, assim como o dinheiro, é um bom serviçal, porém um mau mestre. Quando pratica *prāṇāyāma*, o *yogin* inclina sua cabeça para baixo, ajustando a posição da frente em relação a parte posterior do crânio, a fim de tornar-se humilde e desprovido de orgulho por suas conquistas intelectuais.

52. Os *yogins* sabem que o cérebro é a morada da aquisição de conhecimento objetivo (*vidyā*), enquanto a mente (*manas*) é onde o conhecimento subjetivo (*buddhi*) é experienciado. *Manas* é o envelope externo, enquanto *buddhi* é o seu conteúdo. *Manas* está localizado no centro do coração, onde as turbulências emocionais acontecem.

53. Enquanto as emoções e o intelecto estão silenciosos e não flutuam, o *yogin* vivencia primeiro a tranquilidade dos sentidos e depois da mente. Segue-se a experiência mais rara e madura da tranquilidade espiritual, que o liberta dos pensamentos e das preocupações mundanas. Ele torna-se consciente sobre o estado raro e puro de ser, com uma percepção consciente integral, que é o estado divino no ser humano. Nele, o finito se funde com o infinito. Isso é *samādhi*, o objetivo interminável do *yogin*.

12

# A arte de preparar a mente para *prāṇāyāma*

*Quando a respiração é estável ou instável,*
*assim também o é a mente e, junto com ela, o yogin.*
*Assim sendo, a respiração deve ser controlada.*

– *Haṭha Yoga Pradīpikā* – XI, 2 –

1. Dizem que a árvore da vida tem suas raízes na parte superior e seus galhos na parte inferior. O ser humano estrutura-se da mesma maneira, pois seu sistema nervoso tem suas raízes no cérebro. A medula espinhal é o tronco que desce através da coluna, enquanto os nervos descem desde o cérebro até a medula espinhal e ramificam-se por todo o corpo.

2. A arte de sentar-se para *prāṇāyāma* é explicada detalhadamente no *Capítulo 11*, ao passo que este capítulo aborda a preparação mental.

3. As artérias, veias e nervos são canais (*nāḍīs*) para a circulação e distribuição de energia por todo o corpo. O corpo é treinado para a prática de *āsanas*, que mantém os canais livres de obstrução para o fluxo de *prāṇa*. A energia não irradia por todo o corpo se as *nāḍīs* estão estranguladas com impurezas. Se os nervos estão enredados, é impossível permanecer estável e, se a estabilidade não pode ser alcançada, a prática de *prāṇāyāma* não é possível. Se as *nāḍīs* estão perturbadas, a verdadeira natureza e a essência das coisas não podem ser descobertas.

4. A prática de *āsanas* fortalece o sistema nervoso e a de *śavāsana* suaviza os nervos irritados. Se os nervos colapsam, a mente colapsa. Se os nervos estão tensos, a mente também está. A menos que a mente esteja relaxada, silenciosa e receptiva, *prāṇāyāma* não pode ser praticado.

5. Em sua busca pela paz, o mundo moderno tem se interessado pelos benefícios da meditação e da arte antiga de *prāṇāyāma*. Ambas as disciplinas são fascinantes em um primeiro momento; porém, na medida em que o tempo passa, fica claro que elas não somente são muito difíceis de aprender, mas também que são muito maçantes e repetitivas, porque o progresso é muito lento. Por outro lado, a prática de *āsanas* é fascinante e integralmente absorvente, na medida em que a inteligência está focada e recarregada em várias partes do corpo. Isso cria uma sensação de euforia. Em *prāṇāyāma*, foca-se inicialmente a atenção nas duas narinas, nos seios nasais, no tórax, na coluna e no diafragma. Assim sendo, a inteligência não pode ser desviada para outras partes do corpo. Desta forma, *prāṇāyāma* não pode tornar-se envolvente até que o corpo e a mente estejam treinados para receber o fluxo da respiração; meses ou anos podem passar sem muito progresso; contudo, através de esforços sinceros e inabaláveis, bem como da perseverança, a mente do *sādhaka* torna-se receptiva ao fluxo controlado da respiração. Na sequência, ele começa a vivenciar a beleza e a fragrância de *prāṇāyāma* e, após anos de prática, apreciará sua sutileza.

6. Há duas coisas fundamentais na prática de *prāṇāyāma*: uma coluna estável (*acala*) e uma mente quieta (*sthira*), porém alerta. Entretanto, mantenha em mente que aqueles que praticam extensões para trás em excesso podem ter uma coluna elástica, mas ela não permanece estável por muito tempo; outros, que praticam extensões para frente em excesso, podem ter uma coluna estável, mas não uma mente quieta e alerta. Nas extensões para trás, os pulmões alongam-se, enquanto nas extensões para frente eles não se expandem. O *sādhaka* deve alcançar um equilíbrio entre esses dois tipos de posturas, de forma que a coluna permaneça estável e a mente alerta e inabalável.

7. A prática de *prāṇāyāma* não deve ser mecânica. O cérebro e a mente devem permanecer alertas para corrigir e ajustar a posição do corpo e o fluxo da respiração a cada momento. Não se pode praticar *prāṇāyāma* através da força de vontade; portanto, não deve haver arregimentação. É essencial que exista a completa receptividade da mente e do intelecto.

8. Em *prāṇāyāma*, a relação entre *citta* (mente, intelecto e ego) e a respiração é como a de uma mãe e seu filho. *Citta* é a mãe e *prāṇa* é a criança. Da mesma forma que uma mãe acalenta seu filho com amor, cuidado e sacrifício, *citta* deve acalentar *prāṇa*.

9. A respiração é como um rio turbulento que, ao ser controlado por barragens e canais, fornecerá energia em abundância. *Prāṇāyāma* ensinará o *sādhaka* a controlar a energia respiratória para fornecer vitalidade e vigor.

10. Entretanto, a *Haṭha Yoga Pradīpikā* (II, 16-17) adverte: assim como um treinador doma lentamente um leão, um elefante ou um tigre, da mesma forma o *sādhaka* deve adquirir gradualmente controle sobre sua respiração, sob pena de que ela o destrua. Através da prática adequada de *prāṇāyāma*, todas as doenças são curadas ou controladas. Contudo, a prática inadequada dá origem a todos os tipos de doenças respiratórias, tais como tosse, asma, e dores de cabeça, olhos e ouvidos.

11. A estabilidade da mente e da respiração interagem, fazendo com que o intelecto também fique estável. Quando o corpo não oscila, torna-se forte e o *sādhaka* repleto de coragem.

12. A mente (*manas*) é o senhor dos órgãos (*indriyas*) dos sentidos,[21] assim como a respiração é o senhor da mente. O som da respiração é seu próprio senhor e, quando esse som se mantém uniforme, o sistema nervoso acalma-se. Então, a respiração flui suavemente, preparando o *sādhaka* para a meditação.

13. Os olhos têm um papel fundamental na prática de *āsanas*, e os ouvidos na prática de *prāṇāyāma*. Através de um estado de atenção plena e usando os olhos, aprendem-se *āsanas* e o equilíbrio adequado nas posturas. Eles podem ser dominados pela determinação, à qual as pernas e braços podem tornar-se subservientes. Entretanto, *prāṇāyāma* não pode ser realizado dessa maneira. Durante sua prática, os olhos são mantidos fechados e a mente concentrada no som da respiração; enquanto os ouvidos escutam o ritmo, o fluxo e os nuances da respiração são regulados, desacelerados e suavizados.

14. Há uma variedade infindável de *āsanas* devido ao número de diferentes posturas e movimentos, sendo que a atenção muda enquanto os praticamos. Em *prāṇāyāma* há monotonia. As razões para isso são as seguintes: em primeiro lugar, o *sādhaka* deve praticar apenas em uma postura; em segundo lugar, deve manter um som contínuo e estável na respiração. É como praticar escalas musicais antes de aprender melodia e harmonia.

15. Na prática de *āsanas*, o movimento parte do conhecido corpo físico até o desconhecido corpo sutil. Em *prāṇāyāma*, o movimento parte da respiração sutil interna até o corpo físico externo.

---

21. Na obra original lê-se apenas "*indriyas*", embora a definição mais precisa para órgãos do sentidos seja "*jñanendriyas*". (N.T.)

16. Assim como as cinzas e a fumaça escurecem um pedaço de madeira ardente e fumegante, as impurezas do corpo e da mente cobrem a alma do *sādhaka*. Assim como a brisa limpa as cinzas e a fumaça, e a madeira segue queimando, a centelha divina do *sādhaka* brilha quando sua mente se liberta das impurezas e torna-se apta para a meditação através da prática de *prāṇāyāma*.

# 13

# *Mudrās e bandhas*

1. Para seguir as técnicas de *prāṇāyāma*, é necessário conhecer algo sobre *mudrās* e *bandhas*. A palavra sânscrita *mudrā* significa "selo" ou "travamento". Ela denota posições que fecham as aberturas do corpo, nas quais os dedos são colocados conjuntamente com gestos especiais feitos com as mãos.

2. *Bandha* significa "prender", "unir", "restringir" ou "segurar". Refere-se também a uma postura na qual certos órgãos ou partes do corpo estão fortemente presos, contraídos e controlados.

3. Quando a eletricidade é gerada, é necessário ter transformadores, condutores, fusíveis, interruptores e fios encapados para transmitir a energia para seu destino; caso contrário, a corrente seria letal. Quando *prāṇa* circula e flui no corpo do *yogin* através da prática de *prāṇāyāma*, é também necessário que ele empregue *bandhas* para evitar a dissipação de energia e fazê-la chegar aos lugares corretos sem danos. Sem *bandhas*, a prática de *prāṇāyāma* perturba o fluxo de *prāṇa* e lesa o sistema nervoso.

4. Dos diversos *mudrās* mencionados nos textos de *haṭha yoga*, *jālandhara*, *uḍḍīyāna* e *mūla bandhas* são essenciais para *prāṇāyāma*. Eles ajudam a distribuir a energia e previnem seu desperdício através da hiperventilação do corpo. São praticados para despertar a *kuṇḍalinī* adormecida e direcionar sua energia para cima através do canal de *suṣumṇā* durante *prāṇāyāma*. A utilização deles é essencial para vivenciar o estado de *samādhi*.

### **Jālandhara Bandha** (Imagens 55 a 65)

5. O primeiro *bandha* que o *sādhaka* deve dominar é *jālandhara bandha*, sendo que *jāla* significa "rede", "teia" ou "malha". Seu domínio ocorre durante a execução do ciclo de *sarvāṅgāsana*, quando o esterno é mantido pressionado contra o queixo.

**Técnica**

(a) Sente-se em uma postura confortável, como *siddhāsana*, *svastikāsana*, *bhadrāsana*, *vīrāsana*, *baddhakoṇāsana* ou *padmāsana* (vide *Imagens 3* a *14*).

(b) Mantenha as costas eretas. Eleve o esterno e a parte frontal da caixa torácica.

(c) Sem criar tensão, alongue as laterais do pescoço e mova as escápulas para dentro do corpo; mantenha as regiões torácica e cervical da coluna côncavas e flexione a cabeça para a frente e para baixo, a partir da parte posterior do pescoço, em direção ao peito.

(d) Não contraia a garganta nem force os músculos do pescoço. Ele não deve ser forçado para frente, para baixo ou tensionado na parte posterior (*Imagens 55* e *56*). Mantenha os músculos do pescoço e da garganta relaxados.

(e) Leve a cabeça para baixo de forma que a ponta e ambos os lados da mandíbula repousem uniformemente na cavidade entre as clavículas na parede frontal do peito (*Imagens 57* e *58*).

(f) Não alongue o queixo mais para um lado ou para o outro (*Imagem 59*). Além disso, não incline o pescoço para um lado (*Imagem 60*), o que pode causar dor e tensão que poderão continuar por muito tempo. Na medida em que o pescoço ganha elasticidade, ele flexiona gradualmente mais para baixo.

(g) Não force o queixo na direção do peito como na *Imagem 55*; ao invés disso, eleve o peito na direção do queixo descendente como na *Imagem 58*.

(h) Mantenha o centro da cabeça e do queixo alinhados com a linha medial do esterno, do umbigo e do períneo (*Imagem 61*).

(i) Não torne as costelas côncavas enquanto repousa o queixo no peito (*Imagem 62*).

(j) Relaxe as têmporas e mantenha os olhos e os ouvidos passivos (*Imagem 57*).

(k) Isso é *jālandhara bandha*.

**Efeitos**

O plexo solar está localizado no centro do tronco. De acordo com o Yoga, ele é a morada do fogo digestivo (*jāṭharāgni*), que queima o alimento e gera calor. O plexo lunar está dentro do centro do cérebro e gera frescor. Ao executar *jālandhara bandha*, devido ao travamento das *nāḍīs* ao redor do pescoço, a energia fresca do plexo lunar não pode fluir para baixo ou ser dissipada pela energia quente do plexo solar. Assim, armazena-se o elixir da vida e prolonga-se a vida em si. Esse *bandha* também pressiona os canais de *iḍā* e *piṅgalā*, permitindo que *prāṇa* passe através de *suṣumṇā*.

*Jālandhara bandha* abre as narinas e regula o fluxo de sangue e de *prāṇa* (energia) para o coração, cabeça e glândulas endócrinas no pescoço (tireoide e paratireoides). Se *prāṇāyāma* é realizado sem *jālandhara bandha*, o coração, o cérebro, os globos oculares e os ouvidos internos sentem uma pressão imediatamente. Isso poderá causar tontura.

Ele relaxa o cérebro e também traz humildade ao intelecto (*manas*, *buddhi* e *ahaṃkāra*).

**Nota**

Aqueles que têm pescoços rígidos devem manter a cabeça o mais para baixo possível sem desconforto desnecessário (*Imagem 63*) ou enrolar um pedaço de pano e colocá-lo sobre a parte superior das clavículas (*Imagens 64* e *65*). Segure-o elevando o peito ao invés de pressionar o queixo para baixo (*Imagem 57*). Isso relaxa a tensão na garganta e a respiração torna-se confortável.

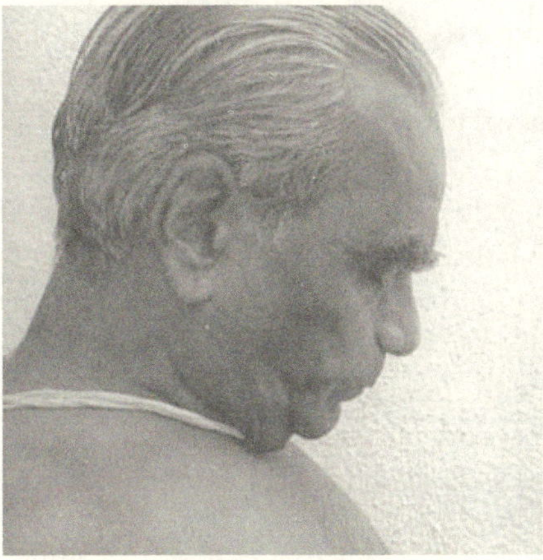

**Imagem 55**

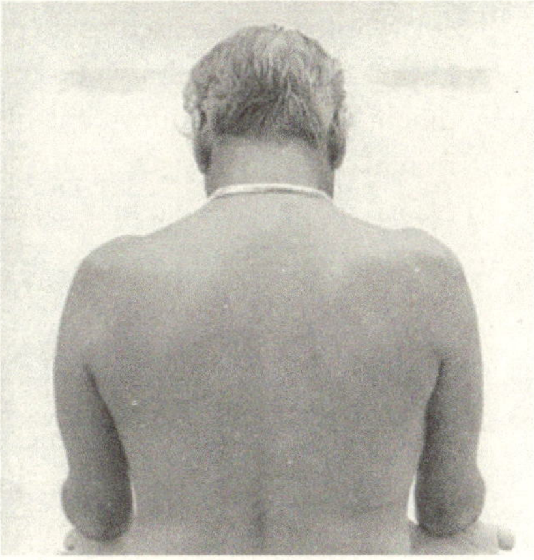

**Imagem 56**

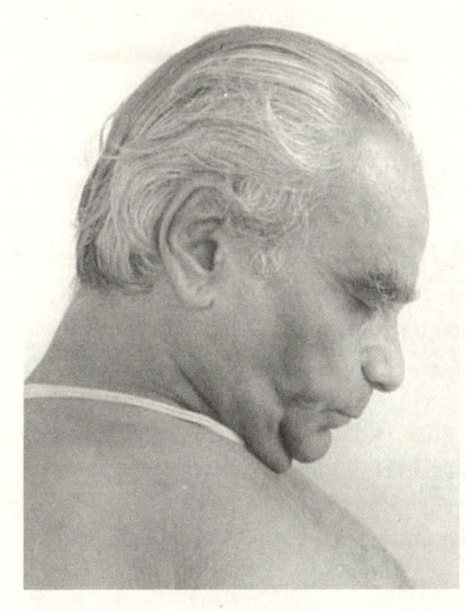

**Imagem 57**

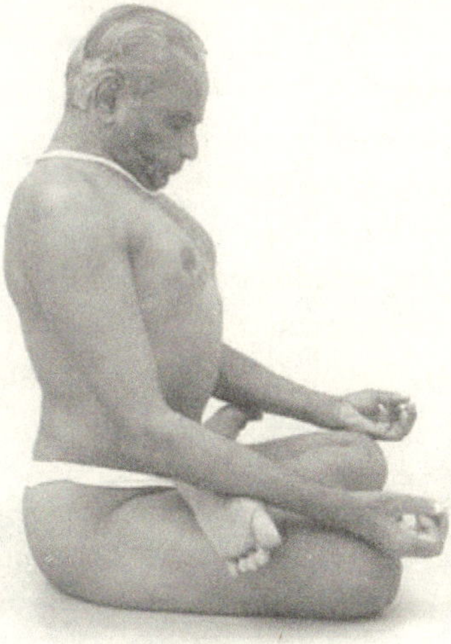

**Imagem 58**

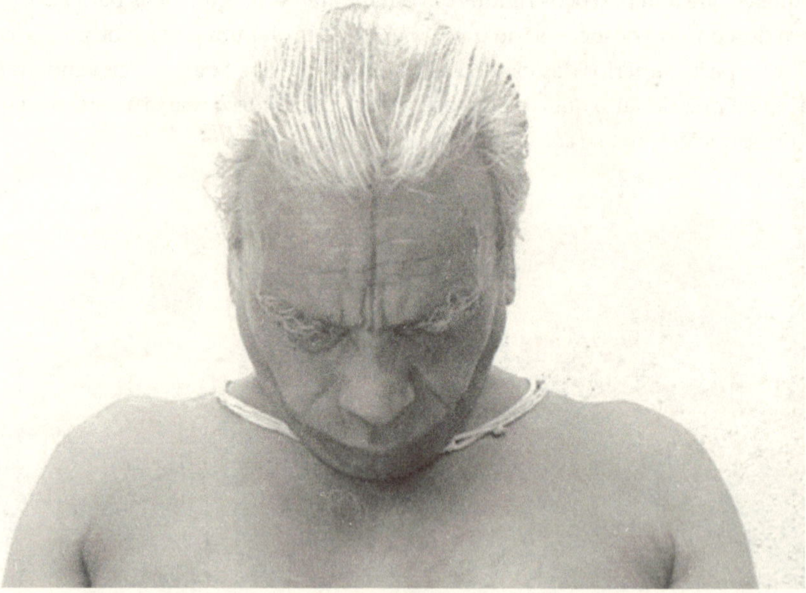

**Imagem 59**

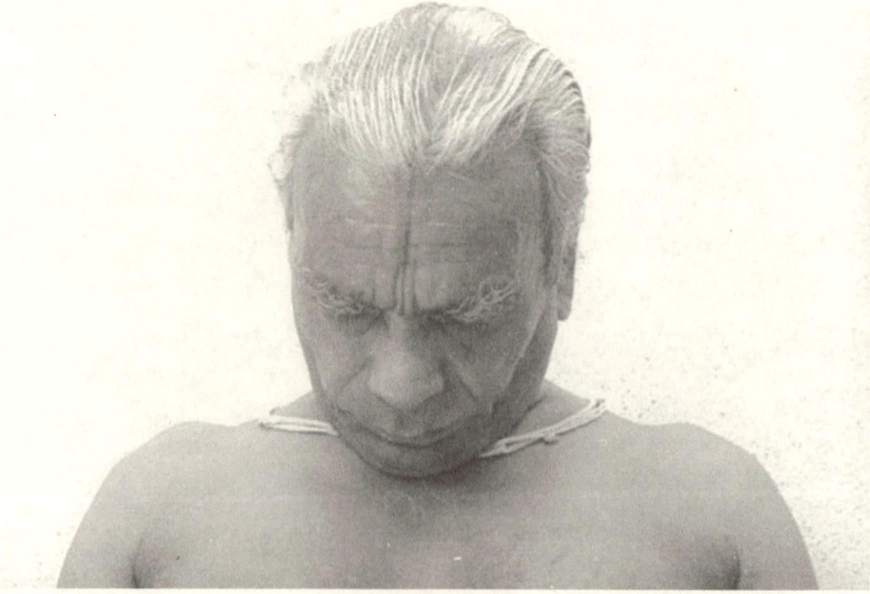

**Imagem 60**

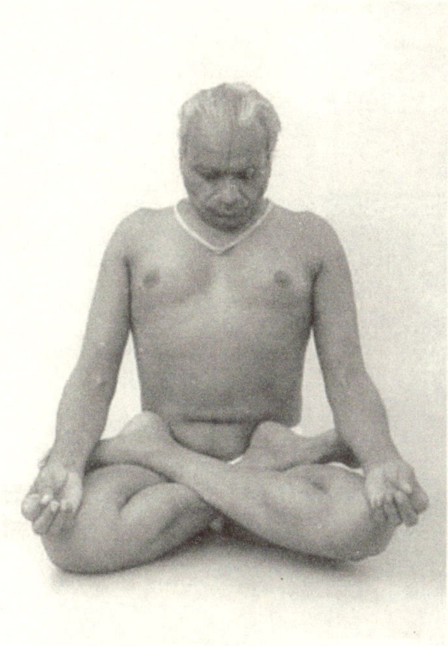

**Imagem 61**

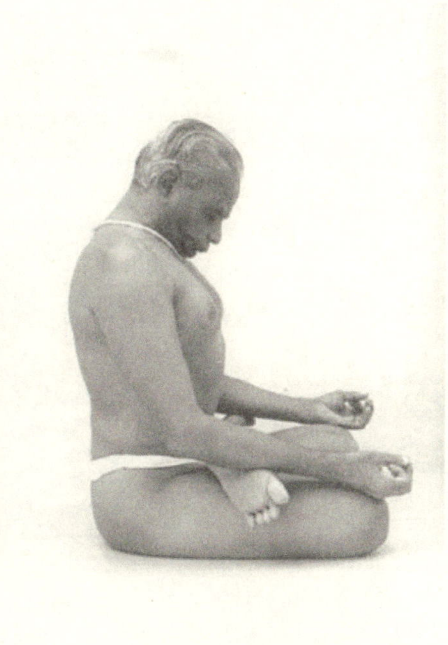

**Imagem 62**

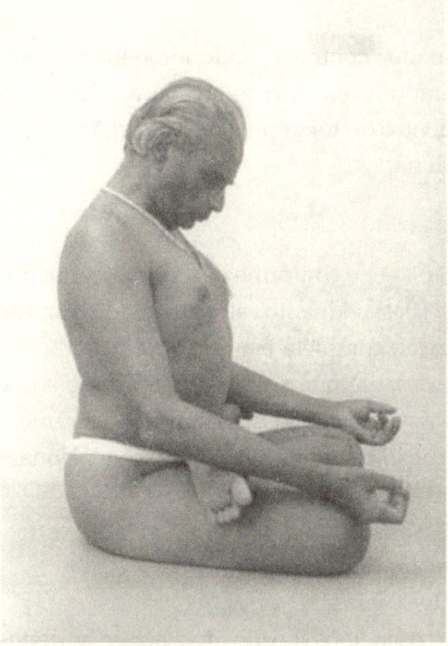

**Imagem 63**

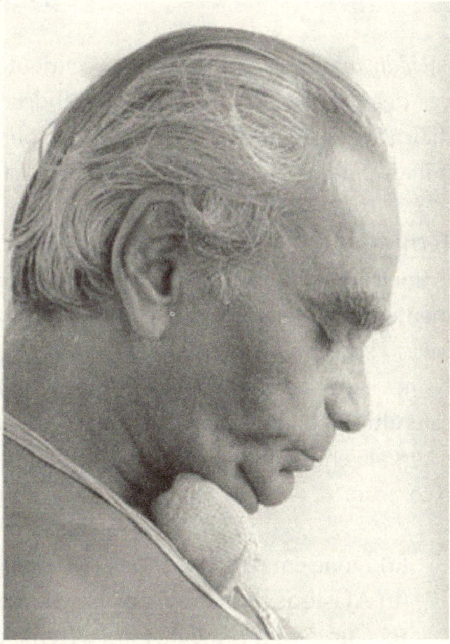

**Imagem 64**

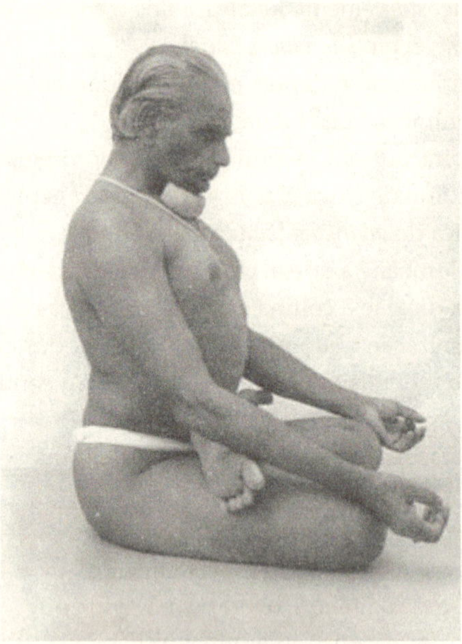

**Imagem 65**

## *Uḍḍīyāna Bandha*

6. *Uḍḍīyāna*, que significa "voo ascendente", é uma contração abdominal firme. Através dele, *prāṇa* ou energia flui do abdome inferior em direção a cabeça. Eleva-se o diafragma a partir do abdome inferior para dentro do tórax puxando os órgãos abdominais para trás e para cima em direção a coluna.

### Técnica

Primeiro, domine *uḍḍīyāna [bandha]* na posição em pé conforme descrito a seguir. Somente então introduza-o nas práticas de *prāṇāyāma* enquanto estiver sentado durante *bāhya kumbhaka* (o intervalo entre uma expiração completa e o início da inspiração). Nunca faça *uḍḍīyāna [bandha]* durante *prāṇāyāma* até que você tenha domínio sobre este último, e tampouco durante *antara kumbhaka* (retenção da respiração durante o intervalo entre uma inspiração completa e o início da expiração), pois isso tensionará o coração.

(a) Fique em pé em *tāḍāsana* (vide *Imagem 25*).
(b) Afaste as pernas em aproximadamente 30 cm.
(c) Curve-se levemente para a frente com os joelhos flexionados, afaste os dedos e segure o meio das coxas com as mãos.

(d) Flexione os braços levemente na altura dos cotovelos e desça o queixo o mais para baixo possível em *jālandhara bandha.*

(e) Inspire profundamente e depois expire rapidamente de forma que o ar seja expelido dos pulmões velozmente.

(f) Retenha a respiração sem inspirar. Puxe toda a região abdominal para trás em direção a coluna e eleve-a para cima (*Imagem 66*). Nunca colapse o peito durante a prática de *uḍḍīyāna* [*bandha*].

(g) Eleve a coluna lombar e a dorsal para a frente e para cima. Pressione os órgãos abdominais em direção a coluna e aperte-os contra ela.

(h) Mantenha a contração abdominal, tire as mãos das coxas e repouse-as um pouco mais altas sobre a borda pélvica para que a contração fique ainda mais firme.

(i) Endireite as costas sem afrouxar a contração abdominal nem levantar o queixo (*Imagem 67*).

(j) Mantenha a contração pelo tempo máximo que puder, de dez a quinze segundos. Não tente mantê-lo por mais tempo do que consegue resistir; em vez disso, aumente gradualmente o tempo à medida que se tornar confortável.

(k) Primeiro, relaxe os músculos abdominais sem mover o queixo e a cabeça. Se eles se moverem, a região do coração e das têmporas sentem tensão imediatamente.

(l) Deixe o abdome retornar à sua posição normal. Depois, inspire lentamente (*Imagem 68*).

(m) Não inspire durante o processo descrito nos *§§ (f)* a *(k)*.

(n) Respire algumas vezes e, em seguida, repita o ciclo descrito nos *§§ (a)* a *(k)* não mais de seis a oito vezes seguidas. Aumente a duração da contração ou o número de ciclos à medida que sua capacidade cresce, ou faça-o sob a supervisão pessoal de um professor experiente ou guru.

(o) Os ciclos devem ser realizados apenas uma vez por dia.

(p) Quando a firmeza na prática de *uḍḍīyāna* [*bandha*] for conquistada, introduza-a gradualmente nos diferentes tipos de *prāṇāyāma,* porém somente enquanto retiver sua respiração após a expiração (*bāhya kumbhaka*).

**Nota:**

(i) Pratique somente com o estômago vazio.

(ii) Não comprima o abdome até que o ar tenha sido expelido.

(iii) Se sentir tensão nas têmporas ou se a inspiração for trabalhosa, isso significa que *uḍḍīyāna* [*bandha*] foi realizado além da capacidade.

(iv) Nunca inspire até que a contração de *uḍḍīyāna* [*bandha*] relaxe e os órgãos abdominais tenham sido trazidos de volta para seu estado original de relaxamento.

(v) Não contraia os pulmões enquanto os órgãos abdominais estiverem comprimidos.

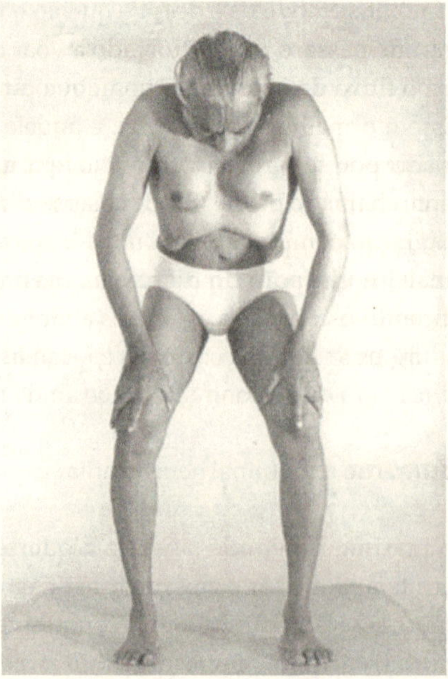

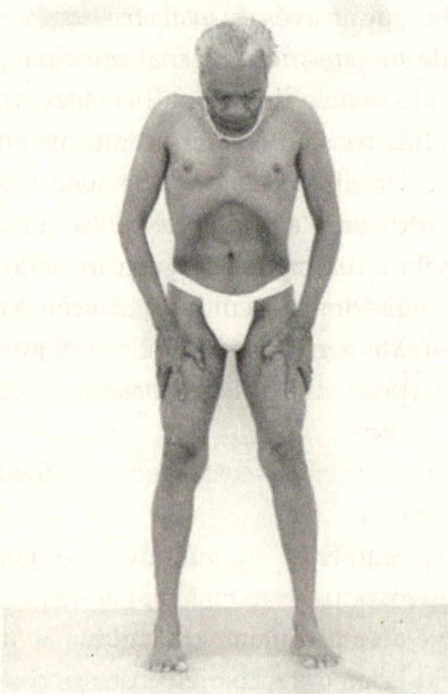

**Imagem 66.** *Uḍḍīyāna Bandha.*

**Imagem 67.** *Uḍḍīyāna Bandha.*

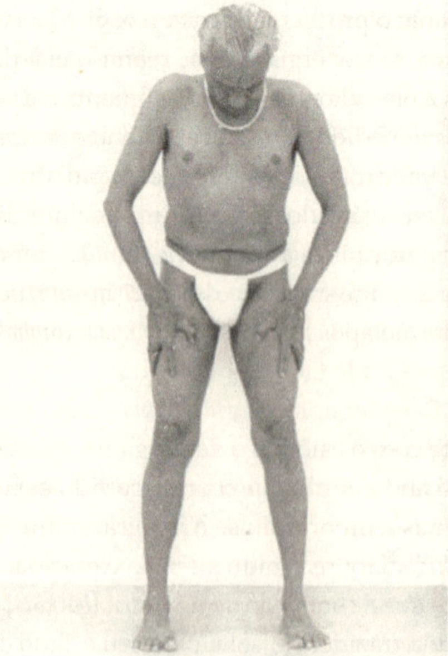

**Imagem 68.** *Uḍḍīyāna Bandha.*

**Efeitos**

Dizem que através de *uḍḍīyāna bandha* o grande pássaro *prāṇa* é forçado a voar através de *suṣumṇā nāḍī*, o canal principal para o fluxo da energia nervosa, que está localizado dentro da coluna (*merudaṇḍa*). Esse é o melhor dos *bandhas*, e aquele que o pratica constantemente, conforme ensinado por seu guru, torna-se jovem novamente. Dizem que é o leão que mata o elefante chamado morte. Ele deve ser realizado somente durante o intervalo entre uma expiração completa e uma nova inspiração. Exercita o diafragma e os órgãos abdominais. A elevação do diafragma massageia suavemente os músculos do coração, tonificando-os. Tonifica os órgãos abdominais, aumenta o fogo gástrico e elimina toxinas do trato digestivo. Como tal, também é chamado de *śakti cālana prāṇāyāma*.

## *Mūla Bandha*

7. *Mūla* significa "raiz", "fonte", "origem", "causa e base", ou "alicerce". Refere-se à região principal entre o ânus e os órgãos genitais. Contraia a musculatura dessa área e eleve-a verticalmente em direção ao umbigo. Simultaneamente, o abdome anterior inferior abaixo do umbigo é pressionado para trás e para cima em direção a coluna. O curso descendente de *apāna vāyu* é alterado e levado a fluir para cima para unir-se com *prāṇa vāyu*, que está localizado na região do peito.

*Mūla bandha* deve ser experimentado primeiro na retenção interna após a inspiração (*antara kumbhaka*). Existe uma diferença entre a contração abdominal em *uḍḍīyāna* e *mūla bandhas*. No primeiro, toda a região desde o ânus até o diafragma é puxada para trás em direção à coluna e elevada para cima. Entretanto, no segundo, apenas a região do períneo e do abdome inferior, entre o ânus e o umbigo, é contraída, puxada para trás em direção à coluna e elevada para cima em direção ao diafragma (*Imagem 69*).

A prática de contrair os músculos do esfíncter anal (*aśvini mudrā*) ajuda a dominar *mūla bandha*. *Aśva* significa "cavalo". Esse *mudrā* é chamado assim, pois sugere a colocação de um cavalo na sua baia. Ele deve ser aprendido quando da prática de diversos *āsanas*, particularmente *tāḍāsana, śīrṣāsana, sarvāṅgāsana, ūrdhva dhanurāsana, uṣṭrāsana* e *paścimottānāsana* (vide *Luz sobre o Yoga*).

Há um sério perigo ao tentar aprender *uḍḍīyāna* e *mūla bandhas* sozinho. O desempenho inadequado do primeiro causará a descarga involuntária de sêmen e a perda de vitalidade, ao passo que se o mesmo ocorrer com o segundo, o praticante ficará seriamente enfraquecido e sem virilidade. Até mesmo a realização correta de *mūla bandha* apresenta seus próprios *riscos*, aumentando o poder de retenção sexual, que o praticante é tentado a abusar. Se sucumbir a essa tentação, todos seus desejos inativos podem ser despertados e tornar-se letais como uma serpente adormecida atiçada por uma vara. Com o domínio dos três *bandhas*, o *yogin* encontra-se no cruzamento de seu destino: um caminho levando a *bhoga* (a satisfação dos prazeres mundanos) e o outro ao Yoga ou união com a Alma Suprema. Contudo, o *yogin* sente maior atração por seu criador. Normalmente, os sentidos abrem-se para fora e são atraídos por objetos, seguindo o caminho de *bhoga*. Se essa direção é modificada, de forma que eles se voltem para dentro, eles seguem o caminho do Yoga. Os sentidos do *yogin* são levados para dentro para que se encontrem com a Fonte de toda a Criação. A orientação de um guru torna-se mais essencial quando o aspirante domina os três *bandhas*, pois sob a orientação adequada esse poder desenvolvido é sublimado para buscas mais elevadas e nobres. O praticante é então conhecido como celibatário (*ūrdhvaretas*). Tendo dominado o desejo sexual naturalmente, mas não através da força, ele para de dissipar sua virilidade. Ele é totalmente potente, porém mestre de si próprio (*bhava vairāgin*), adquirindo poder moral e espiritual que brilhará como o sol.

Enquanto pratica *mūla bandha*, o *yogin* procura alcançar a verdadeira fonte ou *mūla* de toda a criação. Seu objetivo é o controle completo ou *bandha* de *citta*, que inclui a mente (*manas*), o intelecto (*buddhi*) e o ego (*ahaṃkāra*).

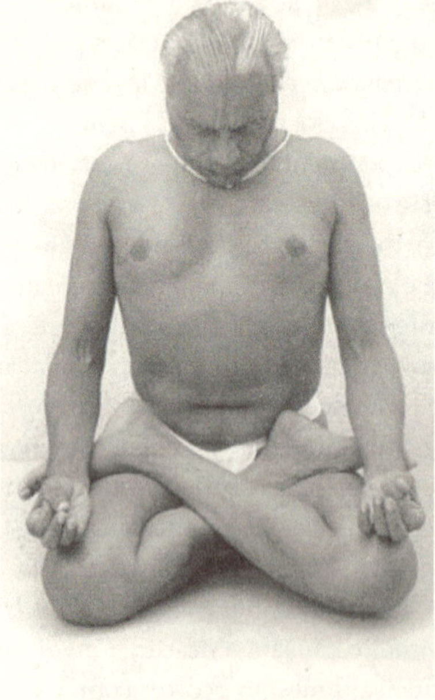

**Imagem 69.** *Mūla Bandha.*

14

# A arte da inspiração (*pūraka*) e da expiração (*recaka*)

1. A inspiração (*pūraka*) é a absorção da energia cósmica pelo indivíduo para seu crescimento e progresso. Ela é o caminho da ação (*pravṛtti mārga*). É o Infinito unindo-se com o finito. Ela absorve o sopro da vida tão cuidadosa e suavemente da mesma maneira que a fragrância de uma flor pode ser absorvida, distribuindo-o uniformemente por todo o corpo.

2. Ao executar *āsanas*, a mente e a respiração do *sādhaka* são como de uma criança entusiasmada, sempre pronta para inventar, criar e mostrar sua habilidade, enquanto na prática de *prāṇāyāma* a respiração é como uma criança pequena que exige atenção e cuidados especiais de sua mãe. Como a mãe ama seu filho e dedica sua vida ao seu bem-estar, assim também a consciência precisa acolher a respiração.

3. Para compreender essa arte, é fundamental conhecer sua metodologia, o que é certo e errado, bem como o que é físico e sutil. Então pode-se experienciar a essência de *prāṇāyāma*. É útil observar que a relação entre consciência (*citta*) e respiração (*prāṇa*) deve ser como aquela de uma mãe e seu filho. Entretanto, antes que isso possa acontecer, os pulmões, o diafragma e a musculatura intercostal devem ser treinados e disciplinados através de *āsanas* para que a respiração possa mover-se ritmicamente.

4. A ação da consciência sobre a respiração é como a de uma mãe absorvida ao assistir seu filho brincar. Enquanto externamente passiva, ela está mentalmente alerta, observando-o minuciosamente enquanto permanece completamente relaxada.

5. Quando a mãe inicialmente envia seu filho para a escola, ela o acompanha, segurando sua mão para orientá-lo, enfatizando a importância de ser amigável para com seus futuros colegas e de estudar suas lições. Ela suprime sua própria identidade ao cuidar de seu filho até que ele se acostume à vida escolar. Da mesma forma, a consciência tem de transformar-se nessa mesma condição, como o fluxo da respiração, acompanhando-o como uma mãe e guiando-o para um fluxo rítmico.

6. A mãe treina a criança a andar e a atravessar as ruas com cautela. Similarmente, a consciência deve guiar o fluxo da respiração através das narinas para sua absorção nas células vivas. À medida que a criança ganha confiança e se adapta à escola, a mãe deixa-o quando ele chega ao portão. Da mesma maneira, quando a respiração se move com precisão rítmica, *citta* observa seus movimentos, unindo-os com o corpo e com o Si-mesmo.

7. Na inspiração, o *sādhaka* tenta transformar seu cérebro num centro de recebimento e distribuição do fluxo de energia (*prāṇa*).

8. Não infle o abdome enquanto inspira, pois isso impede que os pulmões se expandam completamente. Inspirar ou expirar não deve ser forçado nem rápido, pois pode resultar em tensão no coração ou dano ao cérebro.

9. A expiração (*recaka*) é o ar que sai após a inspiração. É a eliminação de ar impuro ou a expulsão do dióxido de carbono. A expiração tem uma sensação morna e seca, e o *sādhaka* não sente nenhuma fragrância.

10. A expiração é a saída da energia individual (*jīvātman*) para unir-se à energia cósmica (*Paramātman*). Ela acalma e silencia o cérebro. É a rendição do ego do *sādhaka* rumo à imersão no Si-mesmo.

11. A expiração é o processo através do qual a energia do corpo gradualmente se une com a energia da mente, fundindo-se na alma do *sādhaka* e dissolvendo-se na energia cósmica. É o caminho de retorno desde a periferia do corpo até a fonte da consciência identificada como o caminho da renúncia (*nivṛtti mārga*).

12. Mantenha o peito alto com consciência e conduza a expiração de forma estável e suave.

13. Inspire e expire sistematicamente, prestando atenção meticulosa ao padrão rítmico da respiração, da mesma forma que uma aranha tece sua teia simetricamente, movendo-se cá e lá ao longo dela.

14. Para algumas pessoas, a inspiração é mais longa do que a expiração, enquanto para outras a expiração é mais longa. Isso deve-se aos desafios que temos de enfrentar na vida, bem como às nossas respostas a eles, que alteram o fluxo da respiração e a pressão sanguínea. *Prāṇāyāma* visa erradicar essas disparidades e distúrbios no fluxo da respiração, bem como na pressão sanguínea, tornando o indivíduo imperturbável e desapegado da própria personalidade.

**Técnica para a inspiração (*pūraka*)**

(a) Sente-se em qualquer postura confortável.

(b) Eleve a coluna conjuntamente com o peito, as costelas flutuantes e o umbigo, mantendo-a ereta.

(c) Agora leve a cabeça para baixo o máximo possível (vide *Imagem 63* ou *Imagem 64*). Quando a elasticidade da parte posterior do pescoço for alcançada, faça *jālandhara bandha* (vide *Imagem 57*).

(d) De acordo com Yoga, a mente (*manas*), que é a fonte das emoções, está localizada na região entre o umbigo e o coração. Mantenha as costas em contato constante com o centro das emoções. Alongue o corpo frontal para cima e para fora sem perder contato com o centro da consciência.

(e) Durante a inspiração, expanda o peito para cima e para fora, sem inclinar-se para frente, para trás ou para os lados.

(f) Não tensione nem faça movimentos bruscos na cúpula do diafragma; ao invés disso, mantenha-a relaxada. Inicie a inspiração a partir da base do diafragma. O ponto chave para iniciar a respiração profunda é a partir da banda umbilical, abaixo das costelas flutuantes em ambos os lados (*Imagem 70*).

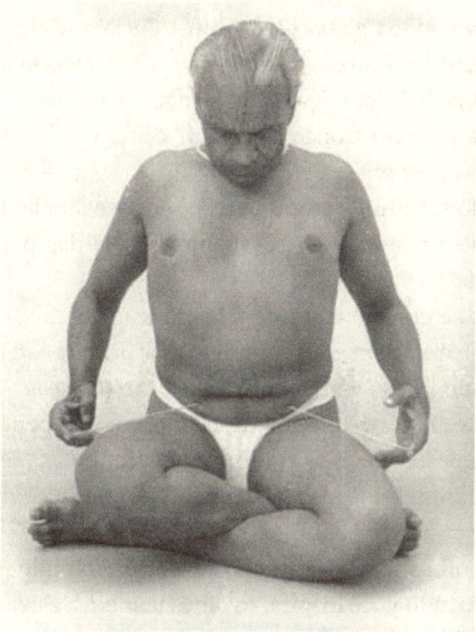

**Imagem 70**

(g) Mantenha os pulmões passivos e sem qualquer resistência durante a inspiração visando receber e absorver a energia recebida. Enquanto inspira, preencha os pulmões completamente com absoluta atenção. Sincronize os movimentos da respiração uniformemente com a expansão interna dos pulmões.

(h) Como um jarro é enchido de baixo para cima, encha os pulmões desde a base até a borda superior. Encha-os até o topo das clavículas e axilas internas.

(i) Como cuidados e atenção especiais são necessários para treinar uma pessoa subdesenvolvida, é preciso um treinamento igualmente cuidadoso para que os pulmões recebam a inspiração completa. Portanto, explore-o cuidadosamente alongando as fibras nervosas dos pulmões durante a inspiração suave e profunda.

(j) Os tubos brônquicos chegam da traqueia até a periferia dos pulmões, onde se ramificam em numerosos bronquíolos. Certifique-se de que cada inspiração chegue até as pontas dos bronquíolos propriamente ditas.

(k) A inspiração é absorvida pelas células vivas do corpo, assim como a água é absorvida pelo solo. Sinta essa absorção e a sensação emocionante da percolação da energia cósmica (*prāṇa*) que se segue.

(l) A energia da inspiração entra pelo nariz e é recebida pela estrutura causal ou corpo espiritual. Na inspiração, a consciência (*citta*) ascende desde o umbigo (*maṇipūraka cakra*) até o topo do peito (*viśuddhi cakra*). Durante este processo, o *sādhaka* deve manter um único contato unificador entre as estruturas causal e sutil do corpo (vide *Capítulo 2*) e a consciência que ascende desde sua fonte. Este contato unifica o corpo, a respiração, a consciência e o Si-mesmo. Assim, o corpo (*kṣetra*) e o *Ātman* (*kṣetrajña*) tornam-se um só.

(m) Cada poro da pele do tronco deve agir como o olho da inteligência (*jñāna cakṣu*) para absorver *prāṇa*.

(n) Se a inspiração for muito pronunciada, sente-se a pele das palmas das mãos áspera. Regule a respiração para manter a pele das palmas macias durante todo o processo.

(o) Se os ombros se elevam durante a inspiração, as áreas superiores dos pulmões não se expandem por completo e a parte posterior do pescoço fica retesada. Observe essa tendência de elevação (*Imagem 52*) e desça os ombros imediatamente.. Para mantê-los descendentes e o peito ascendente, pegue um bastão ou pesos e use-os conforme ilustrado nas *Imagens 71* a *74*.

(p) Relaxe a garganta. Descanse a língua no palato inferior sem que ela toque nos dentes.

(q) Mantenha os olhos fechados e relaxados, porém o olhar interno ativo (vide *Imagem 54*). Quando você inspira, os olhos tendem a elevar-se (vide *Imagem 95*); evite que isso aconteça.

(r) Certifique-se de que os ouvidos, a musculatura facial e a pele da testa se mantenham relaxados.

(s) O método correto de inspiração remove a lentidão, estimula e energiza o corpo e a mente.

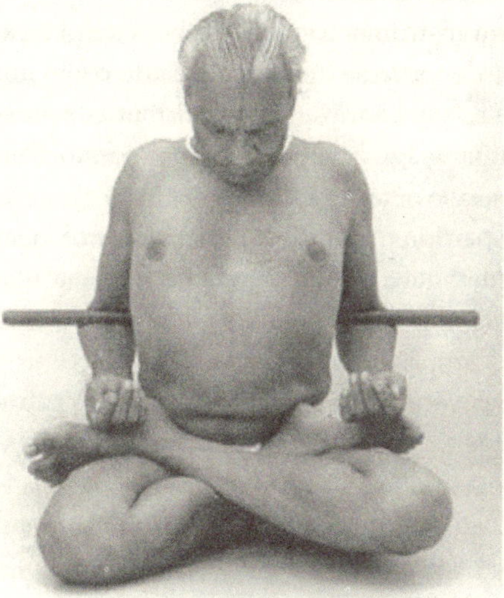

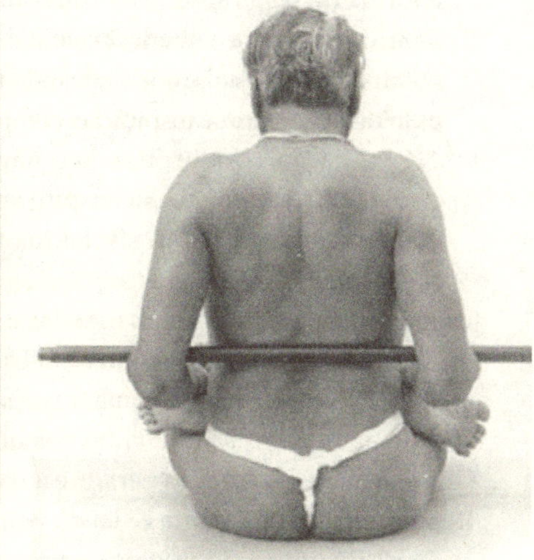

**Imagem 71**

**Imagem 72**

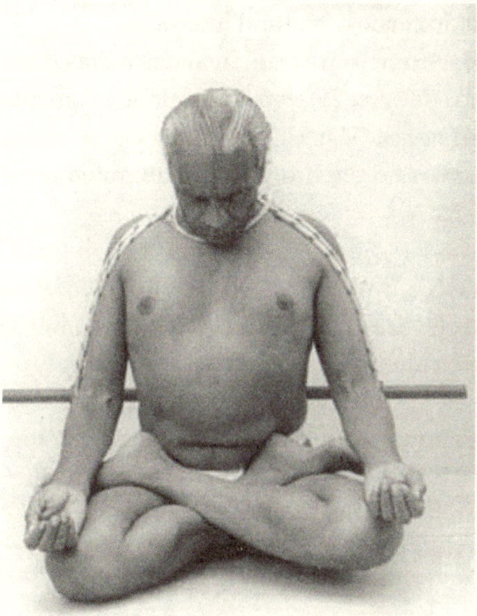

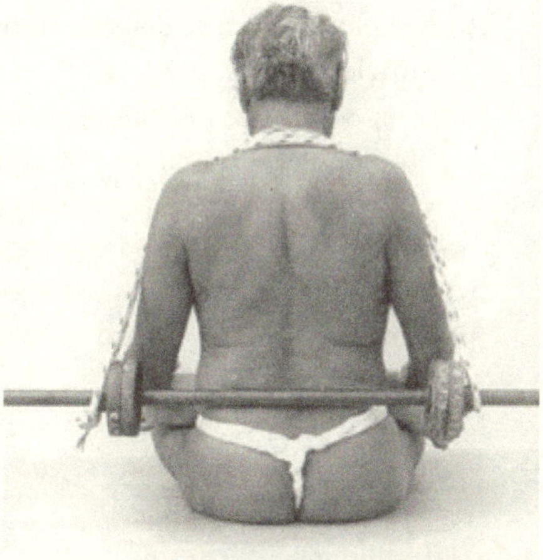

**Imagem 73**

**Imagem 74**

**Técnica para a expiração (*recaka*)**

(a) Siga os §§ *(a)* a *(d)* sobre as técnicas de inspiração.

(b) Na inspiração, o corpo atua como um instrumento para receber energia sob a forma de respiração. Na expiração, ele torna-se dinâmico, agindo como um instrumento para a liberação lenta da respiração. Mantenha a firmeza da musculatura intercostal e das costelas flutuantes ao longo de todo o processo. Sem essa firmeza, uma expiração estável e suave não é possível.

(c) Na expiração, a fonte ou o ponto de partida é a parte superior do peito. Sem perder a firmeza na região, expire lentamente, porém completamente, até que o ar seja esvaziado a um nível abaixo do umbigo. Aqui o corpo funde-se com o Si-mesmo.

(d) Ao soltar a expiração, mantenha a elevação não somente na região central da coluna, mas também em seus lados esquerdo e direito, mantendo o torso firme como o tronco de uma árvore.

(e) Não agite nem faça movimentos bruscos com o corpo, pois isso perturba o fluxo da respiração, os nervos e a mente.

(f) Solte a respiração lenta e suavemente, sem colapsar o peito. Se a expiração for áspera, é uma indicação de que a atenção na firmeza, bem como a observação do fluxo da respiração foram perdidos.

(g) Na inspiração, a pele do tronco torna-se retesada, enquanto na expiração torna-se suave sem perder a firmeza do corpo estrutural interno.

(h) A pele do peito e dos braços não deve tocar a área próxima das axilas (*Imagem 75*). Deve haver liberdade e espaço (*Imagem 76*) sem alargar indevidamente a distância entre os braços conforme *Imagens 51* e *52*.

(i) A expiração é a arte de acalmar os nervos e o cérebro. Isso gera humildade e o ego silencia.

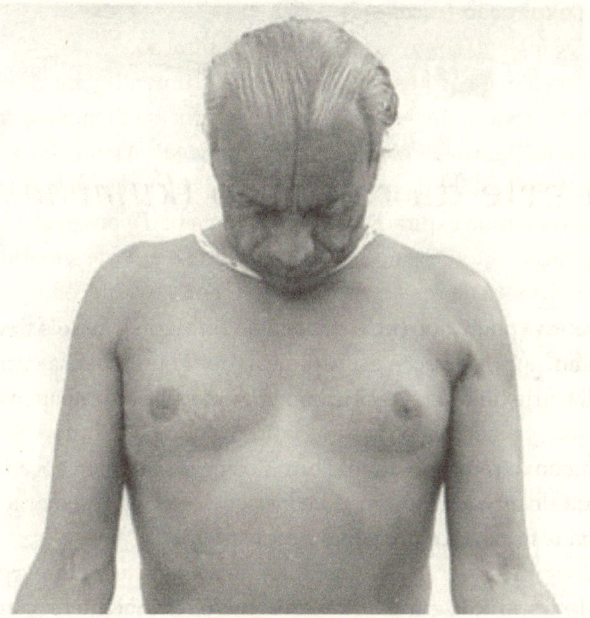

**Imagem 75**

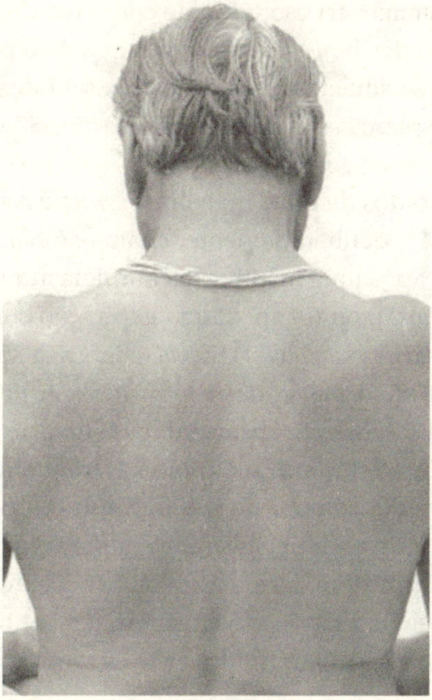

**Imagem 76**

# 15

# A arte da retenção (*kumbhaka*)

1. *Kumbha* significa "pote" que pode estar cheio ou vazio. Há dois tipos de *kumbhaka*: *(a)* uma pausa entre a inspiração e a expiração ou *(b)* uma pausa entre a expiração e a inspiração. É a arte de reter a respiração em um estado de suspensão.

2. Significa também a remoção do intelecto dos órgãos de percepção e de ação, para focar na morada do *Ātman* (*Puruṣa*), da consciência. *Kumbhaka* mantém o *sādhaka* em silêncio nos níveis físico, moral, mental e espiritual.

3. A retenção da respiração em *kumbhaka* não deve ser mal interpretada como tensão do cérebro, dos nervos e do corpo para reter a respiração. O tensionamento leva ao hiper tensionamento. *Kumbhaka* deve ser realizado com o cérebro relaxado, de forma a revitalizar o sistema nervoso.

4. Quando a respiração se aquieta em *kumbhaka*, os sentidos acalmam-se e a mente torna-se silenciosa. A respiração é a ponte entre o corpo, os sentidos e a mente.

5. *Kumbhakas* são executados de duas maneiras: *sahita* e *kevala*. Quando a respiração é retida intencional e deliberadamente, chama-se *sahita*. *Sahita kumbhaka* é a pausa na respiração *(a)* após uma inspiração completa antes de iniciar a expiração (*antara* ou *pūraka kumbhaka*), ou *(b)* após uma expiração completa antes de iniciar a inspiração (*bāhya* ou *recaka kumbhaka*). *Kevala* significa "por si próprio" ou "absoluto". *Kevala kumbhaka* é a pausa na respiração sem *pūraka* nem *recaka*, como quando um artista está totalmente absorvido em sua arte ou quando um devoto se exalta em seu ato de adoração. Esse estado é frequentemente precedido por tremores corporais e medo, como o de um indivíduo a ponto de ser subjugado pelo inesperado. A paciência e a perseverança superarão esse sentimento. *Kevala kumbhaka* é instintivo e intuitivo. Neste estado, o indivíduo absorve-se no objeto de sua devoção e isola-se do mundo, vivenciando um sentimento de alegria e paz que vai além da compreensão. O indivíduo está em sintonia com o Infinito (*Haṭha Yoga Pradīpikā*, II, 71).

6. *Antara kumbhaka* é reter o Senhor em forma de energia cósmica ou universal que se encontra fundida com a energia individual. É um estado no qual o Senhor (*Paramātman*) está unido à alma individual (*jīvātman*).

7. *Bāhya kumbhaka* é o estado no qual o *yogin* entrega seu próprio si-mesmo ao Senhor, na forma de sua respiração, e funde-se com o Alento Universal. Essa é a mais nobre forma de entrega, pois a identidade do *yogin* é completamente fundida com o Senhor.

8. No *Bhagavad Gītā* (IV, 29-30) *Kṛṣṇa* explica a *Arjuna* os diferentes tipos de sacrifícios (*yajñas*) e de *yogins*. *Kumbhaka prāṇāyāma* é um desses *yajñas* e possui três categorias: inspiração-retenção, expiração-retenção (ambos sendo *sahita kumbhaka*) e retenção absoluta (*kevala kumbhaka*). O corpo do *yogin* é o altar de sacrifício, a inspiração (*pūraka*) é a oferenda e a expiração (*recaka*) é o fogo. *Kumbhaka* é o momento em que a oferenda de *pūraka* é consumida no fogo de *recaka*, sendo que a oferenda e o fogo se tornam um só. O *yogin* adquire o conhecimento sobre como controlar sua respiração (*prāṇāyāma vidyā*). A parte superior do tronco é a morada da inspiração (*prāṇa*), enquanto a parte inferior corresponde à expiração (*apāna*). A união de ambos na inspiração é o estado de *pūraka kumbhaka*. Quando *apāna* entra em contato com *prāṇa* e flui para fora através da expiração, o estado de vazio é chamado de *recaka kumbhaka*. Absorvendo esse conhecimento através da experiência, o *yogin* faz de *prāṇāyāma vidyā* parte de sua sabedoria (*buddhi*), à qual ele finalmente oferece seu conhecimento, sua sabedoria, sua própria respiração vital e seu "Si-mesmo" como oferenda (*Ātmāhuti*). Esse é o estado de *kevala kumbhaka*, ou entrega absoluta, no qual o *yogin* é absorvido na adoração ao Senhor.

9. Como uma mãe protege seu filho de qualquer catástrofe, a consciência (*citta*) protege o corpo e a respiração. A coluna e o tronco são ativos e dinâmicos como uma criança, e *citta* é como uma mãe alerta e protetora.

10. Em *kumbhaka*, a vibração do corpo é como a de uma locomotiva estacionária a vapor, cujo motorista está alerta e pronto para iniciar, porém relaxado. Similarmente, *prāṇa* vibra no tronco, porém *citta* se mantém relaxado e pronto para deixar ir ou permitir que a respiração entre.

11. A sensibilidade, a firmeza e o alongamento da pele do tronco são como de uma criança disciplinada, que é corajosa bem como cautelosa.

12. O período de tempo durante o qual a respiração é retida pode ser comparado ao dos semáforos de trânsito. Se alguém atravessa a rua em sinal vermelho, acidentes podem ocorrer. O mesmo acontece em *kumbhaka*: se alguém exceder sua capacidade,

o sistema nervoso será prejudicado. Tensão no corpo e no cérebro indicam que *citta* não pode segurar o *prāṇa* em *kumbhaka*.

13. Não retenha a respiração pela força de vontade. No momento em que o cérebro fica tenso, os ouvidos internos se enrijecem e os olhos ficam vermelhos, pesados ou irritáveis, o indivíduo está excedendo sua capacidade. Observe esses sinais de alerta, os quais indicam que o ponto de perigo está próximo.

14. O objetivo de *kumbhaka* é controlar a respiração. Enquanto a respiração é retida, a fala, a percepção e a audição controlam-se. Nesse estado, *citta* está livre de paixão e ódio, ganância e luxúria, orgulho e inveja. *Prāṇa* e *citta* tornam-se um só em *kumbhaka*.

15. *Kumbhaka* é o anseio de trazer à tona a divindade latente no corpo, a morada de *Ātman*.

### A técnica de *antara kumbhaka*

(a) Não tente reter a respiração após a inspiração (*antara kumbhaka*) antes de dominar a inspiração e a expiração profundas (*pūraka* e *recaka*). Não tente retê-la após a expiração (*bāhya kumbhaka*) antes de dominar *antara kumbhaka*.

(b) Maestria significa um ajuste artístico através do refinamento disciplinado e do controle do movimento da respiração. Equalize a duração da sua inspiração e expiração antes de tentar *kumbhaka*. Leia o *Capítulo 13*, sobre *bandhas*, minuciosamente antes de iniciar *kumbhaka*.

(c) Aprenda a fazer *antara kumbhaka* gradualmente. Inicie retendo a respiração por apenas alguns poucos segundos sem perder a firmeza do corpo interno. Observe a condição do corpo, dos nervos e do intelecto. Leva algum tempo até você entender, vivenciar e manter a firmeza interna exata da musculatura intercostal e do diafragma em *kumbhaka*.

(d) Quando começar a aprender a retenção interna (*antara kumbhaka*), permita que algum espaço de tempo decorra após cada *kumbhaka*. Isso permite que os pulmões retornem à sua condição normal, natural e fresca antes de fazer outra tentativa. Por exemplo, três ou quatro ciclos de respiração normal ou profunda devem ocorrer após um ciclo de *kumbhaka* até o término da sessão.

(e) Se iniciantes fizerem uma retenção interna após cada inspiração, sobrecarregarão os pulmões, endurecerão os nervos e criarão tensão no cérebro, fazendo com que o progresso seja excessivamente lento.

(f) À medida que você progride, diminua o intervalo entre os ciclos de respiração normal e *antara kumbhaka*.

(g) Aumente o tempo durante o qual você retém sua respiração na retenção interna sem exceder sua capacidade.

(h) Se o ritmo da inspiração e da expiração for perturbado pela retenção da respiração, isso mostra que você excedeu sua capacidade; assim, reduza a duração da retenção interna. Se o ritmo não for perturbado, sua prática está correta.

(i) O conhecimento de *bandhas* é fundamental para a prática adequada de *kumbhaka*. Eles atuam como válvulas de segurança na distribuição, regulação e absorção de energia, evitando sua dissipação. Um motor elétrico queima se sua tensão subir demasiadamente. Similarmente, quando os pulmões estão cheios e sua energia não é verificada pelos *bandhas*, eles serão danificados, os nervos se desgastarão e o cérebro ficará excessivamente tenso. Isso não acontecerá se o indivíduo pratica *jālandhara bandha*.

(j) Nunca faça *antara kumbhaka* enquanto estiver em pé, pois você poderá perder seu equilíbrio e cair.

(k) Quando estiver em uma posição reclinada, coloque travesseiros sob a cabeça para mantê-la mais alta do que o tronco, de forma que ela não sinta nenhuma tensão (*Imagem 77*).

(l) Não eleve a ponte nasal na retenção interna. Se ela se move para cima, o cérebro se envolve no movimento, tornando-se impossibilitado de observar o tronco (*Imagem 78*).

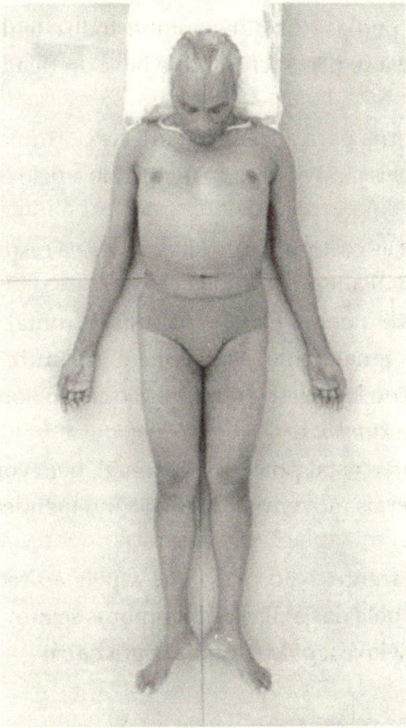

**Imagem 77**

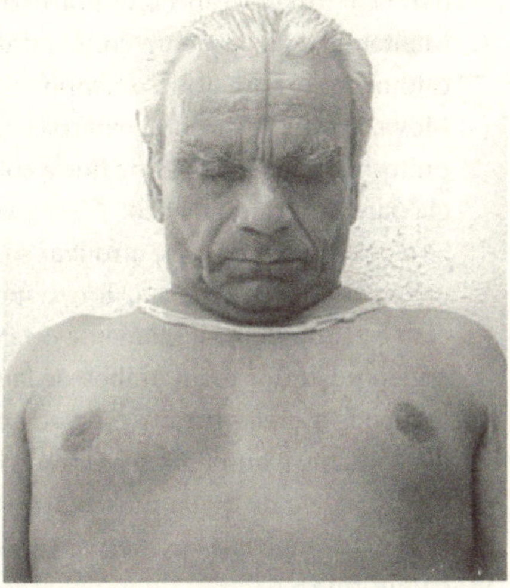

**Imagem 78**

(m) Durante toda a prática de *prāṇāyāma*, flexione a cabeça e a coluna cervical para frente e para baixo, e erga a coluna dorsal ereta e o esterno para cima (vide *Imagens 75* e *76*).[22] Isso ajuda o cérebro e a medula cervical a moverem-se na direção do esterno e a relaxar a testa, fazendo com que a energia do cérebro desça até a morada do Si-mesmo.

(n) Durante cada retenção interna, mantenha uma firmeza sólida no diafragma e nos órgãos abdominais. Existe uma tendência, inconsciente ou deliberada, de apertá-los e soltá-los visando reter a respiração por mais tempo. Evite essa tendência, pois ela dissipa energia.

(o) Se sentir tensão nos pulmões ou no coração, expire e faça algumas respirações normais ou profundas. Isso refresca os pulmões para recomeçar *antara kumbhaka*. Se você continuar após sentir a tensão, o funcionamento harmônico do corpo e do intelecto é perturbado. Isso leva a um desequilíbrio mental.

(p) Quando você conseguir suster a respiração na retenção interna por um período mínimo de dez a quinze segundos, você pode introduzir *mūla bandha*. Nos estágios iniciais, faça *mūla bandha* ao final da inspiração e mantenha-o ao longo de toda a retenção.

(q) Na retenção interna, puxe os órgãos abdominais para dentro e para cima, trazendo a coluna baixa para frente simultaneamente (vide *Imagem 69*). Mantenha o tronco firme e a cabeça, os braços e as pernas relaxados durante todo o tempo.

(r) Mantenha a elevação da coluna desde a região sacroilíaca e base do fígado e estômago durante todo o tempo.

(s) Mova a coluna vertebral externa e interna para a frente e para cima, rítmica e uniformemente. À medida que a coluna se move para a frente, role a pele com ela para dentro do tronco.

(t) Se a pele do seu peito se afrouxar sobre as costelas, é um sinal de que a respiração vazou dos pulmões de forma inconsciente.

(u) Não estenda demasiadamente ou curve o peito. Eleve-o na região frontal, na região posterior e em ambos os lados igualmente. Mantenha a estrutura interna das costelas firme e o corpo externo leve. Isso equilibrará o corpo homogeneamente e aumentará a duração de *kumbhaka*.

(v) Certifique-se de que a musculatura intercostal posterior e frontal, bem como as camadas internas e externas das laterais movem-se de forma independente e uniforme.

(w) Ajuste a pele das axilas de trás para frente. Não pressione a pele ao redor das axilas peitorais, e sim eleve-a. Se a pele das axilas ou os ombros se movem para cima, isso é um sinal de tensão. Relaxe a pele e traga-a para baixo.

---

22. O original menciona apenas a *Imagem 76*, a qual ilustra a vista posterior da cervical. Acrescentamos a referência da *Imagem 75*, pois esta ilustra a vista frontal, mostrando a elevação do esterno. (N.T.)

(x) Ao final da inspiração (*pūraka*) e no início da retenção (*kumbhaka*), o *sādhaka* vivencia uma centelha divina. Ele sente a unidade do corpo, respiração e do si-mesmo. Nesse estado, não se percebe conscientemente o passar do tempo. O *sādhaka* vivencia a liberdade da causa e efeito. Ele deve manter esse estado durante todo *kumbhaka*.

(y) O conteúdo volátil de uma garrafa bem vedada não vaza, mesmo que ela seja sacudida. A energia vital do *sādhaka* não escapa quando *kumbhaka* é realizado com *bandhas*. O tronco é selado na base através da contração do ânus e do períneo e da sua elevação desde *mūlādhāra* [*cakra*]. O *sādhaka* então fica repleto de vigor (*tejas*) e brilho (*ojas*).

(z) Os iniciantes não precisam prestar atenção em *uḍḍīyāna* e *mūla bandhas* até que tenham domínio sobre o ritmo da respiração. Os alunos avançados devem fazer todos os *bandhas* após dominá-los individualmente enquanto retêm sua respiração.

## A técnica de *bāhya kumbhaka*

(a) *Bāhya kumbhaka* (retenção da respiração após uma expiração completa) tem dois tipos: contemplativo ou dinâmico. Quando contemplativo, é praticado sem *uḍḍīyāna bandha*. Ele é executado para que o indivíduo se mantenha quieto, e pode ser realizado a qualquer momento, inclusive após as refeições. Quando dinâmico, é realizado com *uḍḍīyāna bandha*, que massageia os órgãos abdominais e o coração, evitando a dissipação de energia.

(b) Comece praticando ciclos de retenção externa contemplativa. Depois, concentre-se na retenção externa com *uḍḍīyāna bandha*.

(c) No início, após cada retenção externa dinâmica, permita que decorra algum espaço de tempo para que os pulmões e os órgãos abdominais retornem ao seu estado normal.

(d) A retenção externa com *uḍḍīyāna bandha* nunca deve ser forçada. Se forçada, o indivíduo arfa, perde a firmeza dos órgãos abdominais e sente secura nos pulmões.

(e) Inicie a retenção externa com *uḍḍīyāna bandha* muito gradualmente e mantenha sua firmeza pela mesma duração de tempo em cada ciclo. Faça de seis a oito ciclos por dia.

(f) Faça alguns poucos ciclos de respiração normal ou profunda e uma retenção externa com *uḍḍīyāna bandha*. Por exemplo, três ou quatro ciclos de respiração normal podem ser seguidos de uma retenção externa com *uḍḍīyāna bandha*. Repita a sequência, reduzindo o número de ciclos de respiração normal na medida em que adquire estabilidade através da prática.

(g) Ao praticar, siga as técnicas fornecidas nos parágrafos *(b)*, *(d)*, *(e)*, *(f)*, *(h)*, *(l)*, *(m)*, *(p)*, *(s)*, *(t)*, *(u)* e *(w)* sobre as técnicas de *antara kumbhaka*, substituindo "*antara kumbhaka*" pelas palavras "*bāhya kumbhaka*"[23] onde quer que elas apareçam.

(h) Assim como se usa uma pinça para remover um espinho, livrando-se da dor imediatamente, use a inteligência como a pinça para remover fixações e movimentos falhos que agem como espinhos na prática.

(i) Como as pálpebras agem instintivamente para evitar que corpos estranhos entrem nos olhos, o *sādhaka* deve estar sempre alerta para evitar que fixações, movimentos e hábitos falsos penetrem em sua prática de *prāṇāyāma*.

(j) O *kumbhaka* que avermelha o rosto, que queima os olhos e que causa irritabilidade é falho. Nunca faça *kumbhaka* de olhos abertos. Não o pratique se tiver problemas no coração ou no peito, ou quando estiver indisposto.

(k) O corpo é o reino. A pele é sua fronteira. Seu governante é *Ātman*, cujo olho que tudo vê (*jñāna cakṣu*) observa cada detalhe durante *prāṇāyāma*.

(l) As torrentes das montanhas desalojam rochas e cavam desfiladeiros. Entretanto, quando a energia da água corrente se acalma e se equilibra com a das rochas, cada uma delas perde sua identidade individual. O resultado é um lago refletindo a beleza serena das montanhas no entorno. As emoções são torrentes, enquanto o intelecto estável forma a rocha. Em *kumbhaka*, ambos se encontram uniformemente equilibrados e a alma é refletida em seu estado imaculado.

(m) A consciência (*citta*) oscila com a respiração, enquanto *kumbhaka* a aquieta e liberta dos desejos. As nuvens dispersam e o si-mesmo brilha como o sol.

(n) Após a prática de *prāṇāyāma* e *kumbhaka*, relaxe em *śavāsana* (vide *Capítulo 30*).

---

23. Embora no original conste "substituindo '*bāhya kumbhaka*' pelas palavras '*antara kumbhaka*'", o contexto indica claramente que se trata do contrário, conforme indicado no texto no § *(g)*. (N.T.).

16

# Categorias de *sādhakas*

1. *Sādhakas* são divididos em três grupos principais conforme o progresso alcançado na prática de *prāṇāyāma*. Estas categorias são: baixa (*adhama*), na qual a respiração é grosseira e áspera; média (*madhyama*), na qual é parcialmente amena; e alta (*uttama*), na qual é amena e refinada.

2. Esses grupos são novamente subdivididos para ilustrar suas diferenças sutis. Os iniciantes são divididos em: os mais baixos dos "baixos" (*adhamādhama*); os medianos entre os "baixos" (*adhamamadhyama*); e os melhores entre os "baixos" (*adhamottama*). Os grupos "médio" (*madhyama*) e "alto" (*uttama*) são divididos de forma similar. Contudo, o objetivo final de cada *sādhaka* é juntar-se aos mais altos do grupo "alto" (*uttamottama*).

3. Um iniciante de *prāṇāyāma* (*adhama*) usa força física. Falta-lhe ritmo e equilíbrio. Seu corpo e cérebro são rígidos, enquanto sua respiração é forçada, brusca e superficial. Um *sādhaka* mediano (*madhyama*) tem algum controle na arte de sentar e uma capacidade pulmonar maior que a do iniciante. Falta-lhe a habilidade de manter uma postura estável ou respirar ritmicamente. Sua prática é moderada, enquanto a do *sādhaka* mais perfeito (*uttama*) é disciplinada; ele senta-se ereto e consciente. Seus pulmões são capazes de sustentar o *prāṇāyāma* por mais tempo. Sua respiração é rítmica, suave e sutil, enquanto seu corpo, mente e intelecto são equilibrados. Ele está sempre pronto a ajustar sua postura e corrigir seus próprios erros.

4. Frequentemente, compreensão e prática não caminham na mesma direção. Um *sādhaka* pode ter melhor compreensão, ao passo que outro pode ter melhor habilidade na prática. Em cada um desses casos, ele deve desenvolver uniformidade na habilidade e na inteligência e usá-las harmonicamente para a melhor prática de *prāṇāyāma*.

5. *Patañjali* menciona o papel fundamental do lugar (*deśa*), tempo (*kāla*) e condição (*saṃkhyā*) em *prāṇāyāma*, seja interno ou externo, para o *sādhaka*. Eles podem ser controlados, alongados ou tornados sutis (*Yoga Sūtras*, II, 50). Seu tronco é o lugar, sua idade é o tempo e sua condição é o equilíbrio constante e lento, bem como o fluxo uniforme de sua respiração.

6. O iniciante poderá usar apenas a parte superior dos pulmões, enquanto o *sādhaka* mediano estará preocupado com seu diafragma ou região umbilical, e o versado com sua região pélvica. É necessário aprender a envolver todo o tronco ao praticar *prāṇāyāma*.

7. O tempo representa a duração de cada inspiração e expiração, enquanto as circunstâncias representam o fluxo controlado e a sutileza da respiração.

8. A condição representa o número e a duração das inspirações, retenções [internas], expirações e retenções [externas]. O *sādhaka* deve determinar seu número e duração para um determinado dia e manter um cronograma regular. O fluxo suave e delicado da respiração em cada ciclo é a condição ideal (*saṃkhyā*).

9. O *sādhaka* pode completar um ciclo que dura dez segundos, outro que dura vinte e um terceiro que dura trinta. Pode praticar em três níveis: o puramente físico, que usa seu corpo como um instrumento; o emocional, que usa apenas suas faculdades mentais; ou o intelectual, que controla sua respiração com inteligência. Um iniciante pode alcançar a perfeição se seu ciclo for bem curto, porém suave e refinado; por outro lado, um praticante versado que se orgulha da duração de seu ciclo, que é grosseiro e áspero, é rebaixado ao nível de um iniciante.

10. O *sādhaka* deve desenvolver estabilidade no corpo, manter sua mente e suas emoções equilibradas e seu intelecto sóbrio. Então ele é capaz de observar o fluxo sutil de sua respiração e sentir sua absorção no seu organismo. Seu corpo, respiração, mente, intelecto e si-mesmo se tornam um só e perdem sua identidade individual. O conhecível, o conhecedor e o conhecimento se tornam um só. (*Yoga Sūtras*, I, 41)

11. Um músico se perde no êxtase de exibir todas as sutilezas do *rāga* ("nota musical", "melodia", "harmonia"), no qual se especializou e vivencia a consciência suprema. Ele pode ou não estar consciente de que sua experiência é compartilhada por seu público. Essa é a busca pelo som (*nādānusandhāna*). De maneira semelhante, o *sādhaka* está perdido em seu êxtase; porém, sua experiência de *prāṇāyāma* é puramente subjetiva. Somente ele ouve o som sutil e suave de sua própria respiração e desfruta do estado silencioso absoluto de *kumbhaka*. Essa é a busca pelo Si-mesmo (*Ātmānusandhāna*).

12. A inspiração (*pūraka*) é a absorção da energia cósmica; a retenção da inspiração (*antara kumbhaka*) é a união do Si-mesmo Universal com o si-mesmo individual; a expiração (*recaka*) é a entrega da energia individual, seguida pela retenção da expiração (*bāhya kumbhaka*), onde o si-mesmo individual e o Si-mesmo Universal se fundem. Esse é o estado de *nirvikalpa samādhi*.

# 17

# *Bīja prāṇāyāma*

**O que é *japa*?**

1. Embora a alma esteja livre de causa e efeito, alegria e tristeza, ela está envolvida na atividade turbulenta da mente. O propósito de mantra *japa* é verificar e focar a mente perturbada em um único ponto, conectando-a a um único pensamento. Mantra é um cântico védico ou verso musical, cuja repetição é *japa* ou "oração". Ele deve ser feito com sinceridade, amor e devoção, o que desenvolve a relação entre o ser humano e seu Criador. Quando restringido de uma a vinte e quatro sílabas, torna-se um mantra-semente (*bīja*), palavra-chave que liberta sua alma. O guru iluminado, que conquistou a graça de Deus, inicia e fornece a palavra-chave ao seu digno *śiṣya*, a qual liberta a alma deste último. Essa é a semente para que o *śiṣya* estude a si próprio e para que se inicie em todos os aspectos do Yoga.

2. A mente assume a forma de seus pensamentos e é moldada de forma que bons pensamentos tornam uma mente boa e maus pensamentos tornam uma mente má. *Japa* (repetição de um mantra) é usado para desconectar a mente de conversas frívolas, ciúmes e disseminação de fofoca, de maneira que ela se volte para pensamentos sobre a alma e sobre Deus. É o ato de focar uma mente agitada e oscilante em um único pensamento, ato ou sentimento.

3. Os mantras são fornecidos para repetição contínua, com razão, propósito e objetivo. A repetição constante (*japa*) de um mantra acompanhada da reflexão sobre seu significado (*artha bhāvana; artha* = significado, *bhāvana* = reflexão) traz iluminação. Através da repetição e reflexão constantes, os pensamentos do *sādhaka* são misturados, limpos e aclarados. Ele enxerga sua alma refletida no lago da sua mente.

4. Esse *japa* transforma o *sādhaka* e transmuta seu ego, tornando-o humilde. Ele alcança uma quietude interna e torna-se alguém que conquistou seus sentidos (*jitendriya*).

5. Durante a prática de *prāṇāyāma*, repita o mantra, sincronizando mentalmente seu fluxo silencioso sem mover a boca ou a língua. Isso mantém a mente atenta e ajuda a aumentar a duração dos três processos da respiração – inspiração,

expiração e retenção. O fluxo da respiração e a amplitude da mente tornam-se suaves e constantes.

6. Há dois tipos de prática de *prāṇāyāma*: *sabīja* (com semente) e *nirbīja* (sem semente). *Sabīja prāṇāyāma* inclui a repetição de um mantra e é ensinada a quatro tipos de *sādhaka* com diferentes estágios de desenvolvimento mental: *mūḍha, kṣipta, vikṣipta* e *ekāgra* (vide *Capítulo* 2).

7. O mantra não deve ser repetido rapidamente para completar um ciclo de *prāṇāyāma*. Ele deve ser rítmico, acompanhando o fluxo da respiração igualmente na inspiração, expiração e retenção. Assim, os sentidos se aquietam. Quando a perfeição é alcançada, o *sādhaka* torna-se livre e puro sem o suporte do mantra.

8. *Nirbīja prāṇāyāma* é ensinado ao quinto tipo de *sādhaka*, aquele que tem o desenvolvimento mental mais elevado, conhecido como *niruddha*. Ele é executado sem o suporte de um mantra, em que o *sādhaka* respira, vive e experiencia o estado conhecido como "tu és aquele" (*tattvamasi*).[24]

9. Como uma semente, *sabīja* germina pensamentos, ideias e visões, enquanto *nirbīja*, que é como uma semente assada, não germina. *Sabīja* tem um início e um fim; tem uma forma, configuração e conotações, como lâmpada e luz, e luz e chama. *Nirbīja* não tem condições, início nem fim.

10. *Sabīja prāṇāyāma* volta a mente e o intelecto do *sādhaka* para o Senhor, a semente da onisciência e a fonte de todo o ser. A palavra que o expressa é a sílaba mística *ĀUṂ* (*praṇava*). *Patañjali* descreveu o Senhor como aquele que não é tocado pelos ciclos de ação e reação, causa e efeito, aflição e prazer.

11. Diz a *Chāndogya Upaniṣad* que *Prajāpati* (o Criador) meditou sobre os mundos que criou. A partir deles, nasceram os três *Vedas – Ṛg, Yajur e Sāma*. Enquanto meditava sobre eles, surgiram as três sílabas: *bhū* (terra), *bhuvas* (ar) e *svar* (céu). A partir delas, sob meditação, despontou a sílaba *AUṂ*. Como as folhas são mantidas juntas por um galho, assim também toda a fala é unida pela sílaba *AUṂ*.

---

24. Aforismo hindu que representa o resumo do ensinamento Vedanta e sintetiza os ensinamentos de todas as *Upaniṣads*, bem como de todo o *Bhagavad Gīta*. *Tvam* significa "tu", o indivíduo (si-mesmo individual). *Tat* significa "aquele que é a causa da criação, que está na forma de todo o universo, aquele que é o todo, *Īśvara* (Si-mesmo Universal)." Embora exista uma clara diferença entre o indivíduo, com sua pequena bagagem, e o todo, com a bagagem de tudo o que existe e de tudo o que se conhece, há uma identificação de igualdade entre ambos pelo sentido da frase, curta e clara: "tu és aquele", sendo que *asi* é o verbo "és". Vide palestra da professora de Vedanta Glória Arieira sobre a icônica frase *tat tvam asi* disponível em: https://www.youtube.com/watch?reload=9&v=dbPgY-5apCE. Acesso em: 31 out. 2020. (N.T.)

12. A sílaba *AUṂ* transmite conceitos de onipotência e universalidade. Ela contém tudo o que é auspicioso e inspirador. É um símbolo de serenidade e poder majestoso. A sílaba *AUṂ* é o espírito eterno, o objetivo mais elevado. Quando suas conotações são integralmente conhecidas, todos os anseios são satisfeitos. É o meio mais garantido de salvação e a ajuda suprema. Conota a plenitude da vida humana, pensamento, experiência e adoração. É o som imortal. Aqueles que nela entram e se refugiam tornam-se imortais.

13. As *Upaniṣads* mencionam diversas tríades da alma, adoradas pelo uso da sílaba *AUṂ* que possui três partes. No reino do sexo, ela simboliza os sexos feminino, masculino e neutro, bem como seu criador, que está além dos sexos. Com energia e luz, a sílaba *AUṂ* simboliza o fogo, o vento e o sol, bem como o gerador dessas fontes de energia e luz. Na forma do Senhor, o símbolo é adorado como *Brahma*, o criador, *Viṣṇu*, o protetor, e *Rudra*, o destruidor, sintetizando as forças de toda a vida e matéria. Como o tempo, a sílaba *AUṂ* significa o passado, o presente e o futuro, conjuntamente com o Todo-Poderoso, que está além do alcance do tempo. Enquanto pensamento, ela representa a mente (*manas*), o intelecto ou a compreensão (*buddhi*) e o si-mesmo ou ego (*ahaṃkāra*). A palavra *AUṂ* também representa os três estados (*guṇas*) de iluminação (*sattva*), atividade (*rajas*) e inércia (*tamas*), bem como qualquer indivíduo que tenha se libertado deles, um *guṇātīta*.

14. As três letras A, U e M, conjuntamente com o ponto sob o M, são símbolos da busca do ser humano pela verdade ao longo dos três caminhos do conhecimento, da ação e da devoção, bem como da evolução de uma grande alma transformada naquela que alcançou seu equilíbrio e cujo intelecto chegou a um estado de estabilidade – *sthita prajñā*. Se ele seguir o caminho da sabedoria (*jñāna mārga*), seus desejos (*icchā*), ações (*kriyā*) e aprendizado (*vidyā*) estarão todos sob seu controle. Se ele seguir o caminho da ação (*karma mārga*), passará por uma penitência austera (*tapas*) para atingir seu objetivo na vida, o estudo do si-mesmo (*svādhyāya*) e depois dedicar os frutos de suas ações ao Senhor (*Īśvara praṇidhāna*). Se ele seguir o caminho da devoção (*bhakti mārga*), ficará imerso em ouvir (*śrāvaṇa*) o nome do Senhor, meditando sobre Seus atributos (*manana*), e pensando sobre Sua glória (*nididhyāsana*). Seu estado está além do sono (*nidrā*), do sonho (*svapna*) ou do despertar (*jāgṛti*), pois embora seu corpo esteja em repouso como se estivesse dormindo, sua mente está como que em um sonho e seu intelecto está completamente alerta; ele está no quarto estado transcendental, o *turīya avasthā*.

15. Aquele que percebeu os diversos significados da sílaba *AUṂ* torna-se livre dos grilhões da vida. Seu corpo, sua respiração, seus sentidos, sua mente, seu intelecto e a sílaba *AUṂ* fundem-se.

16. *AUṂ* é a palavra que todos os *Vedas* glorificam, e que todo autossacrifício expressa. Ela é o objetivo de todos os estudos sagrados e o símbolo da vida divina. O fogo está latente na madeira seca e pode ser provocado pela fricção repetidamente. Da mesma forma,[25] a divindade latente no *sādhaka* se manifesta através da palavra *AUṂ*. Aplicando sua percepção consciente com inteligência sobre a palavra sagrada *AUṂ*, ele enxerga a divindade oculta dentro de si próprio.

17. Meditando sobre a sílaba *AUṂ*, o *sādhaka* permanece estável, puro e fiel, e se torna grande. Como a cobra abandona sua pele velha, ele também abandona todo o mal. Encontra a paz do Espírito Supremo, na qual não há medo, dissolução ou morte.

18. Como a palavra *AUṂ* possui um poder supremo e majestoso, sua força deve ser difundida através da inclusão do nome de uma deidade, transformando a combinação em um mantra como um *bīja* para a prática de *prāṇāyāma* como, por exemplo, oito sílabas "*AUṂ NAMO NĀRĀYANĀYA*" ou cinco sílabas "*AUṂ NAMAḤ ŚIVĀYA*" ou doze sílabas "*AUṂ NAMO BHAGAVATE VĀSUDEVĀYA*" ou *Gāyatrī Mantra* com vinte e quatro sílabas.

---

25. No original lê-se a expressão "*even so*", que significa "entretanto", "mesmo assim" ou "ainda assim". Contudo, o autor parece claramente fazer um paralelo entre a latência do fogo presente na madeira seca, assim como da divindade presente no *sādhaka*, o que justifica a utilização da expressão "da mesma forma" como tradução. (N.T.)

18

# *Vṛtti prāṇāyāma*

1. *Vṛtti* significa "ação", "movimento", "modo de conduta" ou "método".

2. Existem dois tipos de *vṛtti prāṇāyāma*: *samavṛtti* e *viṣamavṛtti*. No primeiro, a duração de cada inspiração, expiração e retenção da respiração é a mesma, enquanto no segundo a duração é *alterada* e variada.

### *Samavṛtti prāṇāyāma*

3. *Sama* significa "igual", "idêntico" ou "da mesma maneira". Em *samavṛtti prāṇāyāma*, realiza-se uma tentativa de alcançar a uniformidade na duração dos quatro processos da respiração, conhecidos como inspiração (*pūraka*), retenção [interna] (*antara kumbhaka*), expiração (*recaka*) e retenção [externa] (*bāhya kumbhaka*). Se a duração de *pūraka* é, por exemplo, cinco ou dez segundos, a mesma duração deveria ocorrer em *recaka* e nos *kumbhakas*.

4. Inicie *samavṛtti prāṇāyāma* respeitando apenas a duração equânime da inspiração (*pūraka*) e da expiração (*recaka*).

5. Alcance uma uniformidade na duração do tempo, mantendo um ritmo suave e perfeito em *pūraka* e *recaka*.

6. Somente então tente reter a respiração após a inspiração (*antara kumbhaka*). Em um primeiro momento, você não conseguirá manter a mesma duração de tempo na retenção interna como em *pūraka* e *recaka*.

7. Comece a retenção interna gradualmente. Em um primeiro momento, a proporção do tempo entre os três processos deveria ser mantida em 1:¼:1. Lentamente, aumente as proporções para 1:½:1. Quando essas proporções estiverem estabelecidas solidamente, aumente para 1:¾:1. Quando essa proporção se tornar fácil, aumente a proporção de *antara kumbhaka* para 1:1:1.

8. Não tente reter a respiração após uma expiração completa (*bāhya kumbhaka*) até que você tenha alcançado essa proporção.

9. Somente então inicie a retenção externa (*bāhya kumbhaka*) gradualmente. No início, mantenha a proporção do tempo para a inspiração, retenção interna, expiração e retenção externa em 1:1:1:¼. Aumente as proporções para 1:1:1:½ lentamente. Quando essa última proporção estiver solidamente estabelecida, tente 1:1:1:¾ e, por fim, aumente as proporções para chegar em 1:1:1:1.

10. Primeiro pratique a retenção interna (*antara kumbhaka*) separadamente, intercalando um *antara* entre três ou quatro ciclos de respiração normal. Repita o ciclo de *antara* cinco ou seis vezes. Quando isso se tornar fácil e confortável, diminua o intervalo. Quando se tornar confortável, faça *pūraka, antara kumbhaka* e *recaka* sem intercalação.

11. Quando a proporção uniforme de *pūraka, antara kumbhaka* e *recaka* for mantida com conforto, introduza *bāhya kumbhaka* uma vez em três ou quatro ciclos.

12. Diminua gradualmente o número de ciclos entre eles. Em seguida faça *pūraka, antara kumbhaka, recaka* e *bāhya kumbhaka* sem intercalação.

### *Viṣamavṛtti prāṇāyāma*

13. *Viṣama* significa "irregular". *Viṣamavṛtti prāṇāyāma* é assim chamado devido à duração variada de *pūraka, antara kumbhaka, recaka* e *bāhya kumbhaka.* Isso leva à interrupção do ritmo, e a diferença na proporção cria dificuldade e perigo para o aluno, a menos que ele seja dotado de nervos fortes e bons pulmões.

14. Primeiro, inicie apenas com a inspiração, *antara kumbhaka* e expiração na proporção de 1:2:1. Aumente as proporções gradualmente para 1:3:1 e, depois, para 1:4:1. Em seguida ajuste e adote a proporção de 1:4:1¼; 1:4:1½; 1:4:1¾ e 1:4:2. Quando dominar essas proporções, e apenas quando isso ocorrer, acrescente *bāhya kumbhaka* gradualmente na proporção de 1:4:2:¼; 1:4:2:½; 1:4:2:¾ e 1:4:2:1. Essas quatro proporções constituem um ciclo de *viṣamavṛtti prāṇāyāma.*

15. Em um primeiro momento, o aluno encontrará dificuldade em manter o ritmo durante *recaka, bāhya kumbhaka* e *pūraka*, pois ficará ofegante. Porém, tudo passará a ser confortável com uma prática longa e ininterrupta.

16. Em *viṣamavṛtti prāṇāyāma*, a proporção ideal é conforme segue: se a inspiração profunda leva cinco segundos, a respiração é retida (*antara kumbhaka*) por vinte segundos, a expiração leva dez segundos e *bāhya kumbhaka* cinco segundos, a proporção é 1:4:2:1.

17. Quando isso for alcançado, inverta o processo. Inspire por dez segundos, retenha por vinte segundos e expire por cinco segundos, com a proporção de 2:4:1. Depois, acrescente *bāhya kumbhaka* 2:4:1:¼ e aumente gradualmente a duração de *bāhya kumbhaka* na proporção de 2:4:1:½; 2:4:1:¾ e 2:4:1:1.

18. A duração do tempo pode ser variada. Por exemplo, se a inspiração leva vinte segundos, a retenção dez segundos e a expiração cinco segundos, diminua *bāhya kumbhaka* para 2½ segundos, para que a proporção seja 4:2:1:½.[26]

19. A duração do tempo pode ser variada em *viṣamavṛtti prāṇāyāma* em diferentes proporções, como por exemplo, 1:2:4:½; 2:4:½:1; 4:½:2:1; ½:1:4:2. As permutações e combinações em *viṣamavṛtti prāṇāyāma* são numerosas e nenhum mortal pode executar todas as combinações possíveis em sua existência. Um exemplo dessas permutações e combinações é fornecido na nota sobre *sūrya* e *candra bhedana prāṇāyāmas* no *Capítulo 27*.

**Nota**

20. O caminho de *viṣamavṛtti prāṇāyāma* é repleto de perigos. Assim sendo, não o pratique sozinho sem a supervisão pessoal de um guru experiente.

21. Devido às diferentes proporções para a inspiração, retenção interna, expiração e retenção externa, todos os sistemas do corpo, especialmente os órgãos respiratórios, o coração e os nervos se sobrecarregam e enrijecem. Isso pode causar tensão no cérebro e nos vasos sanguíneos, o que pode ocasionar hipertensão, inquietação e irritação.

22. Esse cuidado aplica-se mais fortemente ao que diz respeito a *viṣamavṛtti prāṇāyāma* e à prática de *kumbhaka* do que a *samavṛtti prāṇāyāma*. Lembre-se das palavras de *Svātmārāma* em sua obra *Haṭha Yoga Pradīpikā*, na qual afirma que o *prāṇa* deve ser domado mais gradualmente do que leões, elefantes e tigres; caso contrário, ele matará o praticante.

---

26. No original lê-se "2:4:1:½", embora o praticante perceba que tal proporção de segundos especificados não faz sentido. Trata-se de um erro da publicação, conforme verificou-se no livro impresso *Light on Prāṇāyāma* (Harper Collins Publishers India, 26ª impressão publicada em 2012), onde consta a proporção correta de 4:2:1:½.

SEÇÃO III

# Técnicas de *prāṇāyāma*

19

# *Ujjāyī prāṇāyāma*

O prefixo *ud* significa "para cima" ou "expansível", além de transmitir o sentido de preeminência e poder. *Jaya* significa "conquista" ou "sucesso" e, por outro ângulo, "restrição". Em *ujjāyī*, os pulmões são expandidos completamente com o peito empurrado para fora como o de um conquistador poderoso.

Todos os estágios deste *prāṇāyāma*, exceto aqueles com retenções (*kumbhaka*), podem ser feitos a qualquer momento. Entretanto, se o coração estiver pesado, túrgido ou dolorido, ou se o diafragma estiver enrijecido, e se você estiver agitado ou, ainda, se os batimentos cardíacos estiverem anormais, deite-se depois de colocar duas pranchas de madeira no chão (cada uma com aproximadamente 0,1 $m^2$ [27] e 3,8 cm de espessura), uma sobre a outra. Descanse as costas nas pranchas com as nádegas abaixo delas e os braços estendidos no chão (*Imagens 79* a *81*). Você também pode se deitar sobre um *bolster*,[28] como na *Imagem 82*. Mantenha o peso sobre as pernas para ter conforto e relaxamento, conforme ilustrado na *Imagem 83*. Duas almofadas podem ser usadas em vez das pranchas (*Imagem 84*). Se não for possível estender as pernas devido a uma enfermidade ou doença, flexione os joelhos e repouse as canelas sobre um *bolster* ou uma banqueta (*Imagens 85* e *86*).

Quando as costas repousam dessa maneira, a musculatura pélvica inicia a inspiração. Isso alivia qualquer tensão e suaviza o diafragma. Os pulmões e os músculos da respiração funcionam suavemente e a respiração torna-se profunda. A prática deste *prāṇāyāma* traz um alívio incrível para pacientes com ventrículos aumentados e cardiopatias congênitas. Além disso, ele acalma os medos que assolam os pacientes cardíacos que temem fazer o mínimo movimento para não agravar a sua condição.

---

27. O original menciona "*one foot square*", que significa "um pé quadrado (sqft)" e representa uma unidade de área. O conversor de pé quadrado para metro quadrado ($m^2$) aponta para 0,092903 como correspondência numérica, que, arredondado para cima, seria 0,1 $m^2$. Ocorre que esse número não fornece uma ideia correta do tamanho das pranchas, sendo que não especifica suas larguras e alturas. Assim sendo, mantivemos a conversão exata do número originalmente especificado de (sqft) para ($m^2$), cientes de que o leitor não terá uma ideia exata do tamanho dos referidos acessórios. Entretanto, o leitor poderá inferir seu tamanho a partir da observação da *Imagem 92*, na qual pode-se ver claramente a relação corpo-pranchas para ter uma ideia mais clara do tamanho desses materiais.
28. Termo amplamente utilizado nas aulas, sobretudo para as variações restaurativas das posturas, que denota uma almofada cilíndrica bem estruturada internamente e que mede aproximadamente 72 cm de largura e 70 cm de diâmetro.

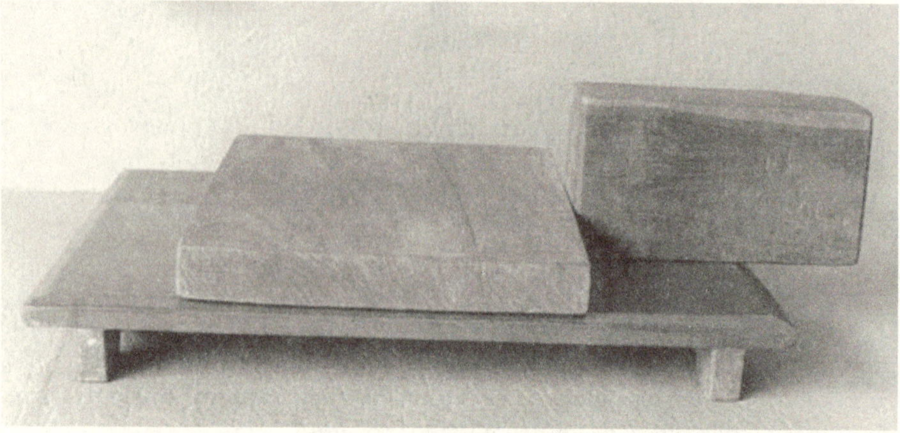

**Imagem 79**

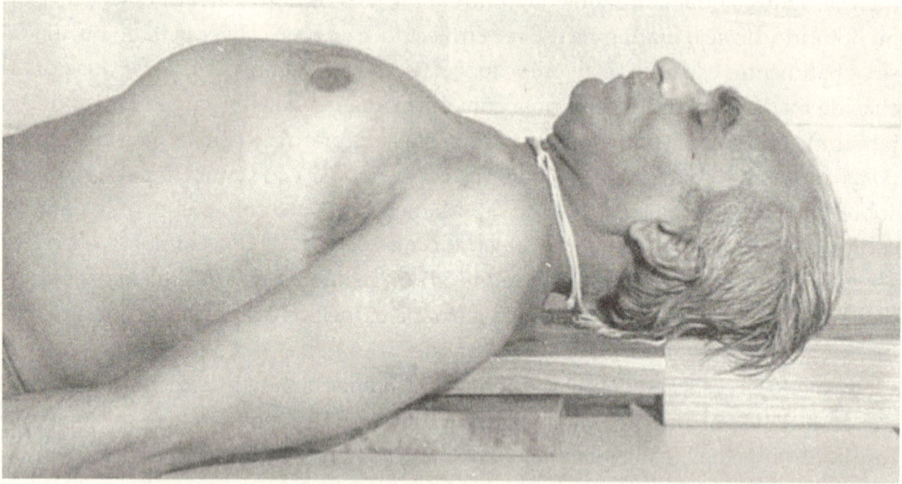

**Imagem 80**

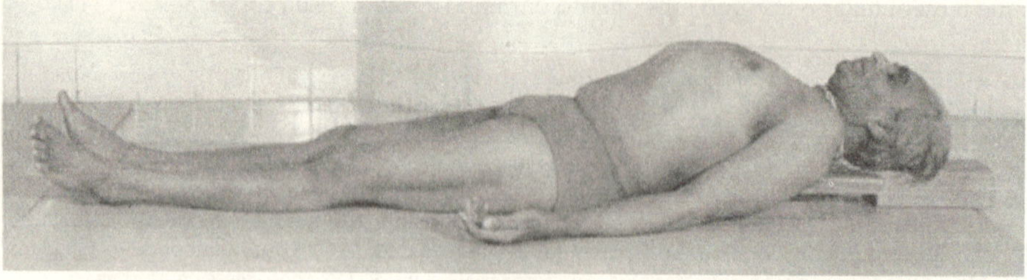

**Imagem 81**

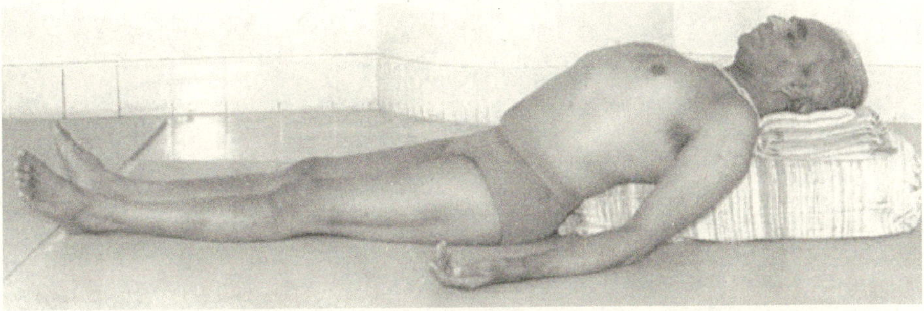

Imagem 82

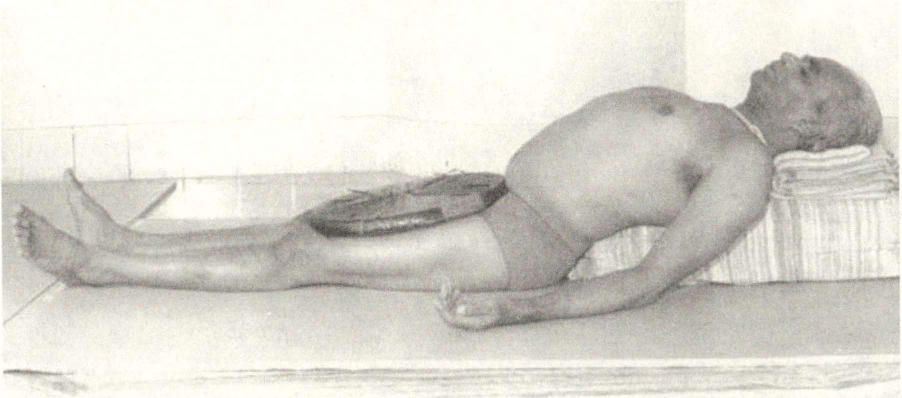

Imagem 83

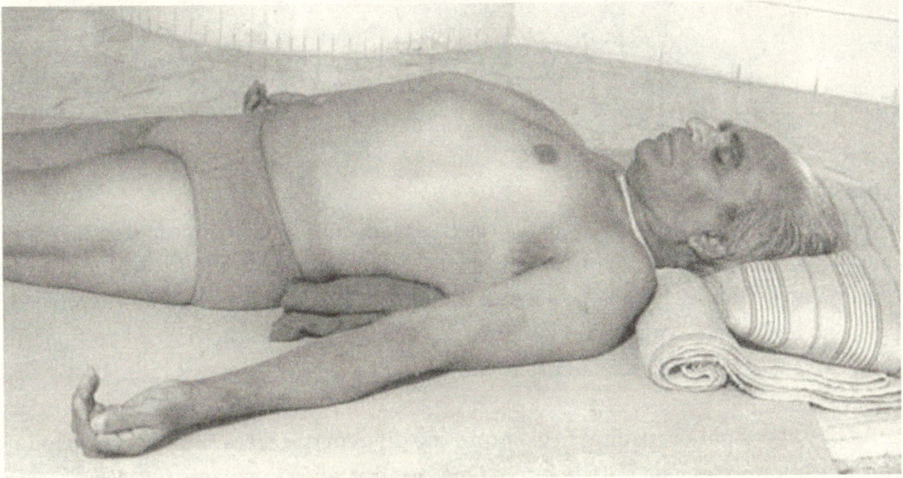

Imagem 84

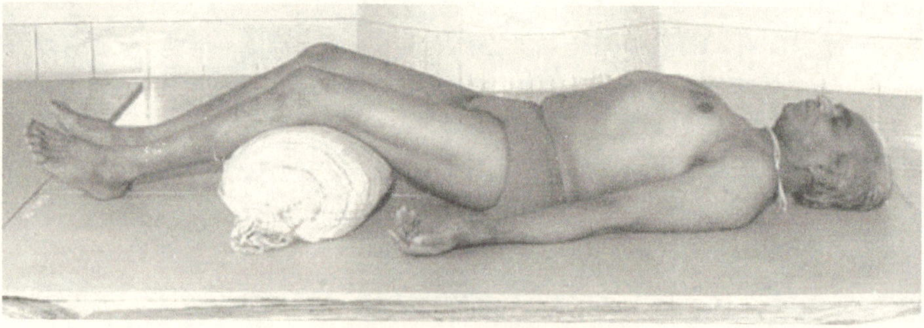

Imagem 85

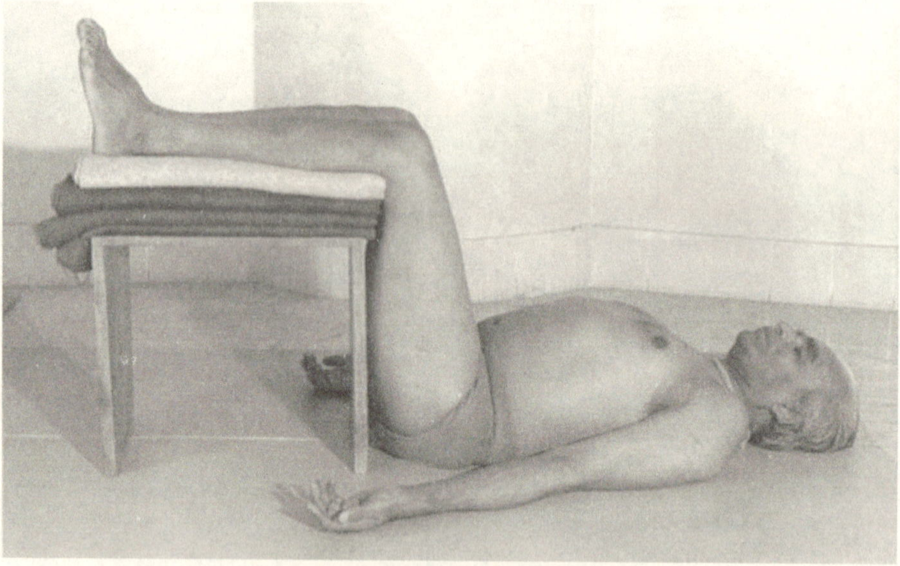

Imagem 86

## Nota

1. Todos os estágios de todos os *prāṇāyāmas* iniciam com uma expiração (*recaka*) e terminam com uma inspiração (*pūraka*). Primeiro, você deve expirar todo o volume de ar que está nos pulmões para depois iniciar *prāṇāyāma*. Não finalize com uma expiração, pois isso tensiona o coração; ao invés disso, faça uma inspiração normal ao final de cada estágio de *prāṇāyāma*. Não use força.

2. As passagens para a inspiração e a expiração diferem nas áreas sinusais. Na inspiração, a respiração toca na parede interna inferior dos seios maxilares (*Imagem 87*). Na expiração, ela toca na sua parede externa superior (*Imagem 88*).

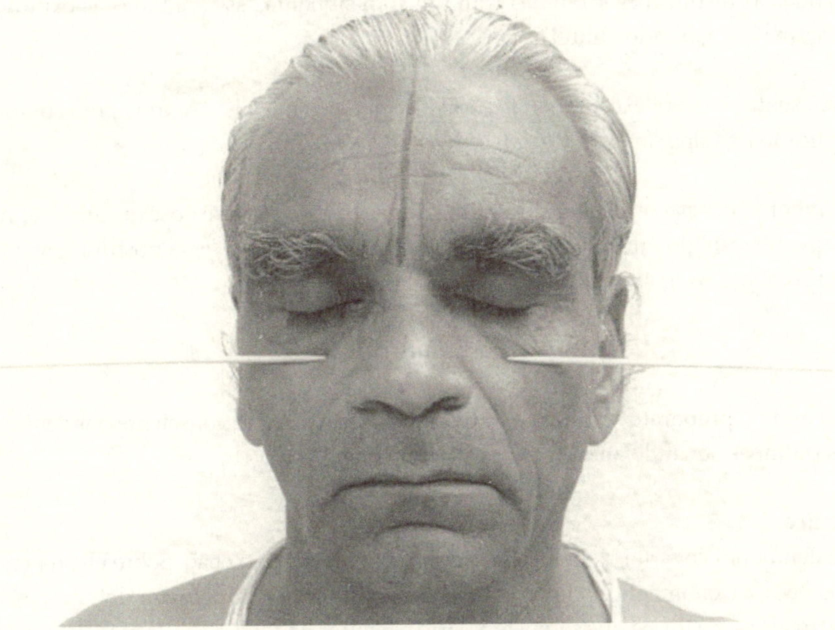

**Imagem 87**

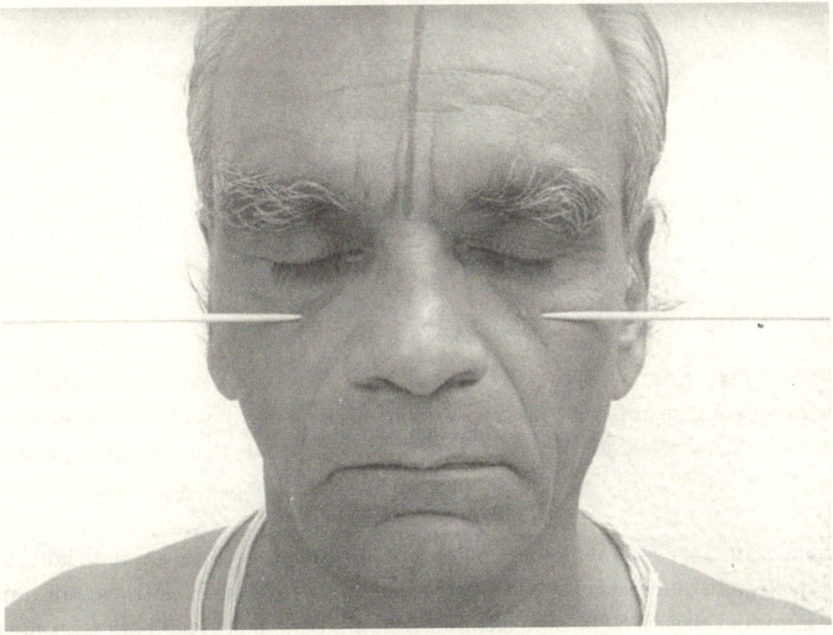

**Imagem 88**

3. Todas as inspirações são feitas com um som sibilante "ssss" e todas as expirações com um som aspirado "hhhh".

4. Ao sentar-se para executar *prāṇāyāma* nos estágios iniciais, use um apoio conforme explicado no *Capítulo 11, § 30* (vide *Imagens 42* e *43*).

5. Embora *śavāsana* seja sugerido ao final de cada *prāṇāyāma*, se você quiser fazer mais do que um estágio ou *prāṇāyāmas* diferentes sucessivamente, essa postura deverá ser feita somente ao final da prática.

## Estágio I

Este estágio preparatório treina o indivíduo na arte de estar consciente das sensações nos pulmões, levando a uma respiração uniforme.

**Técnica**

1. Estenda um cobertor dobrado longitudinalmente sobre o chão. Sobre ele, na região da cabeça, e exatamente em linha com a borda, coloque outro cobertor dobrado três ou quatro vezes, de forma que se ajuste à parte posterior da cabeça e ao tronco (*Imagem 89*).

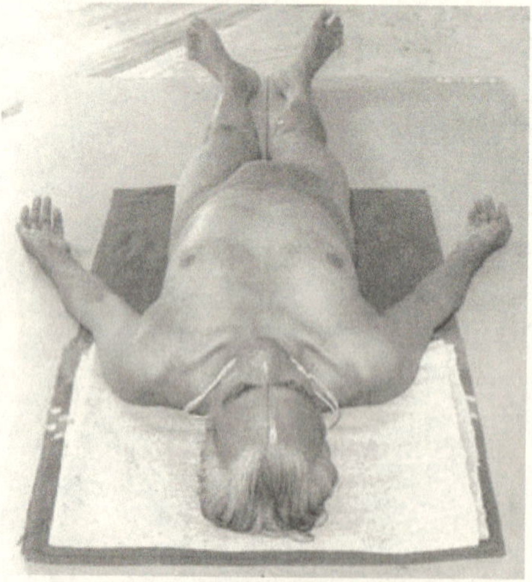

**Imagem 89**

2. Deite-se de costas sobre o cobertor dobrado, mantendo o corpo em uma linha reta. Não deixe a caixa torácica colapsar. Feche os olhos e deite-se em silêncio por um ou dois minutos (*Imagem 50*). Cubra os olhos com um pano macio para um relaxamento rápido da musculatura facial (*Imagem 90*).

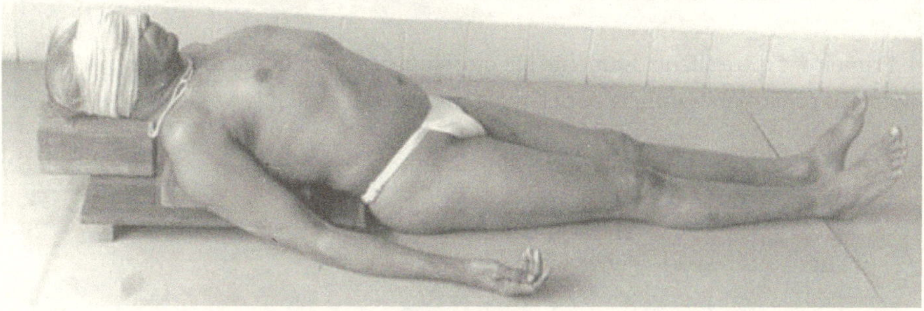

Imagem 90

3. Respire normalmente. Observe e sinta conscientemente o fluxo da respiração por toda parte.

4. Na medida em que você inspira, certifique-se de que ambos os pulmões são preenchidos igualmente. Sinta o peito expandindo-se para cima e para fora. Sincronize os dois movimentos.

5. Expire silenciosamente, esvaziando os pulmões uniformemente em ambos os lados. Corrija se os pulmões se moverem assimetricamente.

6. Continue dessa maneira por dez minutos, mantendo os olhos fechados durante todo o tempo.

### Efeitos

A prática anteriormente descrita faz com que o indivíduo fique atento, revigora os nervos, suaviza qualquer enrijecimento nos pulmões, preparando-os para a respiração profunda.

## Estágio II

Este estágio preparatório treina o indivíduo para alongar a duração de cada expiração e aprender a arte da expiração.

### Técnica

1. Deite-se, seguindo as instruções fornecidas nos *§§ 1* e *2* do "Estágio I" (*Imagem 89*).

2. Feche os olhos sem tensionar os globos oculares, mantenha-os passivos e receptivos, e dirija o olhar para dentro (vide *Imagem 54*).

3. Mantenha os ouvidos internos alertas e receptivos.

4. Primeiro, expire silenciosamente até que sinta os pulmões vazios, porém sem pressionar os órgãos abdominais para baixo (*Imagem 91*).

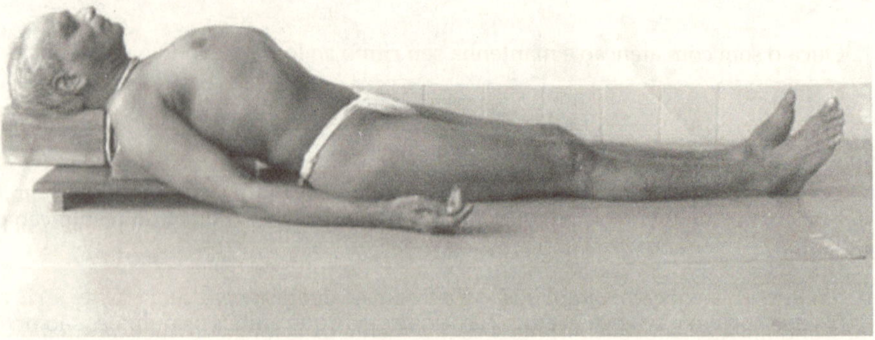

**Imagem 91**

5. Inspire normalmente pelo nariz. Isso é uma inspiração (*pūraka*).

6. Expire lenta, profunda e estavelmente até que sinta os pulmões vazios. Isso é uma expiração (*recaka*).

7. Continue por dez minutos e depois relaxe.

Enfatiza-se aqui uma expiração lenta, profunda e estável.

**Efeitos**

Este estágio suaviza os nervos e acalma o cérebro. Suas expirações lentas, estáveis e profundas são ideais para aqueles que sofrem de distúrbios cardíacos e hipertensão.

## Estágio III

Este estágio preparatório treina o indivíduo para alongar a duração de cada inspiração e aprender a arte da inspiração.

**Técnica**

1. Deite-se conforme descrito no "Estágio I", *§§ 1* e *2*. Depois, siga as instruções fornecidas no "Estágio II", *§§ 2* a *4*.

2. Relaxe o diafragma e alargue-o lateralmente enquanto inspira, sem inflar o abdome (*Imagem 92* [ação incorreta]). Para evitar que isso ocorra, não permita que o diafragma role ou se mova acima das costelas flutuantes (*Imagens 93* e *94*).

3. Faça uma inspiração lenta, profunda, estável e sibilante pelo nariz, cuidadosamente. Certifique-se de que ambos os pulmões são igualmente preenchidos.

4. Ouça o som com atenção e mantenha seu ritmo ao longo de todo o processo.

5. Preencha os pulmões completamente até que o som da inspiração fique inaudível.

6. A respiração profunda tende a mover os globos oculares para cima (*Imagem 95*). Traga-os para baixo conscientemente e olhe na direção dos pulmões (vide *Imagem 54*).

7. No início da expiração, imobilize o diafragma e depois expire lentamente, mas não profundamente. Aqui a expiração será levemente mais longa do que o normal.

8. Continue da mesma maneira por dez minutos e depois relaxe.

Enfatizam-se aqui inspirações lentas, profundas e estáveis. Mais uma vez, ouça o som e mantenha seu ritmo ao longo de todo o processo. Visando obter uma melhor respiração rítmica profunda, é recomendável utilizar duas pranchas para as costas, conforme descrito no início deste capítulo (*Imagens 80* e *86*).

**Efeitos**

Essa prática preliminar é boa para aqueles que sofrem de pressão baixa, asma e depressão. Ela revigora o sistema nervoso e inspira confiança.

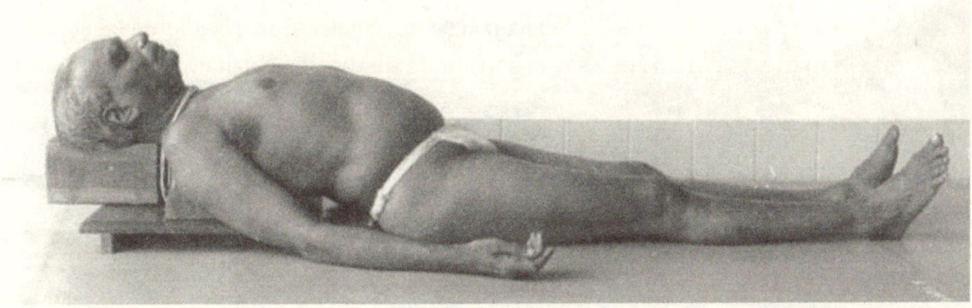

**Imagem 92**

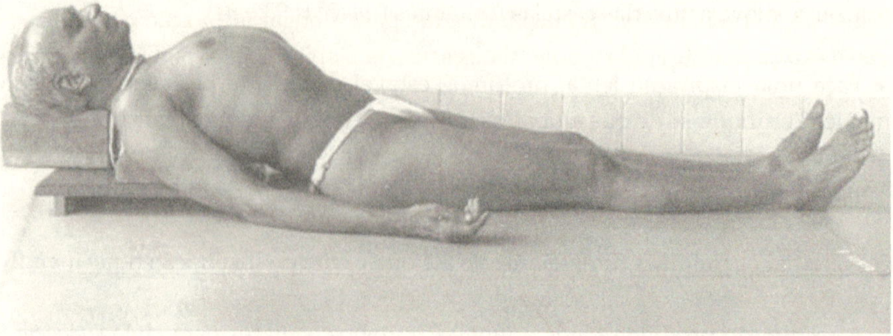

**Imagem 93**

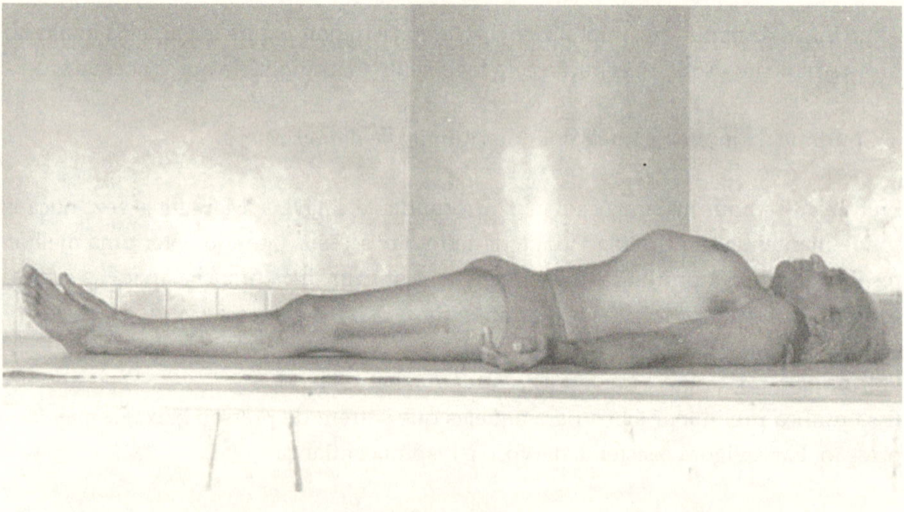

**Imagem 94**

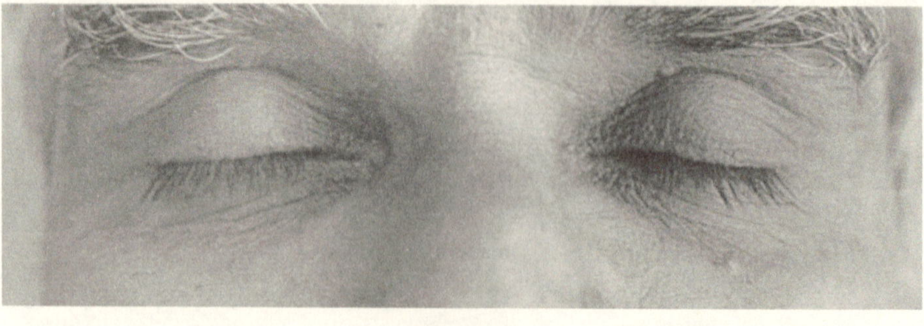

**Imagem 95**

## Estágio IV

Este estágio preparatório treina o indivíduo para alongar a duração de cada inspiração e expiração. Ele ajuda a dominar as artes da inspiração e expiração profundas.

### Técnica

1. Deite-se conforme descrito no "Estágio I", §§ *1* e *2*. Depois siga as instruções fornecidas no "Estágio II", §§ *2* a *4*.

2. Agora inspire seguindo as técnicas fornecidas nos §§ *2* a *5* do "Estágio III".

3. Imobilize o diafragma e solte-o gradualmente, expirando lenta, profunda e estavelmente até sentir os pulmões vazios.

4. Isso completa um ciclo. Repita esses ciclos por dez a quinze minutos e depois relaxe.

### Efeitos

Este estágio fornece energia, suaviza e tonifica os nervos. Os estágios I a IV são preparatórios à *ujjāyī prāṇāyāma* e executados enquanto deitados.

## Estágio V

A respiração aqui é similar à do "Estágio I", porém realizada enquanto sentados. Ela treina o indivíduo na arte da observação e leva a uma respiração equânime.

### Técnica

1. Sente-se em *padmāsana, siddhāsana, svastikāsana* ou *vīrāsana*, ou em qualquer postura conveniente e confortável.

2. Sente-se silenciosamente por algum tempo mantendo as costas e a coluna vertebral firmes, porém a musculatura da coluna suave e móvel para ajustar o tronco. A firmeza da coluna deve estar uniformemente em equilíbrio com a mobilidade da musculatura das costas, que se expande e se contrai com o fluxo das inspirações e expirações. A absorção da respiração deve ser sincronizada com a mobilidade da musculatura das costas. Quanto mais lento seu movimento, melhor a absorção da respiração.

3. Desça a cabeça em direção ao tronco e eleve a estrutura interna do peito em direção ao queixo descendente. Repouse o queixo no encaixe logo acima do esterno. Este é o

travamento do queixo (*jālandhara bandha*, vide *Imagem 57*). Se você não puder executá-lo em sua totalidade, mantenha a cabeça voltada para baixo o máximo possível sem tensão e continue a prática (vide *Imagem 63*).

4. Mantenha os braços para baixo e repouse os punhos sobre os joelhos (vide *Imagem 32*) ou una a ponta do dedo indicador de cada mão com a ponta do polegar, mantendo os demais dedos estendidos (*jñāna mudrā*, vide *Imagem 13*).

5. Não tensione os globos oculares como ilustrado na *Imagem 95*; ao contrário, mantenha-os passivos e receptivos. Feche os olhos e dirija o olhar para dentro (vide *Imagem 54*).

6. Mantenha os ouvidos internos alertas e receptivos.

7. Primeiro expire silenciosamente o máximo possível, sem pressionar os órgãos abdominais para baixo (*Imagens 96* e *97*). Observe os pontos no tronco que mostram os movimentos da pele na expiração, inspiração e retenção.

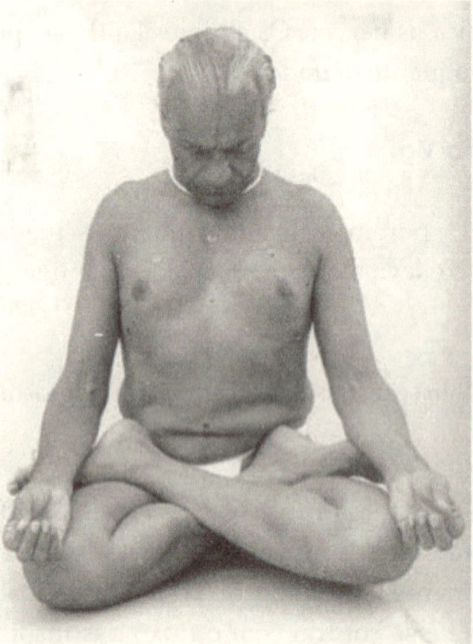

**Imagem 96**

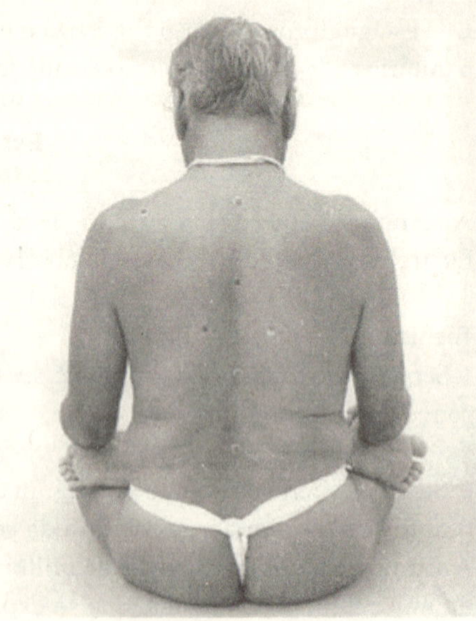

**Imagem 97**

8. Siga as técnicas fornecidas nos §§ *3* a *6* do "Estágio I", observando o fluxo da respiração. Faça isso por dez minutos e depois relaxe em *śavāsana* (vide *Imagem 182*) por alguns minutos.

## Estágio VI

Aqui, a respiração é similar à do "Estágio II", porém feita enquanto sentados. Ela treina o indivíduo para alongar a duração de cada expiração e aprender a arte da expiração.

**Técnica**

1. Sente-se em qualquer postura confortável, seguindo as técnicas fornecidas nos §§ *1* a *7* do "Estágio V". Expire todo o ar dos pulmões (*Imagem 96*).

2. Inspire normalmente pelo nariz.

3. Expire lenta, profunda e estavelmente até sentir os pulmões vazios.

4. Esmere-se na postura enquanto expira e ouça cuidadosamente o som aspirado da respiração. Mantenha seu ritmo e suavidade ao longo de todo o processo.

5. Isso completa um ciclo. Repita esses ciclos por dez minutos, inspire e depois deite-se em *śavāsana* (vide *Imagem 182*).

Enfatizam-se aqui expirações lentas, profundas e estáveis.

## Estágio VII

A respiração aqui é similar à do "Estágio II", porém realizada em posição sentada. Ela treina o indivíduo para alongar a duração de cada inspiração e aprender a arte da inspiração.

**Técnica**

1. Sente-se em qualquer postura confortável, seguindo as técnicas fornecidas nos §§ *1* a *7* do "Estágio V" e expire (*Imagem 96*).

2. Faça uma inspiração lenta e profunda pelo nariz, cuidadosamente, seguindo as técnicas fornecidas nos §§ *3* a *7* do "Estágio III".

3. Expire lentamente, mas não profundamente, tornando a expiração levemente mais longa do que o normal.

4. Isso completa um ciclo. Repita esses ciclos por dez minutos, inspire e depois deite-se em *śavāsana* (vide *Imagem 182*).

Os estágios V a VII são preparatórios para as práticas de *ujjāyī prāṇāyāma* feitas em postura sentada.

## Estágio VIII

Agora inicie *ujjāyī prāṇāyāma* propriamente dito, com inspirações e expirações profundas.

**Técnica**

1. Sente-se em qualquer postura confortável, seguindo as técnicas fornecidas nos *§§ 1* a *7* do "Estágio V" e expire todo o ar dos pulmões (*Imagem 96*).

2. Faça uma inspiração lenta e profunda pelo nariz.

3. Ouça o som sibilante da respiração. Controle, ajuste e sincronize seu fluxo, tom e ritmo. O fluxo é controlado pela ressonância do som, e o tom pelo fluxo. Essa é a chave para o sucesso no *prāṇāyāma*.

4. Preencha os pulmões desde a base até a parte superior até chegar nas clavículas. Procure conduzir a respiração para as partes mais remotas dos pulmões de forma consciente (vista frontal, *Imagem 98*; vista posterior, *Imagem 99*; vista lateral, *Imagem 100*).

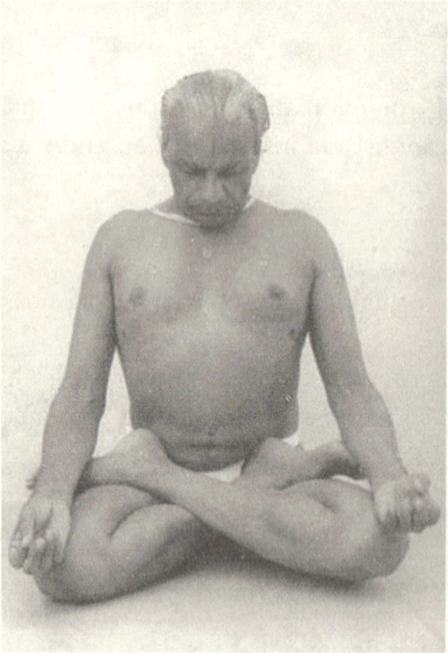

**Imagem 98**

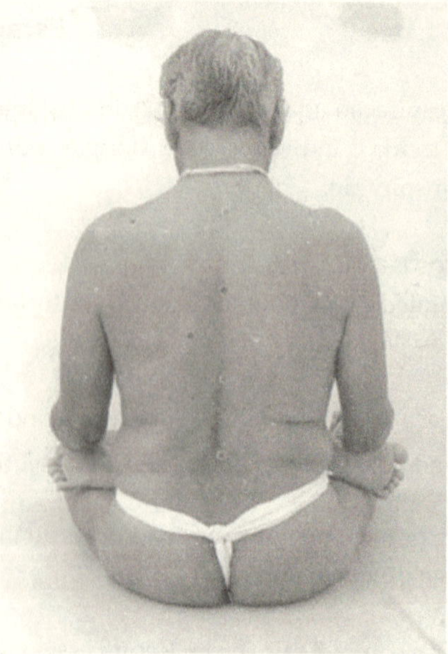

**Imagem 99**

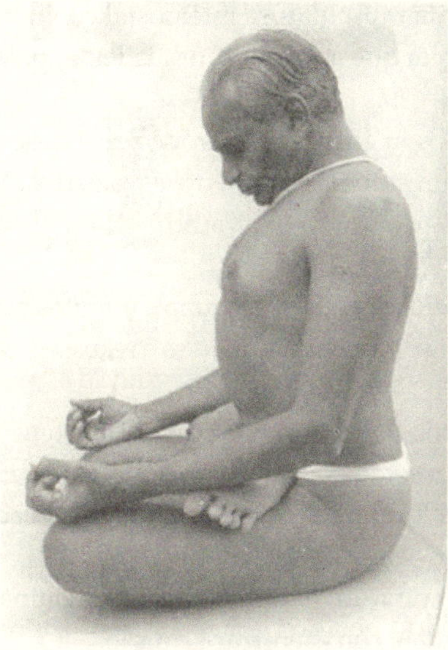

**Imagem 100**

5. Esteja permanentemente consciente a respeito da entrada de ar.

6. Na medida em que você inspira, seu corpo, pulmões, cérebro e consciência devem ser receptivos ao invés de ativos. A respiração é recebida como um presente divino e não deve ser tragada com força.

7. Não infle o abdome quando inspira. Mantenha o diafragma abaixo das costelas durante todo o tempo. Observe isso em todos os tipos de *prāṇāyāma*. Se o diafragma estiver elevado acima das costelas flutuantes, o abdome é inflado ao invés do peito.

8. Os movimentos descritos anteriormente nos *§§ 4*, *6* e *7* são realizados trazendo toda a área abdominal, desde o púbis até o esterno em direção da coluna, e depois para cima em direção à cabeça. Isso massageia automaticamente os órgãos internos.

9. Na inspiração profunda, os músculos intercostais internos do corpo frontal são elevados. Pouco antes da expiração, há uma elevação adicional desses músculos, o que prepara o indivíduo antes de expirar.

10. Inicia-se agora o processo de expiração profunda, no qual o tronco e o diafragma desempenham papéis ativos.

11. Mantenha a elevação da musculatura intercostal conjuntamente com o diafragma e inicie a expiração. Permita que a respiração saia lenta, profunda e estavelmente.

12. Após alguns segundos, a firmeza do tronco relaxa-se por si só gradualmente, até que os pulmões tenham sido passivamente esvaziados. Mantenha continuamente uma percepção consciente durante a expiração.

13. Isso completa um ciclo. Repita por dez a quinze minutos mantendo os olhos fechados e os membros relaxados. Inspire e depois deite-se e relaxe em *śavāsana* (vide *Imagem 182*).

14. Inspire com entusiasmo, encantamento e alegria, como se estivesse recebendo a força da vida como um presente de Deus. Expire com um senso de gratidão, silenciosamente expressando sua humildade como uma rendição ao Senhor.

15. A cada inspiração e expiração, há uma pausa pequenina quando os músculos do tronco se ajustam. Aprenda a conscientizar-se disso.

**Efeitos**

Este *prāṇāyāma* areja os pulmões, suaviza e tonifica o sistema nervoso. Como consequência da ação respiratória profunda, o sangue transporta o suprimento de energia vital para as partes mais ínfimas dos tecidos. Ele reduz a fleuma, alivia a dor no peito e a voz torna-se melódica.

## Estágio IX

Este é um estágio para iniciantes, introduzindo a retenção da respiração quando os pulmões estão cheios. É uma retenção interna deliberada (*sahita antara kumbhaka*).

**Técnica**

1. Sente-se em qualquer postura confortável seguindo as técnicas fornecidas nos *§§ 1* a *7* do "Estágio V" e expire (*Imagem 96*).

2. Inspire e retenha a respiração. Mantenha o tronco firme e alerta (vista frontal, *Imagem 101*; vista posterior, *Imagem 102*; vista lateral, *Imagem 103*).

3. Não eleve a ponte nasal, os olhos ou a cabeça ao longo de toda a retenção (vide *Imagem 78*).

4. Sinta a respiração percolando nos poros mais remotos da pele do tronco e torne-se consciente do processo.

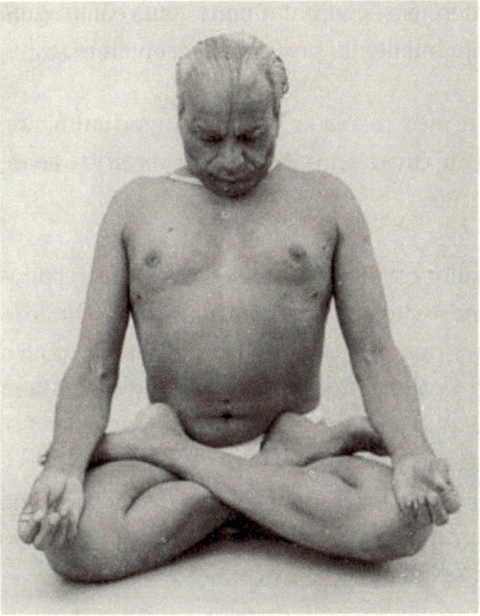

Imagem 101

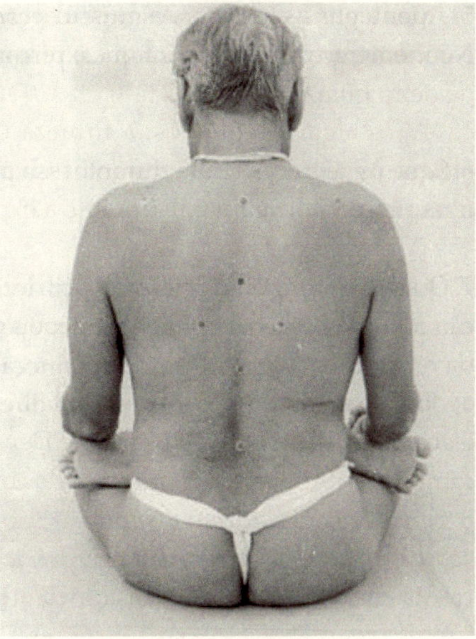

Imagem 102

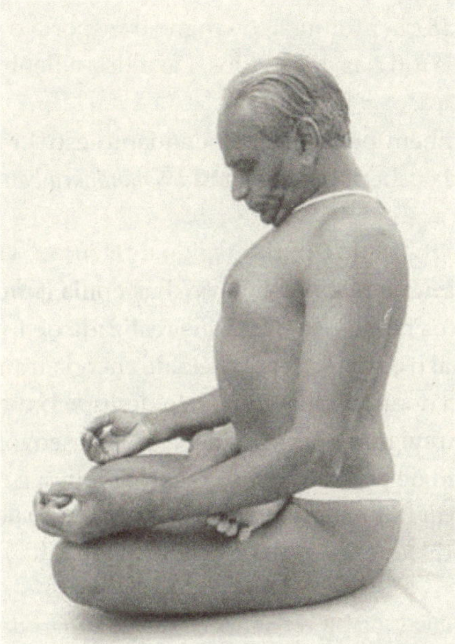

Imagem 103

5. Após alguns segundos, essa percepção consciente começa a perder sua constância. No momento que isso acontece, expire normalmente. Esse é um ciclo, então pratique de dez a quinze ciclos.

6. Se sentir alguma fadiga durante essa prática, esses ciclos podem ser alternados com a respiração normal.

7. Quando essa prática se tornar fácil, intensifique-a até que você possa reter a respiração confortavelmente por dez a quinze segundos de cada vez. Para aumentar a duração da retenção, eleve o diafragma em direção aos pulmões, segure-o firmemente e traga o abdome para dentro e para cima em direção à coluna. Então, retenha a respiração sem elevar a ponte nasal (vide *Imagem 78*).

8. Se sentir enrijecimento nos pulmões, ou tensão nas têmporas e ao redor delas ou na cabeça, é sinal de que você está excedendo sua capacidade; se isso ocorrer, reduza a duração da retenção interna. A transição da retenção interna para a expiração deve ser suave.

9. Expire lentamente, sem perder o controle do tronco, do diafragma e dos pulmões. Após completar a prática, faça algumas respirações profundas e depois relaxe em *śavāsana* (vide *Imagem 182*).

**Nota**

A retenção interna também pode ser feita enquanto estiver deitado, mantendo os travesseiros embaixo da cabeça para estimular *jālandhara bandha* (vide *Imagem 77*).

**Efeitos**

A prática de *sahita antara kumbhaka* desenvolve harmonia entre a respiração e os pulmões, bem como entre os nervos e a mente. Se realizada de forma correta, induz um estado dinâmico no qual o corpo se sente cheio de energia transbordante. Aumenta a capacidade de trabalho do indivíduo, remove o desespero e cria esperança. Através da criação de energia, revigora o sistema nervoso e desenvolve resistência. É ideal para aqueles que sofrem de pressão baixa, langor, preguiça e dúvida.

Todavia, *antara kumbhaka* não é recomendável para aqueles que sofrem de pressão alta, hipertensão e disfunções cardíacas.

## Estágio X

Este é um estágio para iniciantes, introduzindo a retenção da respiração quando os pulmões estão vazios. Ele é chamado de retenção externa deliberada (*sahita bāhya kumbhaka*).

**Técnica**

1. Sente-se em qualquer postura confortável, seguindo as técnicas descritas nos *§§ 1* a *7* do "Estágio V", e expire todo o ar dos pulmões (*Imagem 96*).

2. Inspire normalmente e expire estável e lentamente, esvaziando os pulmões o máximo possível sem forçar.

3. Mantenha-se passivo, retenha a respiração ao máximo possível (*Imagem 96*) e depois inspire normalmente. Isso corresponde a um ciclo. Repita-o de dez a vinte vezes ou continue por dez minutos.

4. Compressão no abdome, pressão nas têmporas ou arfadas indicam que você atingiu sua capacidade máxima de retenção externa (*bāhya kumbhaka*); neste caso, reduza a duração da retenção. A transição para a inspiração deve ser suave. Se sentir alguma fadiga durante essa prática, os ciclos deste estágio podem ser alternados com a respiração normal.

5. Faça algumas respirações profundas e deite-se em *śavāsana* (vide *Imagem 182*).

**Nota**

A retenção externa também pode ser realizada enquanto deitado, mantendo travesseiros embaixo da cabeça (vide *Imagem 77*).

**Efeitos**

*Bāhya kumbhaka* é especialmente bom para pessoas que são muito tensas ou que sofrem de pressão alta, pois alivia a tensão dos nervos. Traz um estado passivo, um sentimento de quietude, como se o indivíduo fosse uma embarcação vazia flutuando na água. Contudo, não é recomendável para aqueles que sofrem de depressão, melancolia e pressão baixa.

## Estágio XI

Isso é retenção interna (*antara kumbhaka*) para alunos avançados.

**Técnica**

1. Sente-se em qualquer postura confortável, seguindo as técnicas descritas nos *§§ 1* a *7* do "Estágio V", e expire (*Imagem 96*).

2. Faça uma inspiração forte e profunda sem nenhuma força, solavanco ou severidade, mantendo o tronco alerta.

3. Retenha a respiração por dez a quinze segundos (*Imagens 101* e *103*).

4. Em poucos momentos, o corpo perde sua firmeza. Para mantê-la, eleve as costelas laterais. Agora contraia o tronco inferior desde o púbis, períneo e ânus e eleve-o em direção ao peito conjuntamente com a coluna. Isso é *mūla bandha* (vide *Imagem 69*).

5. Essa elevação do tronco cria tensão na cabeça. Desça a cabeça desde a base da região posterior do pescoço. Isso rende um *jālandhara bandha* melhor e alivia a tensão na cabeça.

6. Sinta a respiração percolando até os poros mais remotos da pele do tronco, despertando uma percepção consciente por toda a parte.

7. Mantenha os olhos, ouvidos e língua passivos e o cérebro quieto.

8. Se a duração da retenção for muito longa, a garganta fica tensa e a musculatura facial e as têmporas ficam retesadas. Isso significa que você está perdendo sua firmeza. Assim, recarregue a energia do tronco conforme a instrução do § *4* deste "Estágio XI".

9. Se ainda sentir tensão na cabeça e no tronco e o rosto tiver a sensação de estar avermelhado, significa que você não está mantendo a firmeza correta ou excedeu sua capacidade. Isso pode levar a lesões no sistema nervoso. Neste caso, não continue com a retenção.

10. Expire normal ou profundamente sem perder a firmeza no tronco, no diafragma e nos pulmões.

11. Esse é um ciclo de retenção. Pratique de dez a doze desses ciclos, mantendo a mesma percepção consciente durante todo o tempo, como no primeiro ciclo. Como a capacidade de retenção varia de acordo com os indivíduos, não é possível mencionar a duração da retenção da respiração. É recomendável fazer a retenção interna após um intervalo de três ou quatro respirações.

12. Após finalizar a prática, inspire e deite-se em *śavāsana* (vide *Imagem 182*). Neste estágio, enfatiza-se a retenção da respiração ao invés da inspiração e expiração.

**Efeitos**

Este estágio é bom para pessoas que sofrem de entorpecimento, náusea e fadiga física. Ele mantém o corpo quente, elimina a fleuma, e gera júbilo e confiança, levando a uma melhor concentração. A prática incorreta causa nervosismo, latejo, irritabilidade e exaustão.

## Estágio XII

Isso é retenção externa (*bāhya kumbhaka*) para alunos avançados.

**Técnica**

1. Sente-se em qualquer postura confortável, seguindo as técnicas fornecidas nos *§§ 1* a *7* do "Estágio V", e expire (*Imagem 96*).

2. Inspire normalmente e expire estável e fortemente. Esvazie os pulmões o máximo possível sem força, solavanco ou severidade.

3. Quando a expiração estiver completa não inspire; em vez disso, pause e absorva toda a região abdominal para trás em direção a coluna e para cima em direção ao peito. Isso é *uḍḍīyāna bandha* (*Imagem 104*).

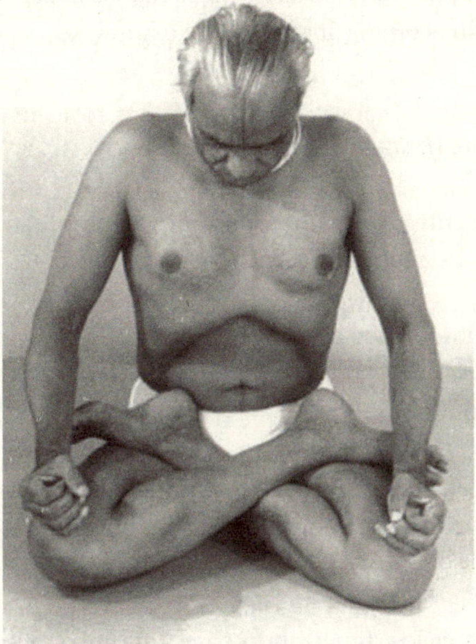

**Imagem 104**

4. Mantenha essa firmeza pelo tempo máximo possível. Quando sentir tensão, relaxe o abdome, traga-o para sua condição normal e depois inspire.

5. Isso corresponde a um ciclo. Repita esses ciclos de oito a dez vezes, depois inspire e deite-se em *śavāsana* (vide *Imagem 182*).

6. Na medida em que a prática é aperfeiçoada, aumente a duração da retenção após a expiração. A duração varia de acordo com cada indivíduo. Observe sua própria capacidade para aumentá-la.

7. Nunca inspire durante o *uḍḍīyāna bandha*, pois isso pode fazê-lo arfar e forçar o coração.

8. No início, é recomendável fazer a retenção externa após um intervalo de três ou quatro respirações profundas.

**Efeitos**

Este estágio limpa os órgãos abdominais e evita seu prolapso.

## Estágio XIII

Este estágio avançado combina tanto as retenções (*kumbhakas*) internas (*antara*) quanto externas (*bāhya*) com duas ou três inspirações e expirações.

**Técnica**

1. Aqui, primeiro expire (*Imagem 96*).

2. Inspire profundamente. Após uma inspiração completa, retenha a respiração (*antara kumbhaka*) por dez segundos (*Imagem 101*).

3. Expire profundamente. Após a expiração profunda, retenha a respiração (*bāhya kumbhaka*) com *uḍḍīyāna bandha* por cinco segundos (*Imagem 104*) e inspire profundamente. Isso completa um ciclo.

4. Expire e faça duas ou três inspirações e expirações profundas. Depois repita os ciclos dos *kumbhakas*, mais uma vez, seguidos de duas ou três inspirações e expirações profundas.

5. Faça de cinco a seis ciclos, finalizando com uma inspiração. Depois deite-se em *śavāsana* (vide *Imagem 182*).

## Tabela de *ujjāyī prāṇāyāma*

| Estágio | *pūraka* | | *antara kumbhaka* | | *recaka* | | *bāhya kumbhaka* | |
|---|---|---|---|---|---|---|---|---|
| | N | P | Sem MB | MB | N | P | Sem UB | UB |
| Deitado: | | | | | | | | |
| I | ✔ | | | | ✔ | | | |
| II | ✔ | | | | | ✔ | | |
| III | | ✔ | | | ✔ | | | |
| IV | | ✔ | | | | ✔ | | |
| Sentado: | | | | | | | | |
| V | ✔ | | | | ✔ | | | |
| VI | ✔ | | | | | ✔ | | |
| VII | | ✔ | | | ✔ | | | |
| VIII | | ✔ | | | | ✔ | | |
| IX | ✔ | | PS | | ✔ | | | |
| X | ✔ | | | | | ✔ | MLP | |
| XI | | FP | | 10-15 seg | N ou P | | | |
| XII | ✔ | | | | | FP | | MLP |
| XIII | | FP | | 10-15 seg | N ou P | | | MLP |

PS: poucos segundos; MLP: mais longo possível; P: profunda; MB: *mūla bandha*; N: normal; UB: *uḍḍīyāna bandha*; FP: forte profundo.

# 20

# *Viloma prāṇāyāma*

*Loma* significa cabelo e *vi* denota disjunção ou negação. *Viloma* significa "à contrapelo" ou "contra a ordem natural das coisas".

Em *viloma prāṇāyāma* a inspiração ou expiração não é um processo contínuo, e sim interrompido por diversas pausas. Por exemplo, se uma inspiração completa levasse quinze segundos, no *viloma* ela seria interrompida a cada dois ou três segundos, alongando assim sua duração para vinte e cinco ou trinta segundos. Similarmente, com a expiração interrompida, sua duração é alongada de vinte e cinco para trinta segundos. Este *prāṇāyāma* pode ser comparado ao subir ou descer de uma escada alta, com uma pausa a cada degrau. Certifique-se de que não há nenhuma expiração ou inspiração inconsciente durante suas pausas de interrupção. As técnicas fornecidas a seguir têm nove estágios.

## Estágio I

Este estágio é uma introdução à inspiração (*pūraka*) interrompida em posição deitada. É adequado para iniciantes e inválidos ou quando o indivíduo sofre de fadiga, fraqueza, tensão ou pressão baixa.

### Técnica

1. Deite-se em silêncio por alguns minutos como em *ujjāyī* "Estágio I", preferencialmente usando pranchas ou almofadas, conforme explicado no início do *Capítulo 19*.

2. Siga as técnicas fornecidas nos *§§ 2, 3* e *4* de *ujjāyī* "Estágio II" e expire todo o ar que estiver nos pulmões (vide *Imagem 91*).

3. Agora, inicie com a inspiração interrompida, conforme segue: inspire por dois ou três segundos, pause, e retenha a respiração por dois ou três segundos e refaça-o. Para fazer uma pausa, o diafragma é levemente imobilizado. Quando você inspirar novamente, não o deixe solto após cada pausa. Continue dessa forma até que os pulmões estejam completamente cheios, o que poderá incluir de quatro a cinco pausas. Não se deve sentir tensão alguma ao longo de toda a prática.

4. Agora, expire lenta e profundamente, como em *ujjāyī* "Estágio II", soltando gradualmente a fixação do diafragma.

5. Isso completa um ciclo de *viloma* "Estágio I". Repita-os por sete a dez minutos, ou enquanto você não sentir fadiga; respire normalmente duas ou três vezes e depois relaxe em *śavāsana* (vide *Imagem 182*).

## Estágio II

Esta é uma introdução à expiração (*recaka*) interrompida quando se está deitado. É adequada para iniciantes, pessoas fracas e inválidos, ou quando o indivíduo sofre de fadiga, tensão, pressão alta ou tem alguma queixa cardíaca.

### Técnica

1. Deite-se em silêncio por alguns minutos, como em *ujjāyī* "Estágio I", e depois siga as técnicas fornecidas nos *§§ 2, 3* e *4* de *ujjāyī* "Estágio II". Expire todo o ar que estiver nos pulmões (vide *Imagem 91*).

2. Faça uma inspiração longa e profunda sem nenhuma pausa, como em *ujjāyī*, preenchendo os pulmões completamente, mas sem esforço excessivo.

3. Expire por dois ou três segundos, pause, retenha a respiração por dois ou três segundos e repita. Continue dessa maneira até que sinta os pulmões completamente vazios, o que pode incluir quatro ou cinco pausas. Solte gradualmente a fixação do abdome.

4. Isso completa um ciclo de *viloma* "Estágio II". Repita-os por sete a dez minutos ou pelo tempo possível sem sentir fadiga. Inspire e depois faça *śavāsana* (vide *Imagem 182*).

### Efeitos

Essa prática traz um sentimento de conforto e leveza no corpo.

## Estágio III

Este estágio é uma combinação dos estágios I e II em uma posição deitada.

### Técnica

1. Deite-se silenciosamente por alguns minutos como em *ujjāyī* "Estágio I" e, depois, siga as técnicas fornecidas nos *§§ 2, 3* e *4* de *ujjāyī* "Estágio II", e expire (vide *Imagem 91*).

2. Agora, inicie a inspiração interrompida conforme descrito no *§ 3* do "Estágio I".

3. Retenha a respiração por um ou dois segundos.

4. Agora, inicie a expiração interrompida, seguindo as técnicas fornecidas no *§ 3* do "Estágio II", soltando gradualmente a fixação do diafragma.

5. Isso completa um ciclo de *viloma* "Estágio III". Repita-os por oito a doze minutos ou pelo tempo possível sem sentir tensão. Inspire e depois relaxe em *śavāsana* (vide *Imagem 182*).

## Estágio IV

Este estágio é uma introdução à inspiração (*pūraka*) interrompida em postura sentada. É adequado para iniciantes.

**Técnica**

1. Sente-se em qualquer postura confortável, seguindo as técnicas fornecidas nos *§§ 1* a *7* de *ujjāyī* "Estágio V". Expire sem tensão (vide *Imagem 96*).

2. Agora, inicie a inspiração interrompida, conforme segue: inspire por dois ou três segundos, pause e retenha a respiração por dois ou três segundos; inspire novamente por dois ou três segundos, pause e retenha a respiração por dois ou três segundos. Para fazer uma pausa, o diafragma é levemente fixado. Não deixe o diafragma solto quando você inspirar novamente após cada pausa. Continue dessa maneira até que os pulmões estejam completamente preenchidos, o que pode incluir quatro ou cinco pausas. Não se deve sentir tensão alguma ao longo de todo o processo.

3. Absorva os órgãos abdominais delicadamente na direção da coluna e para cima. Depois, expire lenta e profundamente, como em *ujjāyī* "Estágio VI", soltando gradualmente a fixação do abdome.

4. Isso completa um ciclo de *viloma* "Estágio IV". Repita esses ciclos por sete a dez minutos, ou pelo tempo possível sem que você sinta fadiga. Respire normalmente duas ou três vezes e depois relaxe em *śavāsana* (vide *Imagem 182*).

**Efeitos**

Os efeitos são similares aos do "Estágio I".

## Estágio V

Este estágio é uma introdução à expiração (*recaka*) interrompida em uma postura sentada. É adequado para iniciantes com saúde normal.

### Técnica

1. Sente-se em qualquer postura confortável, seguindo as técnicas fornecidas nos *§§ 1* a *7* de *ujjāyī* "Estágio V". Expire sem tensão (vide *Imagem 96*).

2. Faça uma inspiração longa e profunda de uma só vez, sem qualquer pausa. Preencha os pulmões até a borda superior.

3. Agora, inicie a expiração interrompida como no "Estágio II", porém imobilizando o diafragma conforme segue: expire por dois segundos, pause, fixe o diafragma e retenha a respiração por dois ou três segundos e repita. Continue dessa maneira, até sentir os pulmões completamente vazios, o que pode incluir quatro ou cinco pausas. Solte gradualmente a fixação do diafragma.

4. Isso completa um ciclo de *viloma* "Estágio V". Repita-os por oito a dez minutos ou pelo tempo possível sem sentir tensão. Faça duas ou três respirações normais e depois deite-se em *śavāsana* (vide *Imagem 182*).

### Efeitos

Essa prática traz um sentimento de júbilo e calma.

## Estágio VI

Este estágio é uma combinação dos estágios IV e V, realizado em uma postura sentada.

### Técnica

1. Sente-se em qualquer postura confortável, seguindo as técnicas fornecidas nos *§§ 1* a *7* de *ujjāyī* "Estágio V". Expire sem criar tensão (vide *Imagem 96*).

2. Agora, inicie a inspiração interrompida, seguindo a técnica fornecida no *§ 2* do "Estágio IV".

3. Retenha a respiração por dois ou três segundos. Fixe o abdome e depois inicie a expiração interrompida, seguindo a técnica fornecida no *§ 3* do "Estágio V".

4. Isso completa um ciclo de *viloma* "Estágio VI". Repita por dez a quinze minutos ou pelo tempo possível sem sentir tensão. Faça duas ou três respirações e depois deite-se em *śavāsana* (vide *Imagem 182*).

**Efeitos**

Este estágio desenvolve resistência e um senso de júbilo.

## Estágio VII

Aqui a retenção interna (*antara kumbhaka*) é introduzida, após uma inspiração interrompida. Este estágio é para estudantes intermediários e mais intensivos que adquiriram alguma força e estabilidade em sua prática.

**Técnica**

1. Sente-se em qualquer postura confortável, seguindo as técnicas fornecidas nos §§ *1* a *7* de *ujjāyī* "Estágio V". Expire profundamente, sem criar tensão (vide *Imagem 96*).

2. Inicie a inspiração interrompida, conforme descrita no § *2* do "Estágio IV".

3. Agora, retenha a respiração por dez a quinze segundos. Isto é uma retenção interna (*antara kumbhaka*, vide *Imagem 101*). Fixe o diafragma e depois expire lenta e profundamente, relaxando gradualmente sua fixação.

4. Isso completa um ciclo de *viloma* "Estágio VII". Repita-os por quinze a vinte minutos, ou por mais tempo, desde que não sinta nenhuma fadiga ou tensão. Faça duas ou três respirações e depois deite-se em *śavāsana* (vide *Imagem 182*).

**Efeitos**

Este estágio ajuda aqueles que sofrem de pressão baixa. As células dos pulmões são ventiladas, cria-se elasticidade neles, e a arte da respiração profunda é aprendida com precisão, relaxamento e conforto.

## Estágio VIII

Aqui, a retenção externa (*bāhya kumbhaka*) é introduzida, seguida de uma expiração interrompida. Este estágio é para estudantes que adquiriram força e estabilidade em sua prática.

**Técnica**

1. Sente-se por algum tempo, seguindo as técnicas fornecidas nos *§§ 1* a *7* de *ujjāyī* "Estágio V". Expire lentamente, até sentir os pulmões vazios sem tensioná-los (vide *Imagem 96*).

2. Faça uma inspiração longa e profunda sem qualquer pausa. Preencha os pulmões completamente, porém sem esforço excessivo.

3. Retenha a respiração por dois ou três segundos.

4. Agora, faça a expiração interrompida, conforme descrito no *§ 3* do "Estágio V".

5. Retenha a respiração por cinco ou seis segundos antes de inspirar.

6. Isso completa um ciclo de *viloma* "Estágio VIII". Repita por quinze a vinte minutos, ou pelo tempo possível, sem que você sinta fadiga. Faça duas ou três respirações normais e depois deite-se em *śavāsana* (vide *Imagem 182*).

**Efeitos**

Este estágio relaxa os nervos e suaviza o cérebro.

## Estágio IX

Este estágio associa os estágios VII e VIII, incluindo *(a)* inspirações e expirações interrompidas, *(b)* retenções internas e externas e *(c) bandhas*. É recomendado apenas para estudantes avançados que têm praticado yoga há muitos anos.

**Técnica**

1. Sente-se em qualquer postura confortável, seguindo as técnicas fornecidas nos *§§ 1* a *7* de *ujjāyī* "Estágio V". Expire até sentir os pulmões vazios sem tensioná-los (vide *Imagem 96*).

2. Inicie as inspirações interrompidas conforme descrito no *§ 2* do "Estágio IV".

3. Em seguida, retenha a respiração com *mūla bandha* por dez a quinze segundos ou pelo tempo que puder (vide *Imagem 101*).

4. Agora, inicie a expiração interrompida, conforme descrita no *§ 3* do "Estágio V".

5. Quando sentir os pulmões vazios, retenha a respiração por cinco a seis segundos. Execute *uḍḍīyāna bandha*, conforme descrito no § 3 do "Estágio XII" de *ujjāyī*, porém cuide para não fazer um esforço excessivo (vide *Imagem 104*).

6. Isso completa um ciclo de *viloma* "Estágio IX". Repita-os por quinze a vinte minutos, ou pelo tempo possível, enquanto não sentir fadiga. Faça duas ou três respirações normais e depois deite-se em *śavāsana* (vide *Imagem 182*).

**Efeitos**

Este estágio associa os efeitos dos Estágios VII e VIII.

**Tabela de *viloma prāṇāyāma***

| Estágio | *pūraka* | | *antara kumbhaka* | | *recaka* | | *bāhya kumbhaka* | |
|---|---|---|---|---|---|---|---|---|
| | Sem P | P | Sem MB | MB | Sem P | P | Sem UB | UB |
| Deitado: | | | | | | | | |
| I | | ✔ | | | ✔ | | | |
| II | ✔ | | | | | ✔ | | |
| III | | ✔ | | | | ✔ | | |
| Sentado: | | | | | | | | |
| IV | | ✔ | | | ✔ | | | |
| V | ✔ | | | | | ✔ | | |
| VI | | ✔ | | | | ✔ | | |
| VII | | ✔ | 10-15 seg | | ✔ | | | |
| VIII | ✔ | | | | | ✔ | 5-6 seg | |
| IX | | ✔ | | 10 seg | | ✔ | | 5-6 seg |

MB: *mūla bandha*; P: pausas; UB: *uḍḍīyāna bandha*.

21

# *Bhrāmarī, mūrchā e plāvinī prāṇāyāma*

## Bhrāmarī prāṇāyāma

*Bhrāmara* significa "abelha mamangava preta e grande". Este *prāṇāyāma* é assim chamado, pois durante a expiração emite-se um som de zumbido suave como o dessa abelha. O melhor horário para executá-lo é durante o silêncio e a quietude da noite. *Bhrāmarī prāṇāyāma* pode ser realizado em dois estágios: um deitado e o outro sentado.

### Técnica

Aqui, as inspirações profundas são feitas como em *ujjāyī prāṇāyāma*, enquanto as expirações profundas são feitas com um som de um zumbido ou de um murmúrio. Entretanto, não é recomendável reter a respiração (*kumbhaka*) neste *prāṇāyāma*. *Bhrāmarī* também pode ser realizado enquanto estiver fazendo *ṣaṇmukhī mudrā* sem *jālandhara bandha*, visto que aqui não há retenção da respiração.

## Ṣaṇmukhī mudrā (Imagens 105 e 106)

Eleve as mãos até o rosto e os cotovelos até o nível dos ombros. Coloque as pontas dos polegares na entrada dos condutos auditivos externos para manter os sons extrínsecos para fora. Se a ponta do polegar causar dor, reduza a pressão ou empurre os tragos (as pequenas protuberâncias na entrada dos ouvidos) sobre a entrada dos condutos auditivos externos e pressione-os para dentro.

Feche os olhos. Coloque os dedos indicadores e médios sobre as pálpebras. Puxe as pálpebras superiores para baixo com as pontas dos dedos médios e cubra o espaço remanescente acima delas com as pontas dos dedos indicadores para tapar a luz. Mantenha os globos oculares passivos e receptivos e pressione-os delicadamente com os dedos.

Agora, pressione as narinas com as pontas dos dedos anelares estreitando as fossas nasais para uma respiração lenta, estável, rítmica e sutil. Mantenha os dedos mínimos sobre os lábios superiores para sentir o fluxo da respiração.

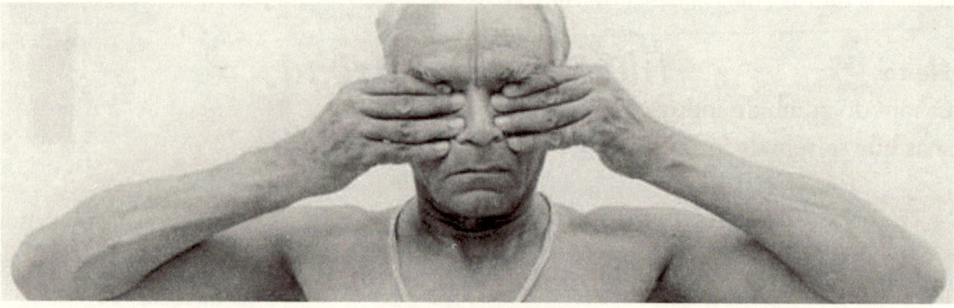

**Imagem 105**

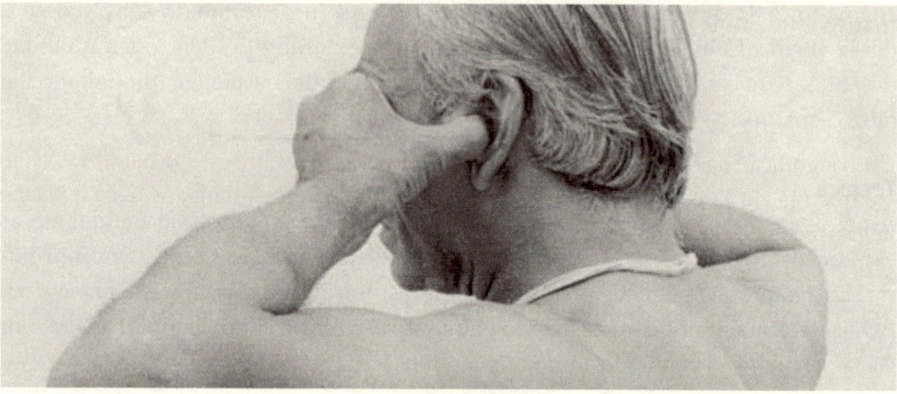

**Imagem 106**

O *sādhaka* pode ouvir os sons internos, pois os ouvidos estão fechados com os polegares. Através da pressão sobre os globos oculares, ele também vê diversas cores de luzes deslumbrantes, às vezes estáveis como a do sol. Se for difícil manter *ṣaṇmukhī mudrā*, enrole uma bandagem ao redor da cabeça e sobre os ouvidos e as têmporas (*Imagem 107*).

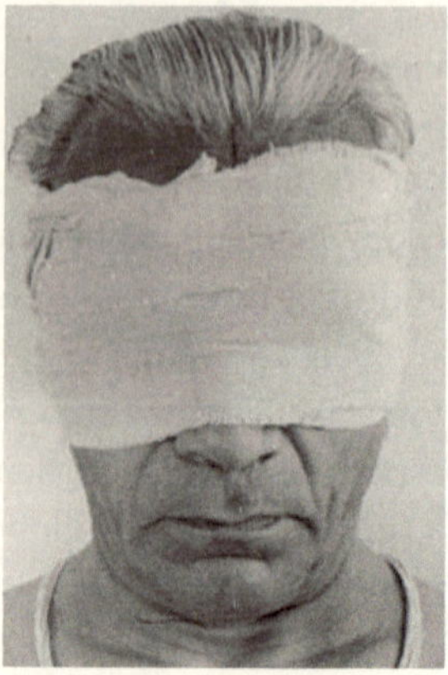

**Imagem 107**

Após finalizar a prática de *bhrāmarī prāṇāyāma*, inspire e depois faça *śavāsana* (vide *Imagem 182*).

**Nota**

Enrolando uma bandagem em volta da cabeça com *jālandhara bandha, kumbhakas* podem ser aplicados a todos os outros *prāṇāyāmas* (*Imagem 108*).

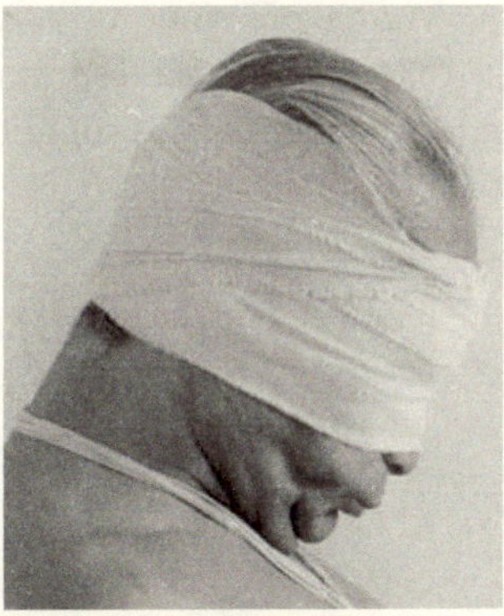

**Imagem 108**

**Efeitos**

O som do zumbido induz o sono e é bom para pessoas que sofrem de insônia.

## *Mūrchā prāṇāyāma*

*Mūrchā* significa "estado de desmaio". Este *prāṇāyāma* é realizado como em *ujjāyī* e a retenção interna é mantida até sentir que vai desmaiar. Ele torna a mente inativa e traz uma tranquilidade sensorial notável.

## *Plāvinī prāṇāyāma*

*Plāva* significa "nadar" ou "flutuar". Muito pouco se sabe sobre este *prāṇāyāma*. Conta-se que ele ajuda o *sādhaka* a flutuar sobre a água com facilidade. *Mūrchā* e *plāvinī prāṇāyāmas* não estão mais em voga.

**Tabela de *bhrāmarī prāṇāyāma***

| Estágio | *pūraka* | | *recaka* | *ṣaṇmukhī mudrā* |
|---|---|---|---|---|
| | N | P | SZP | |
| Deitado: | | | | |
| I-A | ✔ | | ✔ | |
| I-B | ✔ | | ✔ | ✔ |
| II-A | | ✔ | ✔ | |
| II-B | | ✔ | ✔ | ✔ |
| Sentado: | | | | |
| III-A | ✔ | | ✔ | |
| III-B | ✔ | | ✔ | ✔ |
| IV-A | | ✔ | ✔ | |
| IV-B | | ✔ | ✔ | ✔ |

P: profunda; SZP: som de zumbido profundo; N: normal.

22

# *Prāṇāyāma* digital e a arte de posicionar os dedos sobre o nariz

## O Nariz

1. O nariz é uma câmara com formato de cone, sustentado por ossos e cartilagem, revestido externamente pela pele e internamente pelas membranas mucosas, enquanto as narinas são sustentadas e separadas pelo septo. As paredes internas das narinas são irregulares e conectadas aos seios da face no crânio através de pequenos orifícios (óstios).

2. O ar que entra nas narinas é filtrado e levado para os pulmões através da traqueia. O fluxo é levemente mais lento quando o ar entra nas passagens mais largas na metade do nariz. As laterais da cavidade nasal no crânio são revestidas por três ossos porosos e arqueados chamados de conchas. Com a forma de asas de um pássaro, as conchas criam um efeito espiralado nas correntes de ar, de modo que tocam levemente o revestimento da membrana mucosa com padrões complexos e variáveis. A pressão dos dedos polegar, anelar e mínimo sobre o nariz alarga ou estreita as fossas nasais. Isso ajuda a controlar a forma, a direção e o fluxo dessas correntes. O foco de atenção exigido para monitorar esse fluxo desenvolve uma percepção consciente interna. Essa percepção consciente também é aguçada pelo ato de aprender a ouvir as vibrações sutis geradas pelo fluxo de ar. Eis o papel fundamental dos ouvidos em *prāṇāyāma*.

3. As correntes de ar também influenciam os órgãos do olfato através do osso etmoide na base do crânio. Esse osso é perfurado por filamentos do nervo olfatório, o qual estimula o sistema límbico do cérebro que transforma a percepção em sensação.

4. O ar inspirado circula sobre as áreas das membranas mucosas (as mucosas). A respiração torna-se tensa e irregular, a não ser que elas funcionem eficientemente. Podem estar congestionadas por mudanças atmosféricas ou sua secreção pode ser afetada por diversos fatores como tabaco, fumaça, infecções, estados emocionais e assim por diante. O fluxo do ar é periodicamente desviado de uma narina para a outra devido a mudanças na circulação sanguínea, bem como através de um ferimento,

doença ou resfriado. Essas mudanças alteram a forma e o tamanho do nariz, das narinas e das fossas nasais.

5. Os músculos anexados às cartilagens são acessórios e dilatam ou comprimem as narinas. Como parte do sistema muscular do rosto, conectados aos lábios e às sobrancelhas, eles podem expressar estados emocionais, tais como raiva, nojo ou medo e revelar a personalidade interna.

6. De acordo com o *Śiva Svarodaya*, uma obra sobre Yoga, os cinco elementos básicos conhecidos como terra (*pṛthvī*), água (*ap*), fogo (*tejas*), ar (*vāyu*) e éter (*ākāśa*) estão localizados no nariz (*Imagem 109*). Em *prāṇāyāma*, o fluxo da energia vital (*prāṇa*) na respiração entra em contato com esses elementos quando passa sobre ou através de seus locais específicos, influenciando o comportamento do praticante. Esses locais ou áreas mudam aproximadamente a cada poucos minutos. Por exemplo, quando a corrente de ar toca levemente o local específico do elemento terra na narina direita, ela roça o local específico do elemento água na narina esquerda. O padrão é:

| Narina direita | Narina esquerda |
|---|---|
| Terra | Água |
| Água | Fogo |
| Fogo | Ar |
| Ar | Éter |
| Éter | Terra |

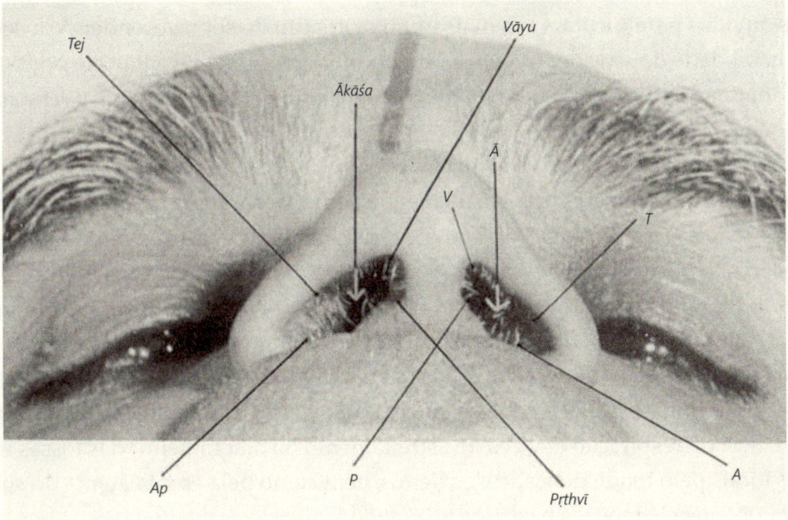


**Imagem 109**

A mudança de um local específico para outro é gradual. Muitos anos de prática são necessários para localizar e distinguir os locais ou áreas dos cinco elementos ou energias, bem como quando e onde o ar está em contato com cada narina. Praticando com um professor experiente, poderá levar menos tempo para localizar as áreas anteriormente descritas. Ajustes precisos e delicados com os dedos polegar, anelar e mínimo da mão direita sobre o nariz farão a respiração fluir simultaneamente no mesmo local em ambas as narinas, gerando clareza no cérebro e estabilidade na mente. A obra explica ainda que o momento ideal para a meditação (*dhyāna*) é quando a respiração flui na parte central de ambas as narinas – o elemento éter.

## A arte de tocar com os dedos

7. O treino exigido do *sādhaka* para *prāṇāyāma* pode ser comparado àquele para tornar-se um músico virtuoso. *Kṛṣṇa*, o vaqueiro divino, encantou as vaqueiras (*gopīs*) e conquistou seus corações tocando sua flauta, manipulando-a e criando um mundo de sons místicos. Em sua prática de *prāṇāyāma*, o *sādhaka* subjuga e conquista seus sentidos "tocando" com suas narinas, "dedilhando-as" delicadamente para manipular padrões de respiração como se estivesse tocando uma flauta.

Há diversos orifícios nos instrumentos de sopro, porém apenas dois no nariz, de modo que o *sādhaka* precisa de maior destreza do que o flautista para controlar os tons e nuances infinitamente refinados e sutis de sua respiração.

Um bom músico estuda a construção, a forma, as pausas e outras características de seu instrumento, bem como as mudanças atmosféricas que o afetam. Através da prática constante com seus dedos, ele treina seu virtuosismo para ajustes delicados, e seus ouvidos para escutarem a mais ínfima variação do som, aprendendo a coordenar a habilidade de seus dedos com a de seus ouvidos. Somente então ele pode começar a dominar as diferentes frases dentro da melodia – o tom, a altura, a ressonância e a cadência – da música.

O *sādhaka* também estuda a forma e a construção de suas narinas, a textura de sua pele externa, as características peculiares de seu próprio nariz, tais como a largura de suas fossas nasais, desvio de septo e coisas similares, bem como as mudanças atmosféricas que afetam a textura e secura da pele das fossas nasais, dentre outras coisas. Ele pratica regularmente os movimentos de seu punho e dedos até que se torne habilidoso e capaz de refiná-los. Ajusta as pontas dos dedos sobre a superfície externa da pele nasal que recobre os locais dos cinco elementos (terra, água, fogo, ar e éter) nas narinas. Esses cinco locais atuam como paradas. Ajusta o fluxo, o ritmo e a ressonância da respiração através do estreitamento ou alargamento das fossas nasais nesses locais pelo toque delicado dos dedos, bem como pela escuta atenta do som da respiração, que ele modula e corrige.

Os porteiros de um templo sagrado (*dvārapālas*) controlam o fluxo de devotos, os dedos regulam o volume e o fluxo da respiração e, através do estreitamento das fossas nasais, filtram as impurezas durante a respiração.

Devido à inspiração controlada através do estreitamento das fossas nasais, os pulmões têm mais tempo para absorver o oxigênio, ao passo que na expiração controlada o oxigênio não utilizado é reabsorvido e os resíduos são expelidos.

Através do estreitamento das fossas nasais via controle digital, o *sādhaka* desenvolve maior sensibilidade e percepção consciente. Por meio da prática de *ujjāyī* e *viloma prāṇāyāmas*, o conhecimento do *sādhaka* sobre *prāṇāyāma* se aprofunda, enquanto seu corpo extrai conhecimento prático através daquilo que é vivenciado.

Na prática de *prāṇāyāma* através do controle digital, o *sādhaka* unifica seus conhecimentos teórico e prático. Essa coordenação acende seu conhecimento até que ele exploda na chama da inteligência repleta de determinação e energia (*vyavasāyātmika buddhi*).

8. De modo geral, *prāṇāyāma* pode ser dividido em duas categorias:

(a) Quando não há controle digital sobre as narinas.

(b) Quando os dedos polegar, anelar e mínimo da mão direita são usados para regular e controlar o fluxo da respiração através do nariz. Isso é chamado de *prāṇāyāma* digitalmente controlado. Além disso, este *prāṇāyāma* é subdividido em dois tipos:

  (i) A inspiração e a expiração são praticadas em ambos os lados das narinas, fechando-as parcialmente para aprender a usar a pressão e o equilíbrio no polegar e nos dedos para um fluxo equânime da respiração em ambas as narinas (*Imagem 110*).

  (ii) Quando uma narina é mantida fechada com as pontas dos dedos, enquanto a respiração flui no lado do polegar e vice-versa. Por exemplo, se a respiração é feita pelo lado direito, os dedos anelares e mínimo devem fechar a narina esquerda sem perturbar a posição do septo (*Imagem 111*) e vice-versa (*Imagem 112*). Deve-se tomar cuidado para que a respiração não flua na narina fechada.

Na primeira categoria *(a)*, apenas o corpo físico está envolvido. A segunda categoria *(b)* é um *prāṇāyāma* mais avançado, no qual a passagem de ar é regulada manualmente com habilidade, sutileza e controle delicado dos dedos.

9. Na Índia antiga, assim como na maior parte das civilizações mais antigas, as cerimônias ritualísticas e auspiciosas eram realizadas com a mão direita. Todas as ações e cerimônias realizadas com a mão esquerda eram consideradas sinistras. Assim

sendo, a mão esquerda somente poderá ser usada em *prāṇāyāma* se a mão ou braço direitos estiverem impossibilitados de agir (*Imagem 113*).

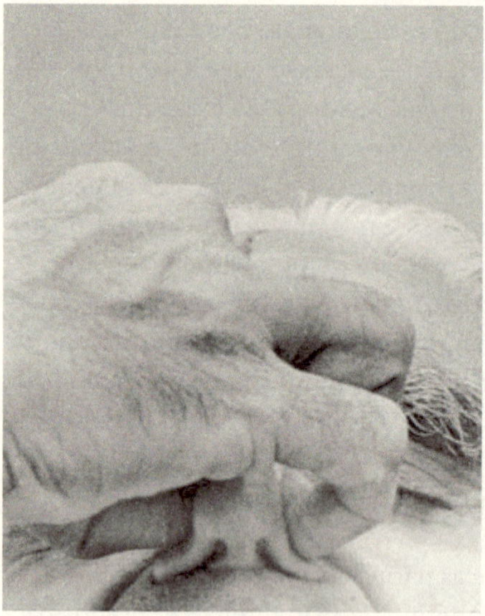

**Imagem 110**

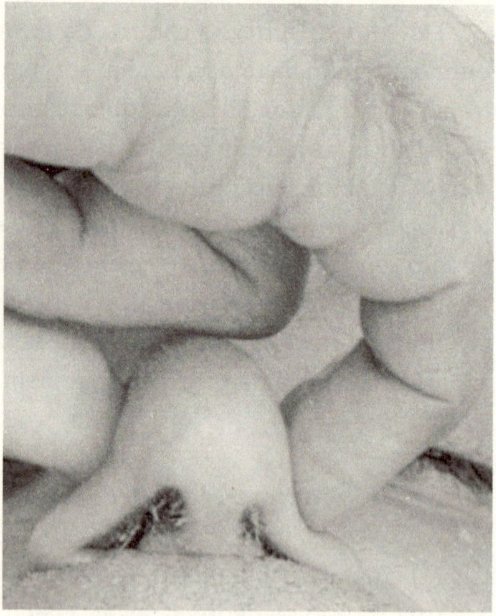

**Imagem 111**

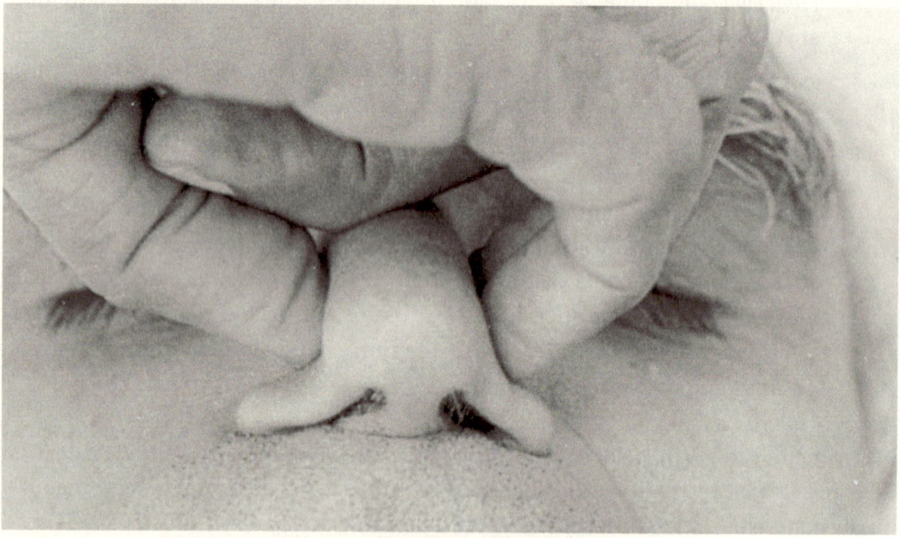

**Imagem 112**

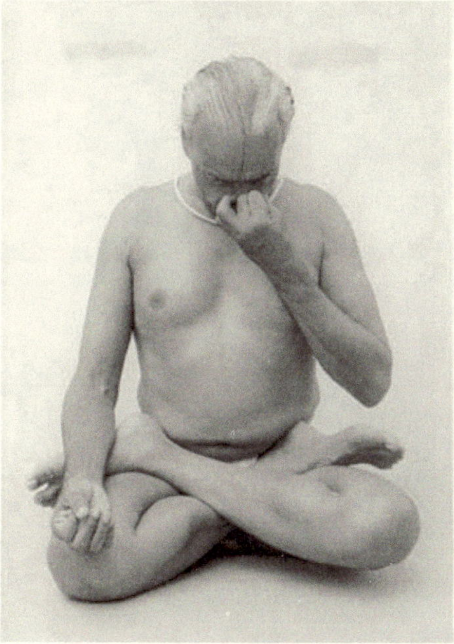

Imagem 113

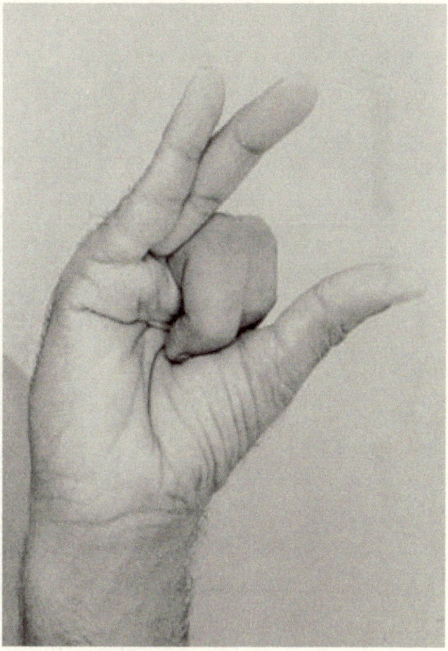

Imagem 114

10. Obras sobre Yoga como a *Gheraṇḍa Saṃhitā* recomendam o uso dos dedos polegar, anelar e mínimo da mão direita sobre o nariz sem definir seu correto posicionamento (*Imagem 114*). Enfocam que os dedos indicador e médio não devem ser usados. Se fossem usados, o antebraço e o punho se inclinariam e se tornariam pesados (*Imagem 115*). Além disso, a pressão correta e precisa não poderia ser aplicada nas narinas, pois o nariz puxaria os dedos para baixo e a precisão na execução de *prāṇāyāma* seria perdida. Similarmente, manter os dedos indicador e médio no centro da testa (*Imagem 116*) ou estendidos para fora (*Imagem 117*) criaria pressões variadas nos dedos polegar, anelar e mínimo, o que por conseguinte criaria uma curvatura assimétrica das pontas dos dedos e um fluxo irregular da respiração.

11. Se os dedos indicador e médio são dobrados na concavidade da palma da mão, o polegar repousa no lado direito do nariz (*Imagem 118*) e os dedos anelar e mínimo no lado esquerdo (*Imagem 119*), enquanto o punho é colocado centralmente (*Imagem 120*). Isso permite que os dedos polegar, anelar e mínimo se movam em ambos os lados suave e livremente, enquanto a palma também fica bem equilibrada ali. Os nervos e músculos da porção média do antebraço direito constituem o local crucial para o controle digital da respiração através das narinas. A partir dali, da porção média do antebraço direito, movimentos do punho e dos dedos são regulados.

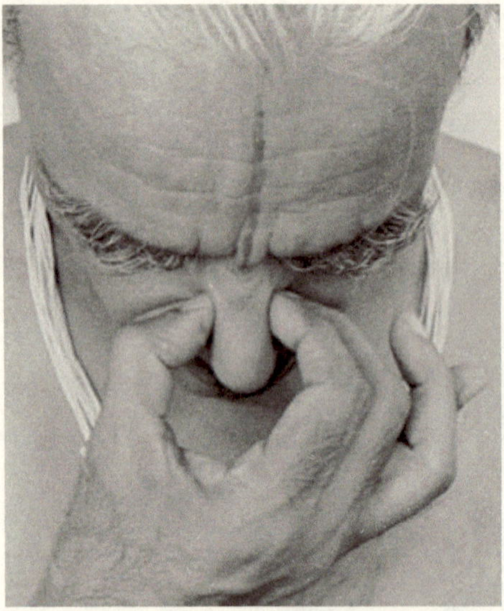

**Imagem 115**

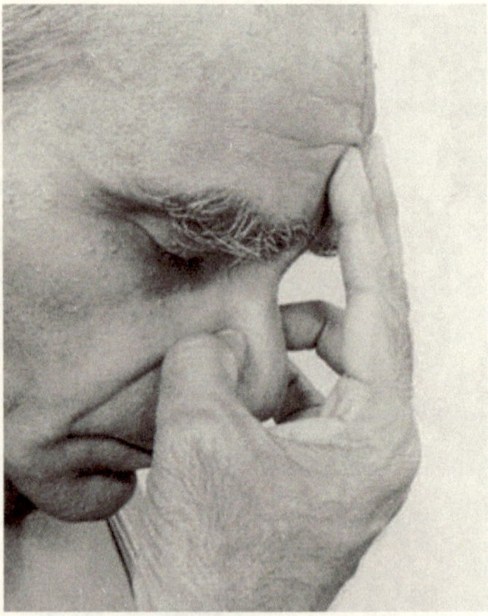

**Imagem 116**

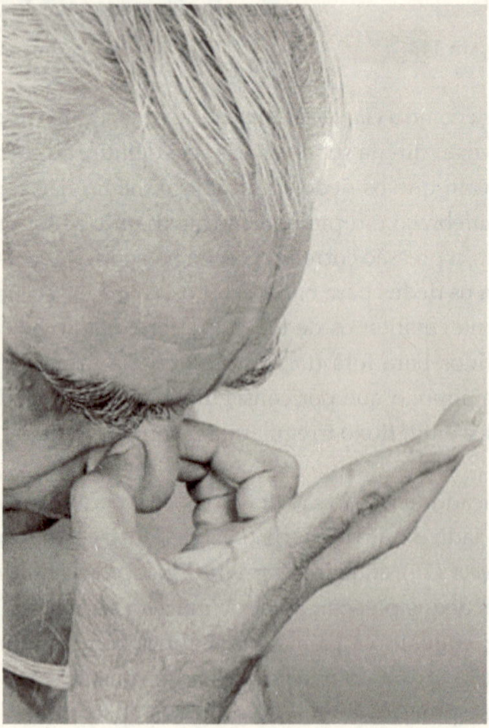

**Imagem 117**

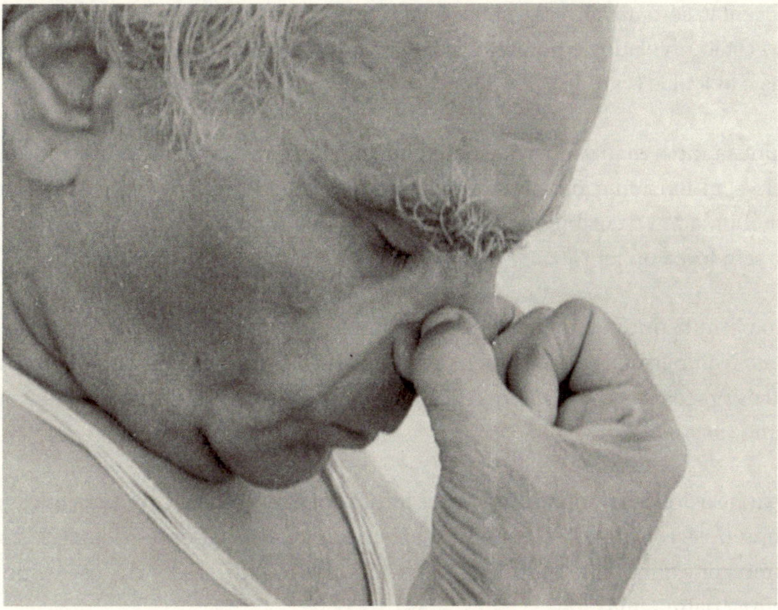

**Imagem 118**

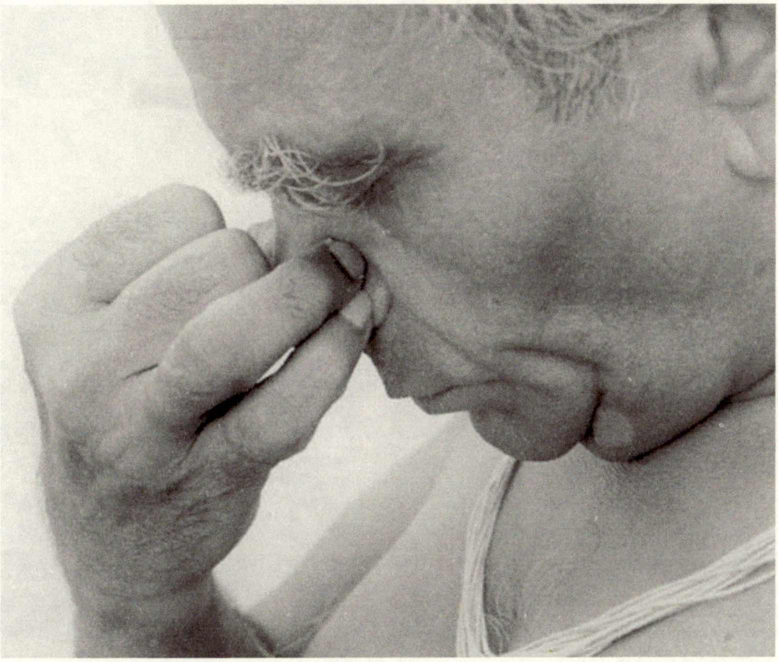

**Imagem 119**

12. Ao sentar-se para praticar *prāṇāyāma* digital ou manual, certifique-se de que os ombros estão nivelados e paralelos ao chão e que o queixo repousa na concavidade entre as clavículas (vide *Imagem 57*).

13. Repousando a mão esquerda sobre o joelho esquerdo, flexione o braço direito no cotovelo sem tensionar o bíceps, antebraço ou punho (*Imagens 121* e *122*). Estabilidade, habilidade e sensibilidade são requeridas para controlar a largura das fossas nasais, sem força ou tensão.

14. Não permita que a mão direita flexionada toque no peito (*Imagem 123*). Não feche as axilas. Não permita que os braços pressionem o peito. Mantenha os ombros para baixo e os braços passivos e leves, exceto pelas pontas dos dedos polegares, anelares e mínimo (*Imagem 120*).

15. Flexione e dobre as pontas dos dedos indicador e médio em direção à concavidade da palma (*Imagem 124*). Isso confere o ajuste adequado às pontas dos dedos anelar e mínimo contra a ponta do polegar, criando espaço entre esses dedos e o polegar, tornando a palma relaxada.

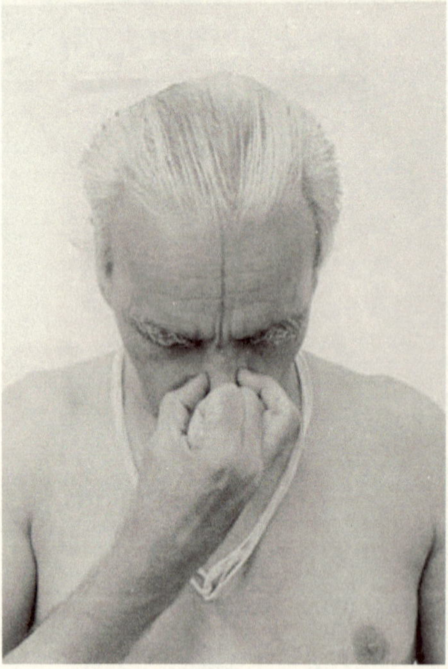

**Imagem 120**

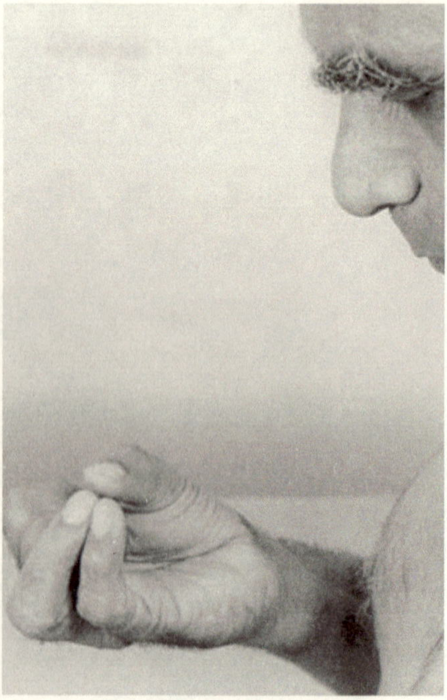

**Imagem 121**

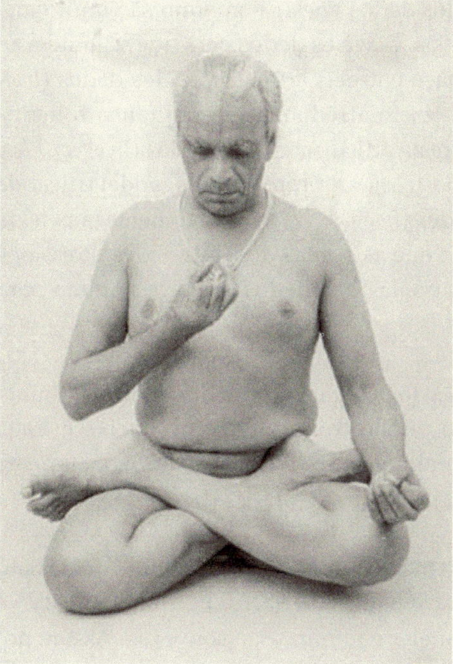

Imagem 122

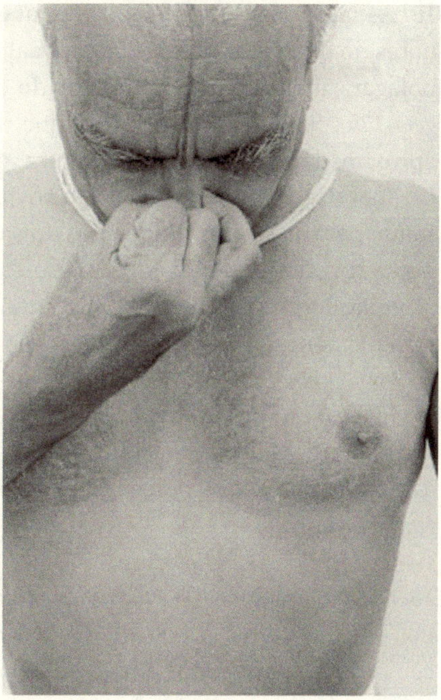

Imagem 123

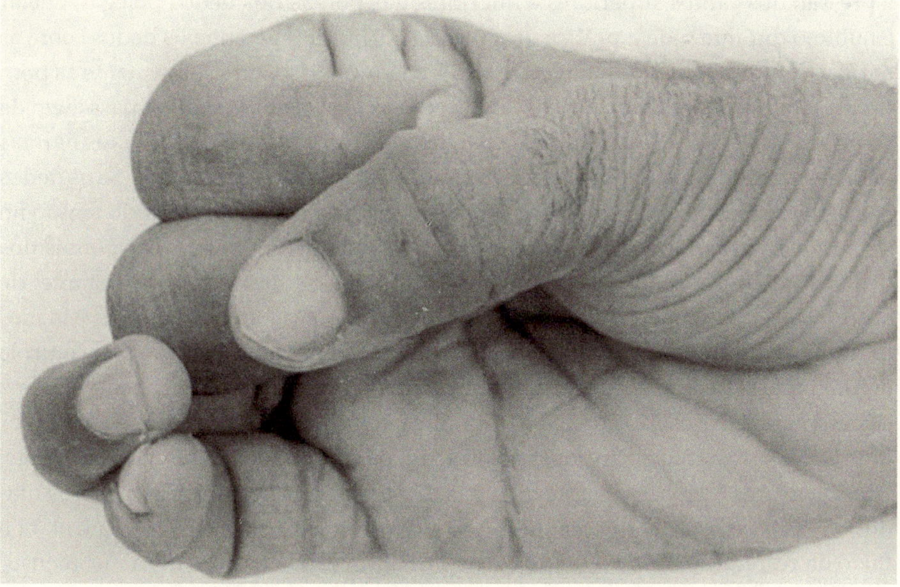

Imagem 124

16. As larguras individuais das pontas dos dedos anelar e mínimo são muito menores do que a do polegar. Para equalizá-las, curve os dedos para que se juntem ao polegar, una suas pontas, mantendo espaço entre as articulações dos dedos (*Imagem 125*). Se isso for difícil, coloque um objeto arredondado, como uma rolha de aproximadamente 1,5 cm de largura, entre as articulações dos dedos (*Imagem 126*). Os dedos se acostumarão às suas novas posições. O centro do polegar deve ficar de frente para as pontas unidas dos dois dedos (*Imagem 127*). Normalmente, a pele da ponta do polegar é mais dura e grossa do que as pontas dos dois dedos. Pressione a ponta do polegar levemente contra as pontas dos dedos anelar e mínimo para torná-la macia.

17. Eleve o punho direito até que as pontas do polegar e dos dedos anelar e mínimo estejam em frente ao nariz. Mantenha o punho frontal longe do queixo e traga as pontas dos dedos polegar, anelar e mínimo contra as narinas horizontalmente (*Imagem 128*).

18. Entre o osso nasal e a cartilagem existem pequeninas concavidades em formato de "V" invertidos. A pele abaixo das concavidades do nariz em formato de "V" é côncava. As pontas dos dedos polegar, anelar e mínimo são convexas. Assim, posicione o polegar e os dedos lá para que pousem ali homogeneamente, conforme *Imagem 129*. Mantenha as paredes das fossas nasais paralelas ao septo, utilizando a pressão dos cantos superiores e inferiores das pontas dos dedos polegar, anelar e mínimo durante toda a prática de *prāṇāyāma*. Nunca mantenha os dedos sobre as narinas conforme ilustrado na *Imagem 130*; ao invés disso, gire suavemente as pontas dos dedos sobre a raiz do nariz em direção às narinas para sentir a passagem da respiração (*Imagens 131* e *132*). Feche parcialmente a passagem de ambas as narinas para mensurar o fluxo uniforme da respiração nelas (vide *Imagem 110*). Se os dedos não estiverem estáveis, o fluxo da respiração se torna irregular, gerando tensão no sistema nervoso e peso nas células cerebrais. Um ajuste refinado das pontas dos dedos é necessário para alargar ou estreitar as fossas nasais a cada instante, de acordo com o movimento da respiração, bem como para atender as necessidades individuais. O alargamento ou estreitamento das fossas nasais através do controle digital pode ser comparado ao ajuste refinado da abertura da íris da lente de uma câmera para a exposição correta de um filme colorido. Se o ajuste de abertura for impreciso, o resultado não mostrará fidelidade correta das cores. Similarmente, se as aberturas das fossas nasais não forem manipuladas com sutileza, os resultados de *prāṇāyāma* serão distorcidos. O ajuste correto das fossas nasais controlará o fluxo da respiração desde a área externa mensurável das narinas até a incomensurável profundidade interna.

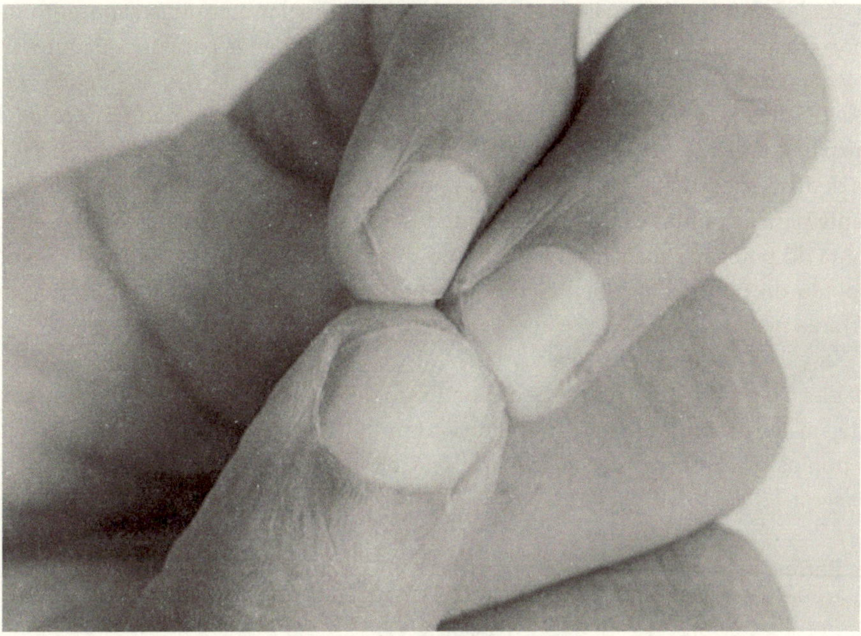

**Imagem 125**

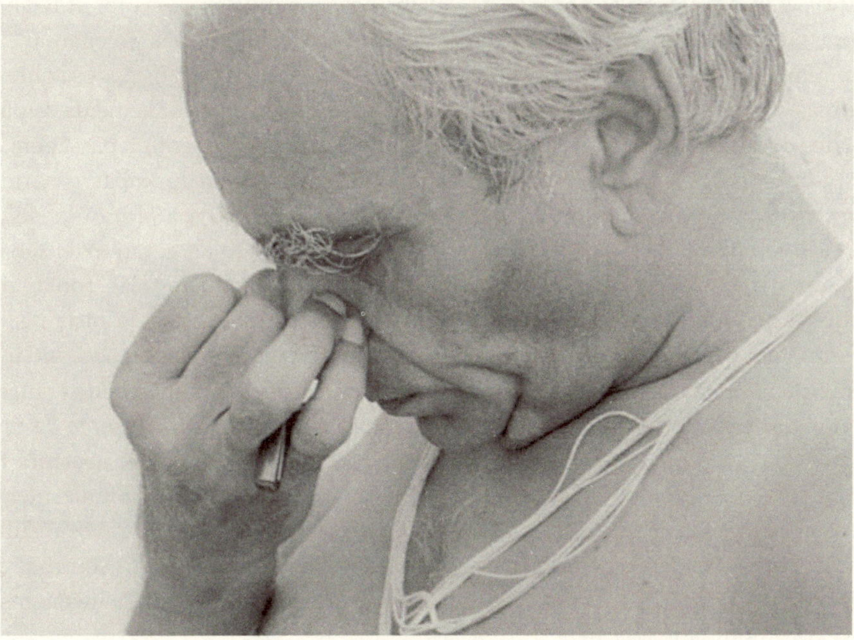

**Imagem 126**

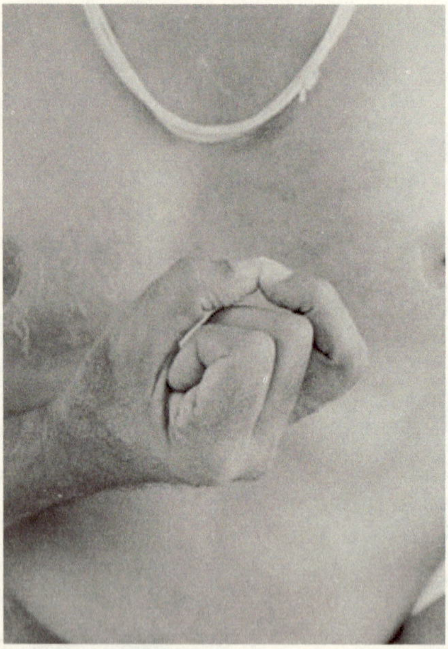

**Imagem 127**

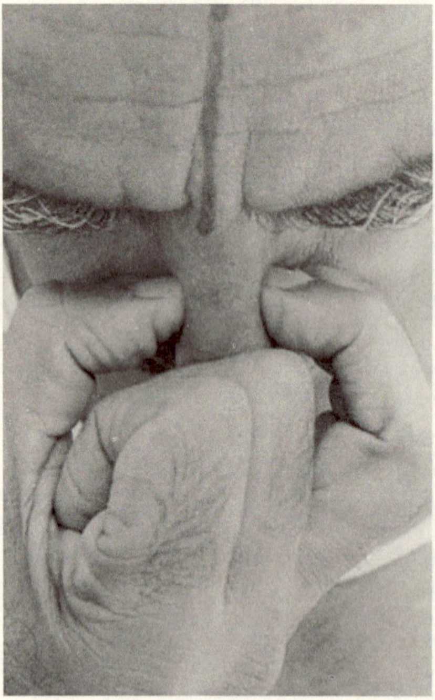

**Imagem 128**

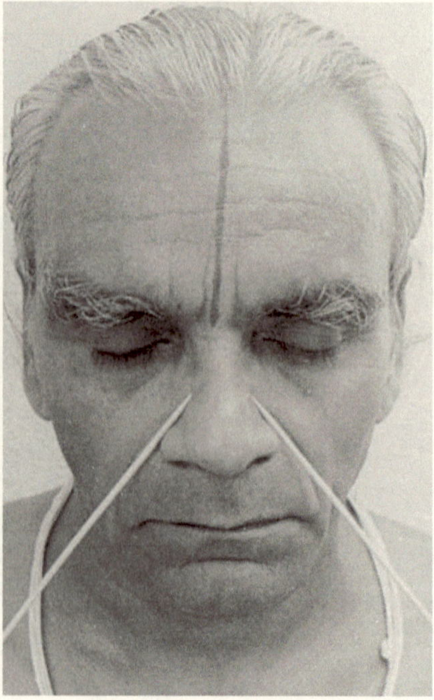

**Imagem 129**

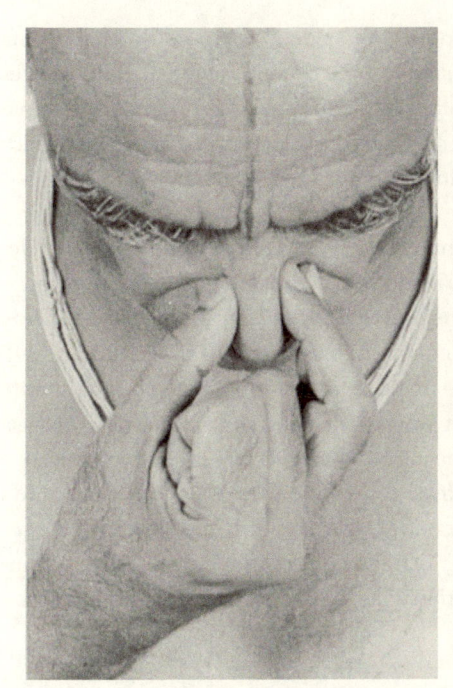

**Imagem 130**

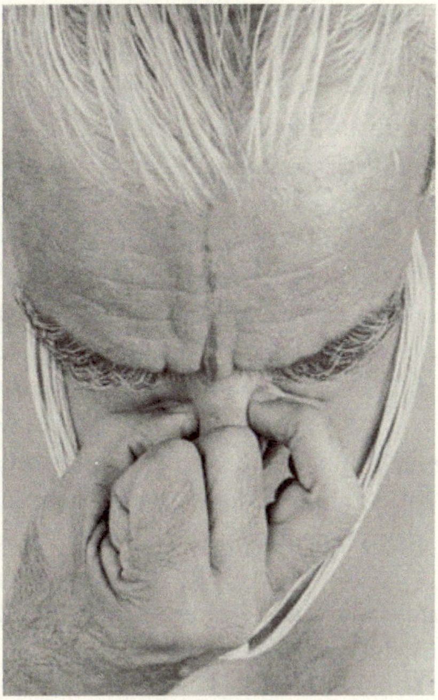

**Imagem 131**

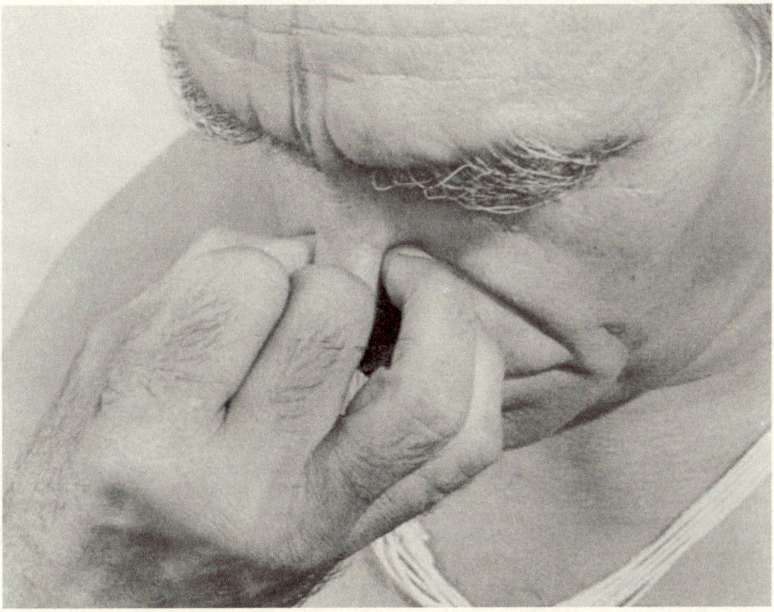

**Imagem 132**

19. Em *prāṇāyāma* com controle digital, o polegar e os dedos opostos da mão direita são manipulados como um paquímetro (*Imagem 127*). O controle é realizado através das pontas dos dedos polegares e das pontas dos dedos anelar e mínimo sobre a narina direita e esquerda, respectivamente. Esses são os três dedos utilizados na prática de *prāṇāyāma* para obter os melhores resultados.

20. Normalmente, a pele do nariz é mais macia do que a pele das pontas desses dedos. As pontas ficam mais tensas quando os dedos são posicionados sobre o nariz. Para reduzir essa tensão, puxe a pele dos dedos da mão direita para trás, desde as pontas até as articulações dos dedos, com a mão esquerda (*Imagens 133* e *134*). Certifique-se de que a pele das narinas e das pontas dos dedos estão igualmente macias. Isso faz com que as membranas se tornem passivas e receptivas. Dessa forma, o fluxo da inspiração e da expiração move-se calmamente, suavemente e de forma refinada sobre as membranas. Essa receptividade das membranas ajuda os dedos polegar, anelar e mínimo a aprender, sentir, verificar, controlar e prolongar o fluxo da respiração, bem como a duração do tempo. Para um fluxo tranquilo e suave da respiração sobre as membranas, ajuste os dedos sobre a pele do nariz delicadamente.

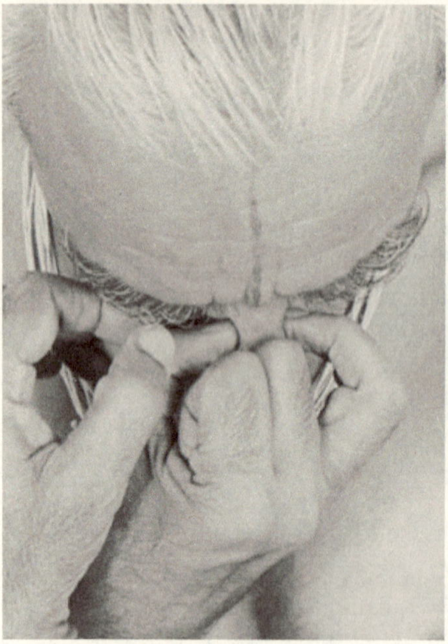

**Imagem 133**

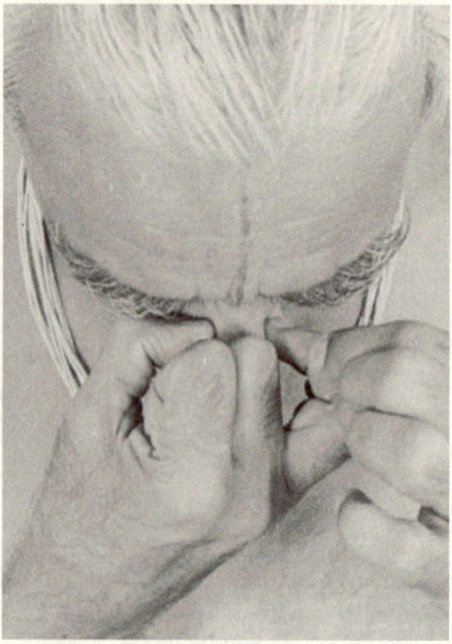

**Imagem 134**

21. Quanto mais macia e sensível a pele das pontas dos dedos, mais precisão no controle da respiração. Alarga-se ou estreita-se a passagem em cada narina através de uma pressão muito leve e sensível, de modo a regular o fluxo da respiração, bem como as formas sutis de energia a ele associadas.

22. Não belisque ou irrite o nariz (*Imagem 135*), nem mova a posição do septo (*Imagem 136*). Isso não somente perturba o fluxo da respiração nas laterais do nariz, mas também faz com que o queixo se incline para o lado mais forte. Não sacuda os dedos ou o polegar. Eles devem ser sutis e, ao mesmo tempo, móveis o suficiente para fazer os ajustes refinados necessários para alargar ou estreitar as fossas nasais.

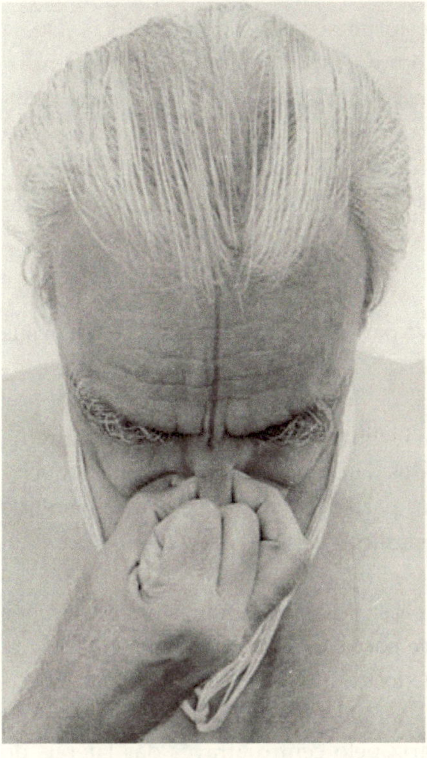

**Imagem 135**

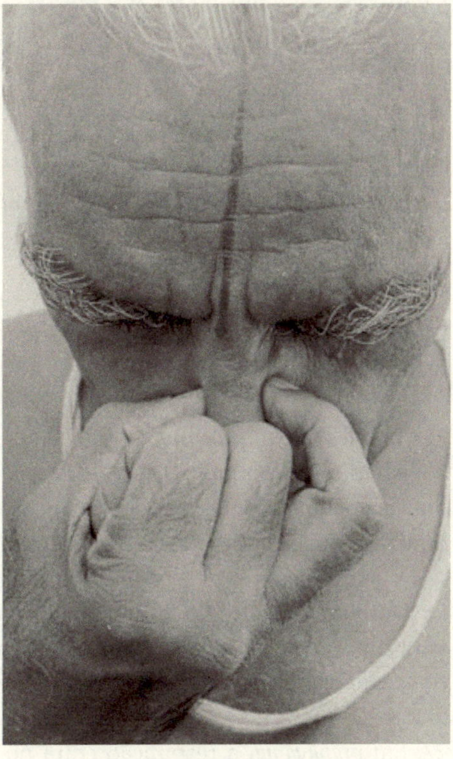

**Imagem 136**

23. Quando sentir secura ou irritação nas membranas, suavize a pressão dos dedos sobre elas sem perder o contato que faz o sangue fluir. Isso mantém a pele do nariz e das pontas dos dedos frescas, limpas e sensíveis. Às vezes, se ela está pegajosa, talvez seja necessário puxar a pele externa do nariz para baixo com a mão esquerda (*Imagens 137* e *138*).

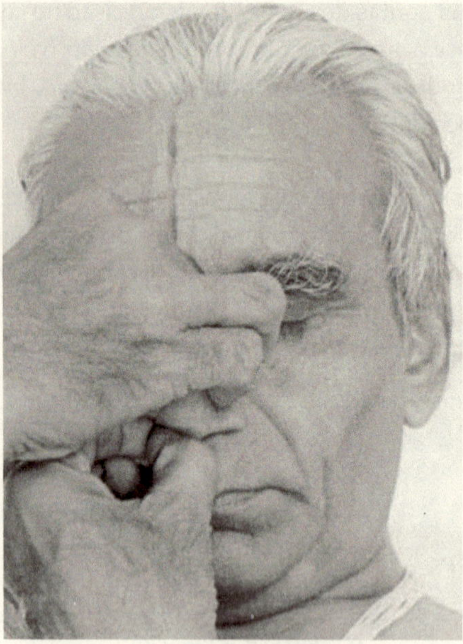

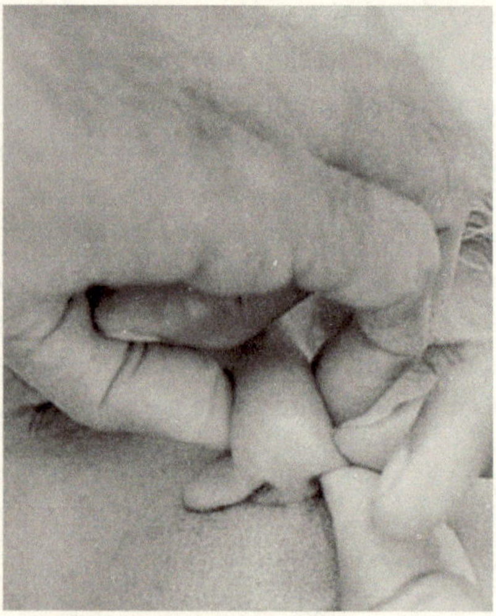

Imagem 138

Imagem 137

24. Certifique-se de que o queixo não se move para a direita quando você traz a sua mão até suas narinas.

25. Aqueles que usam a mão direita tendem a inclinar o queixo e a cabeça em direção ao lado direito ao mudar as pressões dos dedos da esquerda para a direita. Aqueles que usam a mão esquerda poderão incliná-los para a esquerda. Aprenda a manter o centro do queixo alinhado com o centro do esterno.

26. Durante a inspiração, o fluxo de ar que passa pelas membranas nasais se move para cima, ao passo que na expiração se move para baixo. Inconscientemente, os dedos seguem a respiração. Ajuste e mova os dedos contra a corrente da respiração.

27. Em *prāṇāyāma*, a respiração entra no nariz pelo centro através das laterais do septo, deslizando sem esforço sobre ele e depois descendo para os pulmões. Ela sai pelo lado externo das narinas próxima às bochechas. Use as pontas dos dedos polegar, anelar e mínimo de forma diferente na inspiração e na expiração.

28. Divida as pontas dos dedos em três partes: externa, centro e interna (*Imagem 139*). Durante a inspiração, a ponta externa é usada para controlar a inspiração, a ponta central para estabilizá-la e a ponta interna para canalizá-la para os brônquios.

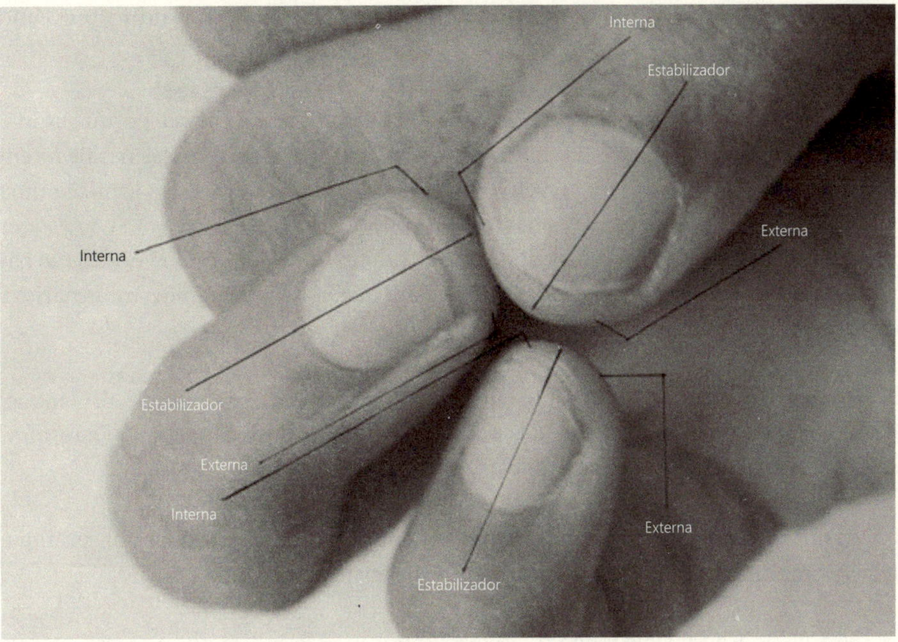


**Imagem 139**

29. Na inspiração, a parte superior (interna) da ponta do dedo pressiona levemente a raiz do nariz para estreitar a passagem. A manipulação digital requerida pode ser comparada ao desvio de água de um reservatório para os campos do entorno. O ar atua como o reservatório e as pontas dos dedos como as comportas através das quais a água passa para os canais de irrigação: os brônquios. O fluxo é controlado através das comportas, que quebram a força da corrente e estabilizam o nível de água no canal. Os canais se ramificam em fossos de irrigação para levar a água aos campos para as colheitas. Os brônquios se ramificam em bronquíolos para levar o ar inspirado até os cantos mais remotos dos alvéolos.

30. Na expiração, as pontas internas dos dedos são usadas para controle, as centrais para estabilizar e quebrar a força, e as externas para canalizar a respiração. Na expiração, se as pontas estreitas (internas) dos dedos forem usadas como na inspiração, haverá uma sensação de asfixia. Suavize a pressão das pontas internas dos dedos e torne as pontas externas estreitas e estáveis. Isso suavizará o fluxo da expiração. A expiração pode ser comparada ao fluxo de um rio para o mar. O fluxo da respiração desde os alvéolos é como o fluxo d'água nos córregos das montanhas que se fundem em riachos: os bronquíolos. Os riachos se unem aos afluentes e, finalmente, um grande rio deságua no delta para encontrar o mar. O ar nos bronquíolos flui para

os brônquios e, depois, para a cavidade nasal, o delta, para se fundir no oceano da atmosfera.

31. Se o som da respiração é áspero, ou se o ato de respirar é rápido, é porque as fossas nasais estão muito largas. O fluxo se tornará mais suave se as fossas nasais forem estreitadas. Se o fluxo estiver correto e uniforme, as pontas dos dedos sentirão uma vibração suave. Ouça o som ressonante da respiração e refine-o. Se o som não estiver ressonante, e sim áspero, é um sinal de que as pontas dos dedos estão verticais às narinas (*Imagem 130*). Ajuste-as imediatamente para que fiquem de frente para as narinas de forma horizontal.

32. Atue com perfeito entendimento entre as pontas dos dedos e a pele nasal. O toque, o equilíbrio e a pressão constante das pontas dos dedos rastreando o fluxo da respiração, por si mesmos, levarão à perfeição do *prāṇāyāma* digital.

33. Assim como absorvemos suavemente a fragrância delicada de uma flor, pratique *prāṇāyāma* como se estivesse absorvendo a fragrância do ar.

34. Se a inspiração é mais longa do que a expiração, isso indica que as fossas nasais estavam mais fechadas durante a inspiração do que a expiração. Visando aumentar a duração do tempo desta última, diminua suavemente a pressão digital durante a inspiração, porém aumente-a na expiração. Se for o contrário, vice-versa. Após alcançar a equanimidade em ambas por algum tempo, estreite as fossas nasais para tornar a respiração mais profunda e longa, bem como suave e sutil. Uma pressão digital demasiada ou inexistente torna as pontas dos dedos insensíveis. A sensibilidade correta somente pode ser alcançada através do treino e da experiência.

35. Mensure a suavidade e a duração do tempo da primeira inspiração e procure mantê-las quando você expira. A primeira respiração é sempre o guia. O mesmo se aplica quando você aumenta a duração, bem como durante toda sua prática de *prāṇāyāma*, afinal o ritmo e o equilíbrio são os segredos do yoga.

36. Inconscientemente, respiramos a oração "*So'ham*": "Ele (*Saḥ*), o Espírito Imortal, sou eu (*Aham*) na respiração." A inspiração e a expiração fluem com o som de "*Saḥ*" e "*Aham*", respectivamente. Essa oração inconsciente (*japa*) é dita sem que se perceba seu significado (*artha*) e sentimento (*bhāvana*). Quando praticar *prāṇāyāma*, ouça essa oração com significado e sentimento, até que essa percepção se torne *nādānusandhāna* (*nāda* = som, *anusandhāna* = busca), na qual o *sādhaka* é absorvido no som de sua própria respiração. Isso permite que ele receba a inspiração como um elixir da vida e uma bênção do Senhor, e a expiração como uma rendição a Ele.

37. Mantenha os olhos, a mandíbula, as bochechas e a pele ao redor das têmporas suaves e relaxados. Não eleve as sobrancelhas quando inspira.

38. Inspirações e expirações forçadas alimentam o ego. Se o fluxo é suave e quase inaudível para o *sādhaka*, ele estará repleto de humildade. Este é o início do cultivo do Si-mesmo (*Ātmasādhana*).

39. Se o osso de seu nariz foi quebrado ou se o septo não for reto, ajuste os dedos de forma um pouco diferente. Encontre a abertura da fossa nasal próxima do osso e mantenha as pontas dos dedos sobre a pele logo acima da abertura. Se a curva ou o desvio estiver para a direita, a parte central do polegar deve ser movida para cima com a pele nasal (*Imagem 140*); se estiver para a esquerda, mova a ponta do dedo anelar com a pele nasal (*Imagem 141*).

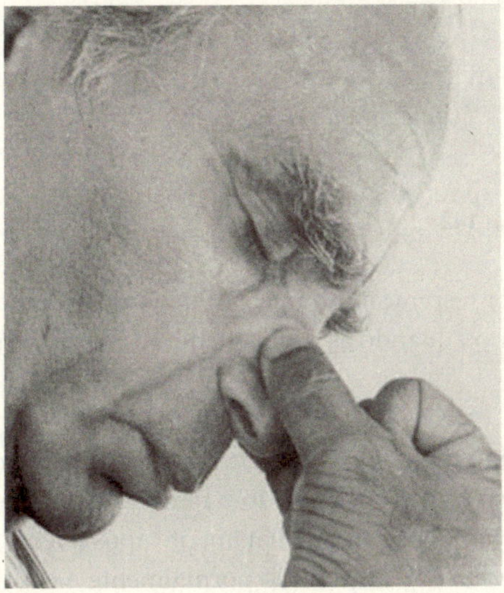

**Imagem 140**

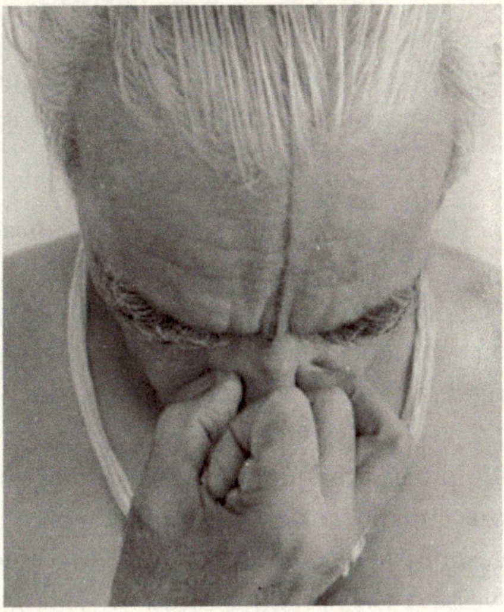

**Imagem 141**

40. As alares nasais são as partes curvas e carnudas da ponta do nariz que alargam e dilatam as narinas. Às vezes, a pele dessa região é muito macia, fazendo com que as narinas fiquem bloqueadas com a mínima pressão. Se você sentir que isso aconteceu com a narina esquerda, insira o dedo mínimo para dilatá-la (*Imagem 142*); porém, se isso acontecer com a narina direita, mova a ponta interna do polegar para cima em direção a raiz do nariz (*Imagem 140*).

41. Se a pele nasal estiver muito seca, eleve-a com as pontas dos dedos e empurre-a suavemente em direção ao septo à medida que você inspira. Se as narinas estiverem

secas, suavize a pressão sobre elas. Se as pontas dos dedos não reagem ao fluxo da respiração, encerre a prática do dia.

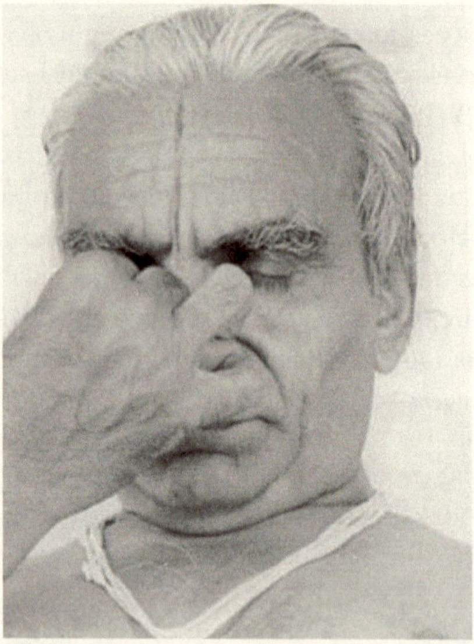

**Imagem 142**

42. Mensure a extensão e o refinamento da respiração no início. Quando o volume ou a duração da respiração começa a variar ou quando as narinas externas se tornam rígidas e ásperas, encerre a prática do dia.

43. Nunca pratique *prāṇāyāma* digital quando tiver dor de cabeça, ou quando estiver preocupado, ansioso ou inquieto; tampouco o pratique quando o nariz estiver congestionado ou com coriza, quando estiver com febre ou imediatamente após a febre. Nesses casos, pratique *śavāsana* (vide *Imagem 182*), inspirando normalmente e expirando lenta e profundamente.

23

# Bhastrikā e kapālabhātī prāṇāyāma

## Bhastrikā prāṇāyāma

*Bhastrikā* significa "fole": o ar é forçadamente levado para dentro e para fora como se estivesse usando um par de foles. Em todos os outros tipos de *prāṇāyāma*, a inspiração define o passo, o padrão e o ritmo para a expiração, porém em *bhastrikā* a expiração define a força e o passo. Aqui, ambas expiração e inspiração são vigorosas e fortes. O som é como o do fole de um ferreiro.

### Estágio I

As narinas são mantidas abertas durante todo o tempo.

**Técnica**

1. Sente-se em qualquer postura confortável, seguindo as técnicas fornecidas nos *§§ 1* a *7* de *ujjāyī*, "Estágio V". Expire todo o ar que estiver nos pulmões (vide *Imagem 96*).

2. Faça uma inspiração curta e forte e solte-a com um jato rápido e forte. Repita isso e você perceberá que a segunda inspiração é mais rápida e mais forte do que a primeira, devido à qualidade vigorosa da expiração anterior.

3. Uma inspiração e expiração rápidas, feitas conjuntamente, completam um jato de *bhastrikā*.

4. Faça de quatro a oito desses jatos de uma só vez para completar um ciclo, finalizando com uma expiração.

5. Agora faça algumas respirações lentas e profundas como em *ujjāyī* ou, se desejar, você pode reter a respiração internamente, com *mūla bandha*, por cinco a oito segundos

(vide *Imagem 69*).[29] Depois, expire lenta e profundamente como em *ujjāyī*. Isso descansa os pulmões e o diafragma, preparando-os para jatos frescos de *bhastrikā*.

6. Repita ciclos de jatos de *bhastrikā* intercalados com *ujjāyī*, com ou sem retenção, três ou quatro vezes. Depois, faça uma inspiração profunda e deite-se em *śavāsana* (vide *Imagem 182*).

7. À medida que a resistência se aprimora, pode-se aumentar o número de jatos em cada ciclo, bem como o número de ciclos. Contudo, assim que o tom da respiração mudar, pare imediatamente.

## Estágio II

Ambas as narinas são mantidas parcialmente fechadas durante todo o tempo.

**Técnica**

1. Sente-se em qualquer postura confortável, seguindo as técnicas fornecidas nos *§§ 1* a *7* do *ujjāyī*, "Estágio V". Expire todo o ar que estiver nos pulmões (vide *Imagem 96*).

2. Traga a mão direita até as narinas conforme explicado nos *§§ 12* a *22* no *Capítulo 22* sobre *prāṇāyāma* digital.

3. Feche parcialmente ambas as narinas com as pontas dos dedos polegar, anelar e mínimo. Certifique-se de que ambos os lados de cada narina estão nivelados (vide *Imagem 110*).[30]

4. Agora faça os jatos de *bhastrikā* seguindo as técnicas fornecidas nos *§§ 2* a *7* do "Estágio I".

5. Repita de cinco a seis vezes, faça algumas respirações profundas e depois deite-se em *śavāsana* (vide *Imagem 182*).

## Estágio III

Aqui realiza-se *bhastrikā* através de narinas alternadas, com intercalação de respirações em *ujjāyī*. Estudantes avançados podem praticar este estágio sem as intercalações.

---

29. A indicação corresponde à *Imagem 69* (*mūla bandha*), e não à *Imagem 101* (*antara kumbhaka*) como consta no original. (N.T.)
30. A indicação corresponde à *Imagem 110*, e não à *Imagem 100* como consta no original. (N.T.)

**Técnica**

1. Sente-se em qualquer postura confortável, seguindo as técnicas oferecidas nos §§ *1* a *7* de *ujjāyī*, "Estágio V". Expire todo o ar que estiver nos pulmões (vide *Imagem 96*).

2. Traga a mão direita até as narinas conforme explicado nos §§ *12* a *22* do *Capítulo 22* sobre *prāṇāyāma* digital.

3. Com o auxílio do controle digital, feche a narina esquerda completamente e a direita parcialmente (vide *Imagem 111*).

4. Inspire e expire através da narina direita vigorosamente, fazendo de quatro a oito jatos de cada vez, certificando-se que a pressão é a mesma em cada jato. Não permita que nenhuma respiração escape da narina esquerda e finalize com um jato de expiração.

5. Agora feche a narina direita, abra parcialmente a esquerda (vide *Imagem 112*) e respire vigorosamente através dela com o mesmo número de jatos realizados através da direita, mantendo a mesma pressão para cada jato. Não permita que nenhuma respiração escape da narina direita. Finalize o jato com uma expiração.

6. Esses dois juntos completam um ciclo do "Estágio III".

7. Repita-os em ambos os lados três ou quatro vezes, faça algumas respirações profundas e depois deite-se em *śavāsana* (vide *Imagem 182).*

8. Se você não puder fazer vários ciclos de uma vez, faça algumas respirações em *ujjāyī* para descansar os pulmões após cada ciclo.

## Estágio IV

No "Estágio III", um ciclo de jatos de *bhastrikā* é realizado pela narina direita, o outro pela esquerda. No "Estágio IV", os jatos de inspiração e expiração são realizados através de narinas alternadas; isto é, se a inspiração é feita pela narina direita, a expiração é feita pela narina esquerda e vice-versa. Quatro ou cinco desses jatos formam meio ciclo. O outro meio-ciclo inicia com uma inspiração a partir da esquerda, seguido de uma expiração a partir da direita, com o mesmo número de jatos. Esses dois formam um ciclo do "Estágio IV".

**Técnica**

1. Sente-se em qualquer postura confortável, seguindo as técnicas fornecidas nos *§§ 1* a *7* de *ujjāyī*, "Estágio V". Expire todo o ar que estiver nos pulmões (vide *Imagem 96*).

2. Traga a mão direita até as narinas conforme explicado nos *§§ 12* a *22* no *Capítulo 22* sobre *prāṇāyāma* digital.

3. Feche a narina esquerda, abra a direita parcialmente (vide *Imagem 111*) e faça uma inspiração rápida e forte através dela. Feche rapidamente a narina direita, abra parcialmente a esquerda e expire rápida e vigorosamente através dela (vide *Imagem 112*). Faça quatro ou cinco jatos em rápida sucessão. Isso constitui o primeiro meio-ciclo.

4. Agora faça a outra metade do ciclo, repetindo o mesmo procedimento descrito anteriormente, porém inspirando pela narina esquerda e expirando pela direita. Isso completa o segundo meio-ciclo. Faça o mesmo número de jatos conforme mencionado no parágrafo anterior, mantendo o mesmo ritmo, tom e volume durante todo o tempo.

5. Faça de três a quatro desses ciclos completos, faça algumas respirações em *ujjāyī* para descansar os pulmões e, depois, descanse em *śavāsana* (vide *Imagem 182*).

## *Kapālabhātī prāṇāyāma*

Alguns chamam *kapālabhātī* de *prāṇāyāma*, enquanto outros chamam de *kriyā* (*kapāla* significa "crânio" e *bhāti* significa "luz" ou "brilho"). É similar a *bhastrikā*, porém mais suave. Nela a inspiração é lenta e a expiração é vigorosa, porém existe uma brevíssima retenção após cada expiração. Faça *kapālabhātī* em vez de *bhastrikā* se esta última for muito extenuante.

*Kapālabhātī* pode ser dividida em estágios similares aos da *bhastrikā* e praticada correspondentemente.

**Efeitos de *bhastrikā* e *kapālabhātī***

Ambas ativam e revigoram o fígado, o baço, o pâncreas e os músculos abdominais, bem como melhoram a digestão. Drenam os seios da face e estancam a coriza. Essas práticas também geram um sentimento de júbilo.

**Notas e cuidados**

1. *Bhastrikā* gera *prāṇa* para ativar todo o corpo. Assim como alimentar demasiadamente a caldeira de um motor pode queimá-la, uma prática muito longa de *bhastrikā*

coloca os pulmões em risco e desgasta o organismo, visto que o processo respiratório é muito forte.

2. Assim que o som diminuir, pare e reinicie novamente ou reduza o número de jatos e ciclos, ou pare e finalize.

3. Pare a prática no momento que sentir irritação ou tensão.

4. Não pratique se o som da expiração estiver incorreto ou se os jatos não acontecerem. Qualquer força levará a ferimentos ou sangramento nasal.

5. Pessoas com constituição debilitada e capacidade pulmonar baixa não devem tentar fazer *bhastrikā* ou *kapālabhātī*, pois podem danificar os vasos sanguíneos ou o cérebro.

6. Não devem ser realizadas por:

(a) Mulheres [grávidas],[31] pois os jatos vigorosos podem causar prolapso dos órgãos abdominais e do útero, e os seios podem ceder.
(b) Aqueles que sofrem de queixas nos ouvidos e nos olhos (tais como pus no ouvido, descolamento de retina, ou glaucoma).
(c) Pessoas com pressão alta ou baixa.
(d) Aqueles que sofrem de sangramento nasal, latejamento ou dor nos ouvidos. Se isso ocorrer, pare imediatamente por alguns dias. Depois, tente novamente e, se algum desses sinais se repetir, essas práticas não são para você.

7. Muitas pessoas se equivocam em achar que *bhastrikā prāṇāyāma* desperta *kuṇḍalinī śakti*. Os livros de referência no assunto disseram o mesmo no que diz *respeito* a muitos *prāṇāyāmas* e *āsanas*, mas isso está longe de ser verdade. Não há dúvida de que *bhastrikā* e *kapālabhātī* refrescam o cérebro e estimulam sua atividade; entretanto, se as pessoas executam essas técnicas porque acreditam que elas despertam a *kuṇḍalinī*, um desastre no corpo, nos nervos e no cérebro poderá ocorrer.

31. Conforme consta no § 60 do *Capítulo 10 – Dicas e cuidados*: "Durante a gravidez, as mulheres podem praticar todos os *prāṇāyāmas*, exceto *kapālabhātī*, *bhastrikā*, *viṣama vṛtti prāṇāyāma*, *antara kumbhaka* com duração longa e *bāhya kumbhaka* com *uḍḍīyāna* [*bandha*]". A palavra "*pregnant*" (grávidas) não consta no original, conferindo um tom preconceituoso à instrução de B.K.S. Iyengar, o que, certamente, não foi sua intenção.

## Tabela de *bhastrikā prāṇāyāma*

| | | | | | | | | | | | | | | | | |
|---|---|---|---|---|---|---|---|---|---|---|---|---|---|---|---|---|
| **Estágio I** | PR | PR | PR | PR | P | R | P | R | ou | PR | PR | PR | PR | P | AK | R |
| **(NA)** | BH | BH | BH | BH | U | U | U | U | ou | BH | BH | BH | BH | U | MB | U |
| **Estágio II** | PR | PR | PR | PR | P | R | P | R | ou | PR | PR | PR | PR | P | AK | R |
| **(ANPF)** | BH | BH | BH | BH | U | U | U | U | ou | BH | BH | BH | BH | U | MB | U |
| **Estágio III** | PR | PR | PR | PR | PR | PR | PR | PR | PR | PR | PR | PR | ou | P | AK | R |
| **(NDPF/** | BH | BH | BH | BH | BH | BH | BH | BH | U | U | U | U | ou | U | MB | U |
| **NEPF)** | DD | DD | DD | DD | EE | EE | EE | EE | | | | | | | | |
| **Estágio IV** | PR | PR | PR | PR | PR | PR | PR | PR | PR | PR | ou | P | AK | R | | |
| **(NDPF/** | BH | BH | BH | BH | BH | BH | BH | BH | UU | UU | ou | U | MB | U | | |
| **NEPF)** | DE | DE | DE | DE | ED | ED | ED | ED | | | | | | | | |

AK: *antara kumbhaka*; BH: *bhastrikā* (*pūraka* curto e forte, *recaka* rápido e forte); ANPF: ambas as narinas parcialmente fechadas; NEPF: narina esquerda parcialmente fechada; MB: *mūla bandha*; NA: narina aberta; PR: *pūraka, recaka*; NDPF: narina direita parcialmente fechada; D: direita; E: esquerda; U: *ujjāyī*.

24

# *Śītalī e śītakārī prāṇāyāma*

Nestes dois *prāṇāyāmas*, a inspiração é feita pela boca, e não pelas narinas, sem *jālandhara bandha*.

## *Śītalī prāṇāyāma*

Este *prāṇāyāma* refresca o organismo, por isso o nome.

### Estágio I

Neste estágio, a inspiração é feita através da língua enrolada, enquanto a retenção e a expiração são feitas como em *ujjāyī*.

**Técnica**

1. Sente-se em qualquer postura confortável, seguindo as técnicas fornecidas nos *§§ 1* a *7* de *ujjāyī*, "Estágio V". Expire todo o ar que estiver nos pulmões (vide *Imagem 96*).

2. Mantenha a cabeça nivelada. Abra a boca e faça um formato de "O" com os lábios.

3. Coloque a língua para fora e enrole-a no sentido do comprimento, de maneira que sua forma se assemelhe a um broto de folha enrolado prestes a abrir (*Imagem 143*).

4. Alongue a língua enrolada mais para fora (*Imagem 144*) e sorva o ar através dela, como se estivesse bebendo de um canudo, e preencha os pulmões completamente. A respiração é umedecida através da passagem pela língua úmida enrolada.

5. Após uma inspiração completa, leve a língua para dentro e feche a boca.

6. Desça a cabeça e faça *jālandhara bandha* (vide *Imagem 57*). Retenha a respiração por cinco a dez segundos, com ou sem *mūla bandha* (vide *Imagem 101*).[32]

7. Expire como em *ujjāyī*.

8. Isso completa um ciclo de *śītalī*. Repita-os por cinco a dez minutos de cada vez. Ao final do último ciclo, inspire normalmente por ambas as narinas e depois deite-se em *śavāsana* (vide *Imagem 182*).

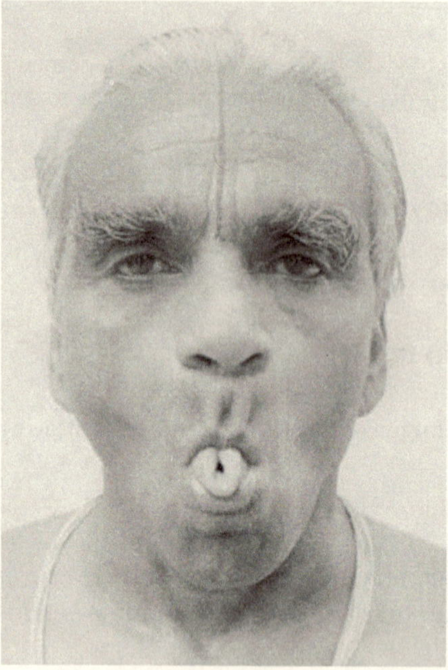

**Imagem 143**

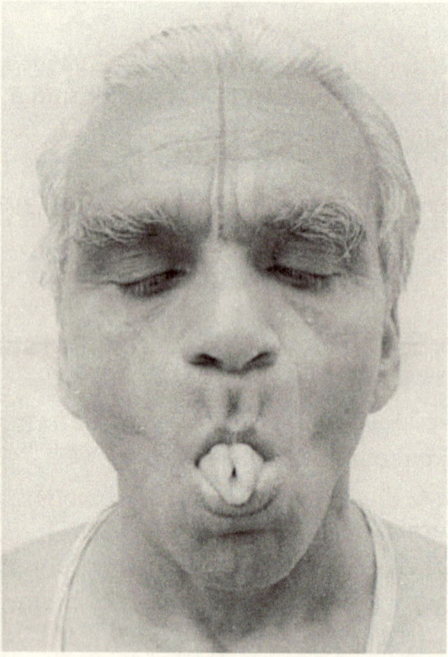

**Imagem 144**

## Estágio II

Neste estágio a inspiração é realizada conforme descrito anteriormente, porém a expiração é realizada com ambas as narinas parcialmente fechadas.

### Técnica

1. Sente-se em qualquer postura confortável, seguindo as técnicas fornecidas nos *§§ 1* a *7* de *ujjāyī*, "Estágio V". Expire todo o ar que estiver nos pulmões (vide *Imagem 96*).

---

32. Vide também *Imagem 69*, essa propriamente referente a *mūla bandha*. A *Imagem 101* refere-se precisamente à retenção interna (*antara kumbhaka*) com *mūla bandha*. (N.T.)

2. Agora inspire seguindo todas as técnicas fornecidas nos §§ *2* a *6* do "Estágio I" (*Imagem 144*) e finalize com *mūla bandha* (vide *Imagem 69*).

3. Traga a mão direita até as narinas, conforme explicado nos §§ *12* a *22* do *Capítulo 22* sobre *prāṇāyāma* digital.

4. Feche parcialmente ambas as narinas com as pontas dos dedos polegar, anelar e mínimo, mantendo a pressão equânime em ambas, de forma que as paredes das fossas nasais permaneçam paralelas ao septo (vide *Imagem 110*).

5. Expire lenta, estável e completamente sem tensão. Ajuste os dedos delicadamente sobre as narinas para controlar o volume e regular o fluxo da expiração homogeneamente em ambos os lados.

6. Quando sentir os pulmões completamente vazios, desça a mão e descanse-a sobre o joelho.

7. Isso completa um ciclo. Repita por cinco a dez minutos. Ao final do último ciclo, inspire normalmente por ambas as narinas e depois deite-se em *śavāsana* (vide *Imagem 182*).

## Estágio III

Aqui a inspiração é realizada como nos estágios I e II, enquanto a expiração é realizada por narinas alternadas, mantendo um lado fechado e o outro parcialmente fechado.

### Técnica

1. Sente-se em qualquer postura confortável, seguindo as técnicas fornecidas nos §§ *1* a *7* de *ujjāyī*, "Estágio V". Expire profundamente (vide *Imagem 96*).

2. Agora inspire, seguindo as técnicas fornecidas nos §§ *2* a *6* do "Estágio I" (*Imagem 144*) e finalize com uma retenção interna e *mūla bandha* (vide *Imagem 101*).[33]

3. Traga a mão direita até as narinas conforme explicado nos §§ *12* a *22* do *Capítulo 22* sobre *prāṇāyāma* digital.

4. Feche a narina esquerda completamente, feche parcialmente a narina direita (vide *Imagem 111*) e expire lenta, estável e completamente por ela sem tensionar.

---

33. Vide nota precedente.

5. Quando sentir os pulmões completamente vazios, desça a mão e descanse-a sobre o joelho. Inspire novamente, conforme descrito nos §§ 2 a 6 do "Estágio I".

6. Traga a mão direita até o nariz e feche a narina direita completamente, fechando parcialmente a narina esquerda (vide *Imagem 112*) e expire lenta, estável e completamente sem tensionar. Em seguida, desça a mão.

7. Isso completa um ciclo. Repita por cinco a dez minutos. Ao final do último ciclo, inspire normalmente com as narinas abertas e depois deite-se em *śavāsana* (vide *Imagem 182*).

## *Śītakārī prāṇāyāma*

*Śītakārī* significa "aquilo que causa frio". É uma variação de *śītalī prāṇāyāma*. Ele é também chamado de *śītākarī prāṇāyāma*, pois a inspiração é sorvida com um som sibilante entre os lábios.

### Técnica

Siga as mesmas técnicas e estágios de *śītalī* conforme as instruções apresentadas anteriormente, porém sem enrolar a língua. Os lábios são mantidos levemente separados e a ponta da língua projeta-se levemente, porém permanece plana.

*Śītakārī*, como *śītalī*, é realizado em três estágios, seguindo as mesmas técnicas de todos os estágios de *śītalī*.

### Efeitos

Estes dois *prāṇāyāmas* são revigorantes. Resfriam o organismo e suavizam os olhos e os ouvidos. São benéficos em casos de febre baixa e desconforto gástrico devido a algum distúrbio hepático. Ativam o fígado e o baço, melhoram a digestão e matam a sede, sendo benéficos para a halitose. O *sādhaka* pode fazer estes *prāṇāyāmas* mesmo quando as narinas estiverem congestionadas.

**Tabela de *śītalī prāṇāyāma***

| Estágio | *pūraka* | | *antara kumbhaka* | | *recaka* |
|---|---|---|---|---|---|
| | Cabeça Ereta | | JB | | |
| | P | LE | sem MB | MB | P |
| I | ✔ | ✔ | c/ ou s/ MB (MB 5-10 seg) | | NA |
| II | ✔ | ✔ | | ✔ | ANPF |
| III | ✔ | ✔ | | ✔ | NAPF |

### Tabela de *śītakārī prāṇāyāma*

| Estágio | *pūraka* | | *antara kumbhaka* | | *recaka* |
|---|---|---|---|---|---|
| | Cabeça Ereta | | JB | | |
| | P | LP | sem MB | MB | P |
| I | ✔ | ✔ | c/ ou s/ MB (MB 5-10 seg) | | NA |
| II | ✔ | ✔ | | ✔ | ANPF |
| III | ✔ | ✔ | | ✔ | NAPF |

NAPF: narinas alternadas parcialmente fechadas; ANPF: ambas as narinas parcialmente fechadas; P: profundo; LE: língua enrolada; LP: língua plana; JB: *jālandhara bandha*; MB – *mūla bandha*; NA – narinas abertas.

25

# *Anuloma prāṇāyāma*

*Anu* significa "junto com", ou "em sucessão ordenada", e *loma* significa "cabelo" ou "na ordem natural". Aqui os dedos controlam as narinas para descarregar o fluxo da expiração delicadamente.

Domine as técnicas de *ujjāyī* e *viloma prāṇāyāmas* antes de tentar *anuloma.*

Em *anuloma,* a inspiração é realizada com as narinas abertas, com ou sem pausas, e com *mūla bandha* nos estágios avançados. Realiza-se a expiração tanto com ambas as narinas parcialmente abertas ou, alternativamente, com uma narina completamente fechada e a outra parcialmente fechada; executa-se *uḍḍīyāna bandha* nos estágios mais avançados.

Em todos os estágios, a inspiração é mais curta do que a expiração, sendo que a ênfase é dada no prolongamento delicado desta última.

Este *prāṇāyāma,* bem como os que vêm na sequência, são realizados somente sentados, especialmente em um *āsana,* conforme explicado no *Capítulo 11.*

## Estágio I (a)

Neste estágio, uma inspiração profunda é realizada com as narinas abertas, seguida de uma expiração profunda com ambas as narinas parcialmente fechadas. O objetivo é prolongar a duração da expiração para treinar as pontas dos dedos no controle de ambas as narinas de maneira uniforme, bem como refinar o fluxo da expiração.

**Técnica**

1. Sente-se em qualquer *āsana,* seguindo as técnicas fornecidas nos *§§ 1* a *7* de *ujjāyī,* "Estágio V". Expire todo o ar que estiver nos pulmões (vide *Imagem 96*).

2. Inspire profundamente por ambas as narinas até que os pulmões estejam preenchidos por completo (vide *Imagem 98*).

3. Retenha a respiração por um ou dois segundos para trazer a mão direita até as narinas, conforme explicado nos *§§ 12* a *22* do *Capítulo 22* sobre *prāṇāyāma* digital.

4. Agora começa o processo da expiração controlada digitalmente.

5. Abra parcialmente ambas as narinas com as pontas dos dedos polegar, anelar e mínimo, tornando as paredes internas das fossas nasais paralelas e equidistantes do septo (vide *Imagem 110*).

6. Mantenha a pressão homogênea em ambos os lados de forma que as narinas estejam prontas para descarregar o fluxo sutil da expiração equanimemente.

7. Expire lenta, cuidadosa e profundamente, sem usar qualquer força.

8. Mantenha os dedos firmes e sensíveis para ajustar as narinas, bem como para monitorar e equalizar o volume do fluxo da expiração em cada lado.

9. Quando os pulmões estiverem completamente vazios, desça a mão direita e descanse-a sobre o joelho.

10. Isso completa um ciclo. Repita-os por quinze a vinte minutos. Inspire com as narinas abertas e depois deite-se em *śavāsana* (vide *Imagem 182*).

**Efeitos**

Este *prāṇāyāma* limpa as fossas nasais.

## Estágio I (b)

Neste estágio, uma inspiração profunda é realizada com as narinas abertas; a expiração é realizada alternando as narinas, mantendo uma delas completamente fechada e a outra parcialmente aberta. Aqui, cada narina é treinada para desenvolver uma percepção consciente e uma sensibilidade de forma independente durante a expiração.

Lembre-se de manter as paredes das fossas nasais paralelas ao septo, mesmo se ambas estiverem parcialmente fechadas ou se um lado estiver completamente fechado e o outro parcialmente aberto.

**Técnica**

1. Sente-se em qualquer *āsana*, seguindo a técnica fornecida nos *§§ 1* a *7* de *ujjāyī*, "Estágio V". Expire (vide *Imagem 96*).

2. Inspire seguindo as técnicas fornecidas nos §§ *2* e *3* do "Estágio I (a)" (vide *Imagem 98*).

3. Agora inicia o processo de expiração pela narina direita. Feche completamente a narina esquerda com as pontas dos dedos anelar e mínimo, sem alterar a posição do septo.

4. Abra parcialmente a narina direita com a ponta do polegar, mantendo sua parede interna paralela ao septo (vide *Imagem 111*).

5. Expire lenta e cuidadosamente pela narina direita parcialmente aberta. Controle o fluxo suave da expiração com a ajuda da ponta do polegar e certifique-se de que nenhum ar escapa pela narina esquerda.

6. Quando sentir os pulmões completamente vazios, desça a mão direita e descanse-a sobre o joelho direito.

7. Agora inspire profundamente pelas narinas abertas até que os pulmões estejam completamente preenchidos e retenha a respiração por um ou dois segundos (vide *Imagem 98*).

8. Agora inicia o processo de expiração pela narina esquerda. Traga a mão direita até as narinas. Com a ponta do polegar, feche a narina direita completamente, sem alterar a posição do septo.

9. Com as pontas dos dedos anelar e mínimo, abra a narina esquerda parcialmente, mantendo sua parede interna paralela ao septo (vide *Imagem 112*).

10. Expire lenta e completamente pela narina esquerda parcialmente aberta. Controle o fluxo suave da expiração com a ajuda das pontas dos dois dedos. Certifique-se de que nenhum ar escapa pela narina direita.

11. Quando sentir os pulmões vazios, desça a mão direita e descanse-a sobre o joelho.

12. Isso completa um ciclo. Repita-os por quinze a vinte minutos. Inspire e depois deite-se em *śavāsana* (vide *Imagem 182*).

**Efeitos**

Este *prāṇāyāma* é revigorante e bom para controlar a hipertensão ou pressão arterial elevada.

## Estágio II (a)

Este estágio é similar ao I (a), introduz a retenção interna (*antara kumbhaka*) e é para estudantes intermediários.

### Técnica

1. Sente-se em qualquer *āsana*, seguindo as técnicas fornecidas nos *§§ 1* a *7* de *ujjāyī*, "Estágio V". Expire todo o ar que estiver nos pulmões (vide *Imagem 96*).

2. Inspire, seguindo as técnicas fornecidas no § 2 do "Estágio I (a)". (vide *Imagem 98*).

3. Quando os pulmões estiverem preenchidos, retenha a respiração por dez a quinze segundos ou pelo tempo que você puder (vide *Imagem 101*).

4. Agora expire, seguindo as técnicas dos *§§ 5* a *8* do "Estágio I (a)" (vide *Imagem 110*) e depois desça a mão direita.

5. Isso completa um ciclo. Repita-os por dez a quinze minutos. Inspire e depois deite--se em *śavāsana* (vide *Imagem 182*).

### Efeitos

Este estágio aguça a percepção consciente interna e a concentração.

## Estágio II (b)

Este estágio é similar ao I (b), porém introduz a retenção interna (*antara kumbhaka*).

### Técnica

1. Sente-se em qualquer *āsana*, seguindo as técnicas fornecidas nos *§§ 1* a *7* de *ujjāyī*, "Estágio V". Expire profundamente (vide *Imagem 96*).

2. Inspire, seguindo a técnica fornecida no § 2 do "Estágio I (a)" (vide *Imagem 98*).

3. Quando os pulmões estiverem preenchidos, retenha a respiração por quinze a vinte segundos, ou pelo tempo que você puder (vide *Imagem 101*).

4. Agora expire pela narina direita, conforme os *§§ 3* a *5* do "Estágio I (b)" (vide *Imagem 111*).

5. Quando os pulmões estiverem completamente vazios, desça a mão direita e descanse--a sobre o joelho.

6. Agora inspire profundamente com as narinas abertas conforme o *§ 2*, até que os pulmões estejam preenchidos (vide *Imagem 98*).

7. Retenha a respiração pelo mesmo tempo especificado no *§ 3* (vide *Imagem 101*).

8. Expire pela narina esquerda, seguindo as técnicas fornecidas nos *§§ 8* a *10* do "Estágio I (b)" (vide *Imagem 112*). Depois, desça a mão direita.

9. Isso completa um ciclo. Repita-os por dez a quinze minutos. Inspire e depois deite--se em *śavāsana* (vide *Imagem 182*).

**Efeitos**
Este estágio leva ao controle refinado e ao prolongamento da duração da expiração.

## Estágio III (a)

Este estágio é similar ao I (a), porém introduz a retenção externa contemplativa (*bāhya kumbhaka* sem *uḍḍīyāna bandha*).

**Técnica**
1. Sente-se em qualquer *āsana*, seguindo as mesmas técnicas conforme os *§§ 1* a *7* de *ujjāyī*, "Estágio V". Expire (vide *Imagem 96*).

2. Inspire, seguindo as técnicas fornecidas no *§ 2* do "Estágio I (a)" (vide *Imagem 98*).

3. Agora inicie a expiração pelas narinas parcialmente abertas, conforme descrito nos *§§ 4* a *8* do "Estágio I (a)" (vide *Imagem 110*).

4. Quando sentir os pulmões completamente vazios, desça a mão direita e descanse--a sobre o joelho. Permaneça passivo sem inspiração por cinco segundos. Isso é uma retenção externa contemplativa (vide *Imagem 96*).

5. Isso completa um ciclo. Repita-os por dez a quinze minutos. Inspire pelas narinas abertas e depois deite-se em *śavāsana* (vide *Imagem 182*).

**Efeitos**
Este estágio limpa as fossas nasais e gera quietude e calma no *sādhaka*.

## Estágio III (b)

Este estágio é similar ao I (b), porém introduz a retenção externa contemplativa (*bāhya kumbhaka* sem *uḍḍīyāna bandha*).

### Técnica

1. Sente-se em qualquer *āsana*, seguindo as técnicas introduzidas nos *§§ 1* a *7* de *ujjāyī*, "Estágio V", e expire (vide *Imagem 96*).

2. Inspire seguindo a técnica fornecida no *§ 2* do "Estágio I (a)" (vide *Imagem 98*).

3. Agora expire pela narina direita, conforme explicado nos *§§ 3* a *5* do "Estágio I (b)" (vide *Imagem 111*).

4. Quando sentir os pulmões completamente vazios, desça a mão direita e descanse--a sobre o joelho. Permaneça passivo (sem inspiração) por cinco segundos (vide *Imagem 96*).

5. Em seguida, inspire profundamente com as narinas abertas, conforme descrito no *§ 2* (vide *Imagem 98*).

6. Agora inicia o processo de expiração pela narina esquerda, conforme explicado nos *§§ 8* a *10* do "Estágio I (b)" (vide *Imagem 112*).

7. Quando sentir os pulmões vazios, desça a mão direita e permaneça passivo (vide *Imagem 96*) por cinco segundos.

8. Isso completa um ciclo. Repita-os por dez a quinze minutos, finalizando com uma inspiração. Depois, deite-se em *śavāsana* (vide *Imagem 182*).

### Efeitos

Este estágio conduz o *sādhaka* em direção à percepção consciente interna, levando a um controle mais refinado da expiração.

## Estágio IV (a)

Os *bandhas* são introduzidos nestes dois estágios: retenção interna com *mūla bandha* e retenção externa com *uḍḍīyāna bandha.*

**Técnica**

1. Sente-se em qualquer *āsana*, seguindo as técnicas fornecidas nos *§§ 1* a *7* de *ujjāyī*, "Estágio V". Expire (vide *Imagem 96*).

2. Inspire, seguindo a técnica fornecida no *§ 2* do "Estágio I (a)" (vide *Imagem 98*).

3. Quando os pulmões estiverem preenchidos, retenha a respiração com *mūla bandha* por dez a vinte segundos, ou pelo tempo que você puder (vide *Imagem 101*).

4. Expire lentamente, seguindo as técnicas fornecidas nos *§§ 5* a *8* do "Estágio I (a)" (vide *Imagem 110*), relaxando gradualmente a firmeza abdominal.

5. Quando sentir os pulmões vazios, desça a mão direita e descanse-a sobre o joelho. Em seguida, faça uma retenção externa com *uḍḍīyāna bandha* por cinco a seis segundos (vide *Imagem 104*).

6. Relaxe a fixação de *uḍḍīyāna bandha*.

7. Isso completa um ciclo. Repita esses ciclos por quinze a vinte minutos. Inspire e depois deite-se em *śavāsana* (vide *Imagem 182*).

**Efeitos**

Este estágio cria resistência, torna a mente reflexiva e prepara o *sādhaka* para *dhyāna*.

## Estágio IV (b)

Este estágio é similar ao I (b), porém introduz *bandhas* como no "Estágio IV (a)".

**Técnica**

1. Sente-se em qualquer *āsana*, seguindo as técnicas fornecidas nos *§§ 1* a *7* de *ujjāyī*, "Estágio V". Expire (vide *Imagem 96*).

2. Inspire, seguindo a técnica fornecida no *§ 2* do "Estágio I (a)" (*Imagem 98*).

3. Quando os pulmões estiverem preenchidos, retenha a respiração com *mūla bandha* (vide *Imagem 101*),[34] conforme descrito no *§ 3* do "Estágio IV (a)".

---

34. *Imagem 101* ilustra uma retenção interna (*antara kumbhaka*). Vide também *Imagem 69*, que mostra *mūla bandha* propriamente dito. (N.T.)

4. Expire pela narina direita, mantendo a narina esquerda fechada (vide *Imagem 111*); siga as técnicas fornecidas nos *§§ 3* a *5* do "Estágio I (b)", relaxando gradualmente a firmeza abdominal.

5. Quando sentir os pulmões completamente vazios, desça a mão direita e descanse-a sobre o joelho. Em seguida, faça uma retenção externa com *uḍḍīyāna bandha* por cinco a seis segundos (vide *Imagem 104*).

6. Relaxe a fixação de *uḍḍīyāna bandha* e, em seguida, inspire profundamente com as narinas abertas, conforme o *§ 2* (vide *Imagem 98*).

7. Retenha a respiração com *mūla bandha* por dez a quinze segundos (vide *Imagem 101*)[35] ou pelo mesmo tempo especificado no *§ 3*.

8. Agora expire pela narina esquerda (vide *Imagem 112*), mantendo a narina direita completamente fechada, seguindo as técnicas fornecidas nos *§§ 8* a *10* do "Estágio I (b)".

9. Quando sentir os pulmões completamente vazios, desça a mão direita e faça uma retenção externa com *uḍḍīyāna bandha* por cinco a seis segundos (vide *Imagem 104*).

10. Relaxe a fixação de *uḍḍīyāna bandha*.

11. Duas inspirações com as narinas abertas, duas retenções internas com *mūla bandha*, duas expirações por narinas alternadas e duas retenções externas com *uḍḍīyāna bandha* constituem um ciclo. Repita-os por dez a quinze minutos, finalizando com uma inspiração. Depois, deite-se em *śavāsana* (vide *Imagem 182*).

**Efeitos**
Os efeitos deste *prāṇāyāma* são tão intensos quanto este estágio em si.

## Estágios V (a) a VIII (b)

Em todos os seguintes estágios, desde o V até o VIII, use as técnicas de *viloma* para as inspirações e de *anuloma* para as expirações.

35. Vide nota precedente. (N.T.)

## Estágio V (a)

Este estágio é similar ao "Estágio I (a)", cujas técnicas de expiração devem ser seguidas; porém, uma inspiração deve ser substituída por uma inspiração interrompida com pausas como em *viloma*, "Estágio I".

## Estágio V (b)

Este estágio é similar ao I (b), porém com inspirações interrompidas por pausas.

## Estágios VI (a) e VI (b)

Estes estágios são similares ao II (a) e II (b), respectivamente, exceto pelo fato que as inspirações são interrompidas por pausas.

## Estágios VII (a) e VII (b)

Estes estágios são similares ao III (a) e III (b), respectivamente, exceto pelo fato que as inspirações são interrompidas por pausas.

## Estágios VIII (a) e VIII (b)

Estes estágios são similares ao IV (a) e IV (b), respectivamente, exceto pelo fato que as inspirações são interrompidas por pausas.

**Efeitos dos estágios V a VIII**

Estes estágios são mais intensos do que os *prāṇāyāmas* anteriores e seus efeitos correspondem em intensidade e eficácia. O estágio VIII é o mais intenso de todos. Ele requer grande força, empenho, persistência, resistência e determinação.

## Tabela de *anuloma prāṇāyāma*

| Estágio | | *pūraka* | | *antara kumbhaka* | | *recaka* | | *bāhya kumbhaka* | |
|---|---|---|---|---|---|---|---|---|---|
| | | U | V | sem MB | MB | ANPF | NAPF | sem UB | UB |
| I | a | ✔ | | | | ✔ | | | |
| | b | ✔ | | | | | ✔ | | |
| II | a | ✔ | | 10-15 seg | | ✔ | | | |
| | b | ✔ | | 10-15 seg | | | ✔ | | |
| III | a | ✔ | | | | ✔ | | 5 seg | |
| | b | ✔ | | | | | ✔ | 5 seg | |
| IV | a | ✔ | | | 10 seg | ✔ | | | 5-8 seg |
| | b | ✔ | | | 10 seg | | ✔ | | 5-8 seg |
| V | a | | ✔ | | | ✔ | | | |
| | b | | ✔ | | | | ✔ | | |
| VI | a | | ✔ | 10 seg | | ✔ | | | |
| | b | | ✔ | 10 seg | | | ✔ | | |
| VII | a | | ✔ | | | ✔ | | 5 seg | |
| | b | | ✔ | | | | ✔ | 5 seg | |
| VIII | a | | ✔ | | 10 seg | ✔ | | | 5-8 seg |
| | b | | ✔ | | 10 seg | | ✔ | | 5-8 seg |

NAPF: narinas alternadas parcialmente fechadas; ANPF: ambas as narinas parcialmente fechadas; MB: *mūla bandha*; UB: *uḍḍīyāna bandha*; U: *ujjāyī*; V: *viloma*.

# 26

# *Pratiloma prāṇāyāma*

*Prati* significa "oposto" ou "contra" e *loma* significa "cabelo". Assim, *pratiloma* implica ir contra a ordem natural, sendo o contrário de *anuloma*. Aqui as narinas são controladas na inspiração e estreitadas pelas pontas dos dedos para permitir que ela flua com delicadeza. Em todos os estágios "a", a inspiração é realizada por ambas as narinas parcialmente abertas, porém controladas, ao passo que nos estágios "b" a inspiração acontece alternando as narinas. Todas as expirações são realizadas com as narinas abertas como em *ujjāyī*. Neste *prāṇāyāma*, a inspiração tem duração maior do que a da expiração, sendo que a ênfase é no prolongamento lento e delicado de cada inspiração. *Anuloma* e *pratiloma prāṇāyāmas* são a base para o *viṣama vṛtti prāṇāyāma* e um trampolim para avançar nessa arte.

## Estágio I (a)

Neste estágio, a inspiração é realizada através de narinas bem pouco abertas, porém controladas, seguida de uma expiração através de narinas abertas. O objetivo é treinar as pontas dos dedos para o controle equânime de ambas as narinas, visando um fluxo refinado e delicado da inspiração.

### Técnica

1. Sente-se em qualquer *āsana* seguindo as técnicas fornecidas nos *§§ 1* a *7* de *ujjāyī*, "Estágio V". Expire (vide *Imagem 96*).

2. Traga a mão direita até as narinas, conforme explicado nos *§§ 12* a *22* do *Capítulo 22* sobre *prāṇāyāma* digital.

3. Controle ambas as narinas com as pontas dos dedos polegar, anelar e mínimo, tornando as fossas nasais o mais estreitas possível, bem como paralelas ao septo (vide *Imagem 110*).

4. Mantenha uma pressão equânime em ambas as narinas, de forma que ambas as fossas nasais fiquem simétricas na largura. Não perturbe o septo. Agora as narinas estão prontas para receber o fluxo da inspiração.

5. Inspire lenta, cuidadosa e profundamente, sem usar qualquer força. Sinta o ar à medida que ele entra nas fossas nasais. Mantenha os dedos firmes e sensíveis, ajustando suas pontas equanimemente em ambas as narinas para observar, guiar e equalizar o volume e a suavidade da inspiração.

6. Quando os pulmões estiverem completamente preenchidos, retenha a respiração por um ou dois segundos e, depois, desça a mão direita e descanse-a sobre o joelho direito.

7. Expire com as narinas abertas lenta, estável e suavemente até sentir que os pulmões estejam completamente vazios.

8. Isso completa um ciclo. Repita o ciclo por dez a quinze minutos ou enquanto você não sentir tensão. Após completar um ciclo, inspire com as narinas abertas e depois deite-se em *śavāsana* (vide *Imagem 182*).

**Efeitos**

Esse estágio é eficaz para remover a indolência e o mau humor.

## Estágio I (b)

Neste estágio, a inspiração é realizada através de narinas alternadas controladas digitalmente, seguida de uma expiração profunda com as narinas abertas. O objetivo é criar inteligência e desenvolver uma percepção consciente, visando refinar e alongar o fluxo da inspiração em cada narina. Isso prepara o *sādhaka* para *nāḍī śodhana prāṇāyāma*.

**Técnica**

1. Sente-se em qualquer *āsana*, seguindo as técnicas fornecidas nos *§§ 1* a *7* de *ujjāyī*, "Estágio V". Expire (vide *Imagem 96*).

2. Traga a mão direita até as narinas conforme explicado nos *§§ 12* a *22* do *Capítulo 22* sobre *prāṇāyāma* digital.

3. Feche narina esquerda completamente com as pontas dos dedos anelar e mínimo, sem alterar a posição do septo.

4. Controle a narina direita com a ponta do polegar e torne a fossa nasal o mais estreita possível conforme a *Imagem 111*. Isso diminui a velocidade e o volume da inspiração, refinando seu tom.

5. Mantenha a parede interna da fossa nasal direita paralela ao septo.

6. Agora inspire o mais lenta, profunda e delicadamente possível pela narina direita parcialmente aberta, porém controlada, até que os pulmões estejam completamente preenchidos. Retenha a respiração por um ou dois segundos.

7. Desça a mão e descanse-a sobre o joelho. Expire lenta, suave, estável e delicadamente com as narinas abertas até sentir os pulmões vazios.

8. Leve a mão até o nariz novamente e inspire pela narina esquerda, seguindo as técnicas fornecidas nos *§§ 2* a *6*, porém feche a narina direita e respire pela esquerda (vide *Imagem 112*).

9. Desça a mão e descanse-a sobre o joelho. Expire conforme o *§ 7*.

10. Isso completa um ciclo. Repita-os por dez a quinze minutos. Após completar o último ciclo, inspire pelas narinas abertas e depois deite-se em *śavāsana* (vide *Imagem 182*).

**Efeitos**

Este estágio desenvolve extraordinária sensibilidade nas membranas nasais, bem como habilidade nas pontas dos dedos.

## Estágio II (a)

Neste estágio, a inspiração é realizada por narinas controladas e bem pouco abertas, seguida de uma retenção interna com as narinas fechadas e *mūla bandha*. Depois, a expiração é realizada através de narinas abertas.

**Técnica**

1. Sente-se em qualquer *āsana*, seguindo as técnicas dos *§§ 1* a *7* de *ujjāyī*, "Estágio V". Expire (vide *Imagem 96*).

2. Leve a mão direita até as narinas e inspire, seguindo as técnicas fornecidas nos *§§ 3* a *5* do "Estágio I (a)" (vide *Imagem 110*).

3. Quando os pulmões estiverem completamente preenchidos, feche ambas as narinas com os centros das pontas dos dedos polegar, anelar e mínimo (*Imagem 145*), sem permitir que nenhum ar escape. Retenha a respiração com *mūla bandha* (vide *Imagem 69*) por quinze a vinte segundos ou pelo tempo que puder.

4. Desça a mão direita e descanse-a sobre o joelho direito.

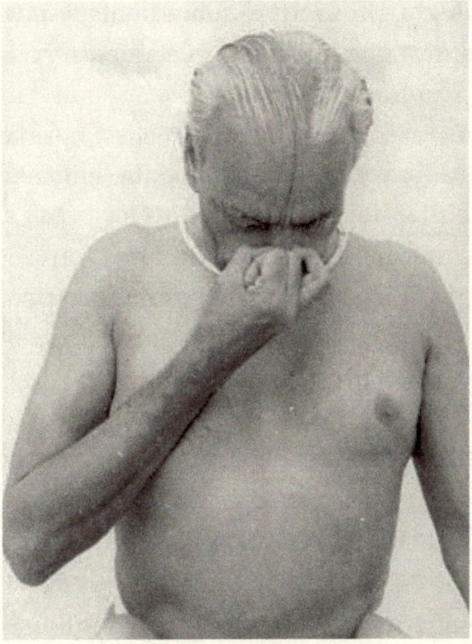

**Imagem 145**

5. Expire suave, lenta, estável e tranquilamente com as narinas abertas até sentir os pulmões completamente vazios.

6. Isso completa um ciclo. Repita-os por quinze a vinte minutos, ou enquanto não sentir tensão. Após completar o último ciclo, inspire através de narinas abertas e depois deite-se em *śavāsana* (vide *Imagem 182*).

## Estágio II (b)

Este estágio é similar ao "Estágio I (b)", porém acrescentando a retenção interna com *mūla bandha*, como no "Estágio II (a)".

**Técnica**

1. Sente-se em qualquer *āsana*, seguindo as técnicas fornecidas nos *§§ 1* a *7* de *ujjāyī*, "Estágio V". Expire (vide *Imagem 96*).

2. Leve a mão direita até as narinas. Agora inspire, seguindo as técnicas fornecidas nos *§§ 3* a *6* do "Estágio I (b)" (vide *Imagem 111*).

3. Após uma inspiração completa, feche ambas as narinas (*Imagem 145*) e retenha a respiração com *mūla bandha* (vide *Imagem 69*) por quinze a vinte segundos ou pelo tempo que puder.

4. Desça a mão direita até o joelho. Expire suave, lenta, estável e tranquilamente com as narinas abertas até sentir os pulmões completamente vazios.

5. Leve a mão direita até o nariz novamente e feche a narina direita completamente, porém controle a esquerda, abrindo-a parcialmente (vide *Imagem 112*).

6. Inspire pela narina esquerda, seguindo as técnicas fornecidas nos *§§ 4* a *6* do "Estágio I (b)" substituindo a leitura da palavra "esquerda" por "direita" e vice-versa.

7. Ao final da inspiração, retenha a respiração conforme descrito no *§ 3* acima.

8. Em seguida, desça a mão direita e expire lentamente, conforme descrito no *§ 4*.

9. Duas inspirações realizadas através de narinas alternadas, duas retenções internas com as narinas fechadas com *mūla bandha*, e duas expirações com as narinas abertas completam um ciclo. Repita-os por quinze a vinte minutos ou enquanto não sentir tensão. Após completar o último ciclo, inspire através de narinas abertas e depois deite-se em *śavāsana* (vide *Imagem 182*).

**Efeitos dos Estágios II (a) e II (b)**
Esses estágios ensinam o *sādhaka* sobre a precisão da colocação dos dedos nas retenções. Como as narinas estão completamente fechadas, não se sente nenhuma tensão na cabeça nem na musculatura facial.

## Estágio III (a)

Este estágio é similar ao Estágio II (a), porém acrescenta-se a retenção externa realizada com *uḍḍīyāna bandha*.

**Técnica**
1. Sente-se em qualquer *āsana*, seguindo as técnicas fornecidas nos *§§ 1* a *7* de *ujjāyī*, "Estágio V". Expire (vide *Imagem 96*).

2. Leve a mão até as narinas, conforme explicado nos *§§ 12* a *22* do *Capítulo 22* sobre *prāṇāyāma* digital.

3. Inspire seguindo as técnicas fornecidas nos *§§ 3* a *5* do "Estágio I (a)" (vide *Imagem 110*).

4. Expire lenta, estável e suavemente com as narinas abertas até sentir os pulmões completamente vazios.

5. Em seguida, faça uma retenção externa com *uḍḍīyāna bandha* por dez a quinze segundos, ou pelo tempo que puder (vide *Imagem 104*). Ao final, relaxe a fixação de *uḍḍīyāna bandha*.

6. Uma inspiração, uma expiração e uma retenção externa com *uḍḍīyāna bandha* completa um ciclo. Repita-os por dez a quinze minutos, ou enquanto não sentir tensão. Após o último ciclo, inspire através de narinas abertas e depois deite-se em *śavāsana* (vide *Imagem 182*).

## Estágio III (b)

Este estágio é similar ao "Estágio II (b)", porém acrescentando a retenção externa e *uḍḍīyāna bandha*, como no "Estágio III (a)".

**Técnica**

1. Sente-se em qualquer *āsana*, seguindo as técnicas fornecidas nos *§§ 1* a *7* de *ujjāyī*, "Estágio V". Expire todo o ar que estiver nos pulmões (vide *Imagem 96*).

2. Leve a mão direita até as narinas, conforme explicado nos *§§ 12* a *22* do *Capítulo 22* sobre *prāṇāyāma* digital.

3. Feche completamente a narina esquerda e inspire através da narina direita parcialmente aberta e controlada (vide *Imagem 111*), seguindo as técnicas fornecidas nos *§§ 4* a *6* do "Estágio I (b)".

4. Desça a mão, descanse-a sobre o joelho e expire lenta, estável e suavemente com as narinas abertas, até sentir os pulmões completamente vazios.

5. Agora faça uma retenção externa com *uḍḍīyāna bandha* por dez a quinze segundos, ou pelo tempo que puder (vide *Imagem 104*) e depois relaxe sua fixação.

6. Leve a mão direita até as narinas, fechando a direita completamente e a esquerda parcialmente (vide *Imagem 112*). Inspire lenta, delicada e profundamente através da narina esquerda seguindo as técnicas fornecidas nos *§§ 4* a *6* do "Estágio I (b)", porém substituindo a leitura da palavra "direita" por "esquerda" e vice-versa.

7. Desça a mão, descanse-a sobre o joelho e expire como no *§ 4*.

8. Quando os pulmões estiverem completamente vazios, faça uma retenção externa com *uḍḍīyāna bandha* por dez a quinze segundos, ou pela mesma duração de tempo de antes (vide *Imagem 104*). Em seguida, relaxe a fixação.

9. Duas inspirações (uma vez por cada narina), duas expirações com narinas abertas e duas retenções externas com *uḍḍīyāna bandha* completam um ciclo desse Estágio. Repita-os por dez a quinze minutos de acordo com sua capacidade. Ao final do último ciclo, inspire com as narinas abertas e depois deite-se em *śavāsana* (vide *Imagem 182*).

**Efeitos dos Estágios III (a) e III (b)**

Com o acréscimo do reforço da musculatura e órgãos abdominais, os efeitos são similares àqueles dos estágios II (a) e II (b).

## Estágio IV (a)

Este é um estágio para estudantes altamente avançados. É uma combinação dos estágios II (a) e III (a), no qual ambas, a retenção interna com *mūla bandha* e a retenção externa com *uḍḍīyāna bandha*, são praticadas alternadamente.

**Técnica**

1. Sente-se em qualquer *āsana* seguindo as técnicas fornecidas nos §§ *1* a *7* de *ujjāyī*, "Estágio V". Expire (vide *Imagem 96*).

2. Leve a mão direita até as narinas, conforme descrito nos §§ *12* a *22* do *Capítulo 22* sobre *prāṇāyāma* digital.

3. Inspire através de narinas parcialmente abertas, conforme descrito nos §§ *3* a *5* do "Estágio I (a)" (vide *Imagem 110*).

4. Quando os pulmões estiverem preenchidos, feche as narinas e faça uma retenção interna com *mūla bandha* por quinze a vinte segundos (vide *Imagem 69*), ou pelo tempo que puder, conforme explicado no § *3* do "Estágio II (a)" (*Imagem 145*).

5. Desça a mão direita e descanse-a sobre o joelho.

6. Expire suave, estável, lenta e tranquilamente pelas narinas abertas até que os pulmões estejam completamente vazios.

7. Em seguida, faça uma retenção externa com *uḍḍīyāna bandha* por dez a quinze segundos, ou pelo tempo que puder (vide *Imagem 104*). Ao final, relaxe sua fixação.

8. Repita novamente o processo de inspiração, retenção interna com *mūla bandha*, expiração e retenção externa com *uḍḍīyāna bandha* conforme descrito anteriormente.

9. Uma inspiração, uma retenção interna com *mūla bandha*, uma expiração e uma retenção externa com *uḍḍīyāna bandha* completam um ciclo. Repita-os de acordo com sua habilidade. Após completar o último ciclo, inspire através de narinas abertas e deite-se em *śavāsana* (vide *Imagem 182*). Se sentir qualquer tensão, encerre a prática por esse dia.

## Estágio IV (b)

Este estágio é mais árduo e complicado do que o anterior. Ele associa os estágios II (b) e III (b), porém com uma retenção interna com *mūla bandha* e uma retenção externa com *uḍḍīyāna bandha* realizados em cada inspiração e expiração, respectivamente.

### Técnica

1. Sente-se em qualquer *āsana* seguindo as técnicas oferecidas nos *§§ 1* a *7* de *ujjāyī*, "Estágio V". Expire (vide *Imagem 96*).

2. Leve a mão direita até as narinas, conforme explicado nos *§§ 12* a *22* do *Capítulo 22* sobre *prāṇāyāma* digital.

3. Inspire seguindo as técnicas fornecidas nos *§§ 3* a *6* do "Estágio I (b)" (vide *Imagem 111*).

4. Após uma inspiração completa, faça uma retenção interna com *mūla bandha* conforme o *§ 3* do "Estágio II (b)" (*Imagem 145*).

5. Desça a mão direita e expire conforme o *§ 4* do "Estágio II (b)".

6. Quando sentir os pulmões completamente vazios, faça uma retenção externa com *uḍḍīyāna bandha* por dez a quinze segundos, ou pelo tempo que puder (vide *Imagem 104*).

7. Leve a mão direita até as narinas novamente e inspire pela narina esquerda, conforme o *§ 6* do "Estágio III (b)" (vide *Imagem 112*).

8. Quando os pulmões estiverem preenchidos, retenha a respiração com *mūla bandha* pela mesma duração de tempo, conforme o *§ 4* (*Imagem 145*).

9. Desça a mão e expire conforme o *§ 5*.

10. Quando sentir os pulmões completamente vazios, faça uma retenção externa com *uḍḍīyāna bandha* conforme o *§ 6* (vide *Imagem 104*). Em seguida, relaxe sua fixação e repita.

11. Duas inspirações (uma pela narina direita e outra pela esquerda); duas retenções internas com *mūla bandha*, duas expirações com as narinas abertas, e retenções externas com *uḍḍīyāna bandha* completam um ciclo. Repita-os de acordo com sua capacidade. Após completar o último ciclo, inspire normalmente através de narinas abertas e deite-se em *śavāsana* (vide *Imagem 182*). Se sentir qualquer tensão, encerre a prática do *prāṇāyāma* por esse dia.

**Efeitos dos estágios IV (a) e IV (b)**

Estes estágios intensos associam os efeitos dos estágios II (a) e II (b), e III (a) e III (b).

**Nota**

É possível combinar as técnicas de *viloma prāṇāyāma* com as de *pratiloma*; isto é, introduzir pausas durante as inspirações, expirações ou ambas. Entretanto, essas combinações não são recomendadas, visto que causam tensão indevida, reduzindo a sensibilidade das membranas nasais e a destreza das pontas dos dedos.

**Tabela de *pratiloma prāṇāyāma***

| Estágio | | *pūraka* | | *antara kumbhaka* | *recaka* | *bāhya kumbhaka* |
|---|---|---|---|---|---|---|
| | | ANPF | NAPF | MB | NA | UB |
| I | a | ✔ | | | ✔ | |
| | b | | ✔ | | ✔ | |
| II | a | ✔ | | 15-20 seg | ✔ | |
| | b | | ✔ | 15-20 seg | ✔ | |
| III | a | ✔ | | | ✔ | 10-15 seg |
| | b | | ✔ | | ✔ | 10-15 seg |
| IV | a | ✔ | | 15-20 seg | ✔ | 10-15 seg |
| | b | | ✔ | 15-20 seg | ✔ | 10-15 seg |

NAPF: narinas alternadas parcialmente fechadas; ANPF: ambas as narinas parcialmente fechadas; MB: *mūla bandha*; NA: narinas abertas; UB: *uḍḍīyāna bandha*.

# 27

# *Sūrya bhedana e candra bhedana prāṇāyāma*

## *Sūrya bhedana prāṇāyāma*

*Sūrya* significa "sol", e *bhid*, raiz de *bhedana*, significa "perfurar" ou "atravessar".

Em *sūrya bhedana prāṇāyāma*, todas as inspirações são realizadas pela narina direita e todas as expirações pela narina esquerda. A energia prânica em todas as inspirações é canalizada através de *piṅgalā* ou *sūrya nāḍī*, ao passo que em todas as expirações ela é canalizada por *iḍā* ou *candra nāḍī*.

Em *sūrya bhedana*, o fluxo da respiração é controlado digitalmente e os pulmões absorvem mais energia da inspiração.

### Estágio I

Este estágio consiste em uma inspiração profunda pela narina direita e uma expiração profunda pela narina esquerda.

**Técnica**

1. Sente-se em qualquer *āsana*, seguindo as técnicas fornecidas nos §§ *1* a *7* de *ujjāyī*, "Estágio V". Expire profundamente (vide *Imagem 96*).

2. Leve a mão direita até as narinas, conforme explicado nos §§ *12* a *22* do *Capítulo 22* sobre *prāṇāyāma* digital.

3. Feche a narina esquerda completamente com as pontas dos dedos anelar e mínimo, sem perturbar o septo. Feche parcialmente a narina direita com o polegar direito, mantendo a parede interna da narina externa direita paralela ao septo (vide *Imagem 111*).

4. Inspire lenta, cuidadosa e profundamente pela narina direita parcialmente fechada, sem usar força, até que os pulmões estejam completamente preenchidos.

5. Feche completamente a narina direita, sem perturbar o septo. Relaxe a pressão sobre a narina esquerda e abra-a parcialmente (vide *Imagem 112*).

6. Expire lenta, estável e profundamente através da narina esquerda parcialmente fechada, até sentir os pulmões vazios.

7. Isso completa um ciclo. Repita por dez a quinze minutos, inspire com as narinas abertas e depois deite-se em *śavāsana* (vide *Imagem 182*).

8. À medida que a prática se aprimora, estreite mais as fossas nasais através da manipulação das pontas dos dedos para prolongar o fluxo da respiração.

## Estágio II

Este estágio é similar ao "Estágio I", porém acrescentando-se a retenção interna com *mūla bandha* e fechando ambas as narinas.

### Técnica

1. Sente-se em qualquer *āsana*, seguindo as técnicas fornecidas nos *§§ 1* a *7* de *ujjāyī*, "Estágio V". Expire profundamente (vide *Imagem 96*).

2. Inspire lenta, profunda e completamente através da narina direita, seguindo as técnicas fornecidas nos *§§ 2* a *4* do "Estágio I" (vide *Imagem 111*).

3. Em seguida, feche ambas as narinas e faça uma retenção interna com *mūla bandha* por quinze a vinte segundos (vide *Imagem 145*), sem permitir que nenhum ar escape. Aumente gradualmente a duração por cinco segundos. Quando esse processo se tornar estável sem perturbar o fluxo e a suavidade da inspiração e da expiração, prolongue a duração da retenção. Dessa maneira, o *sādhaka* treina a si próprio para atingir sua capacidade máxima.

4. Agora expire lenta, estável e profundamente através da narina esquerda parcialmente aberta, até sentir os pulmões completamente vazios (vide *Imagem 112*).

5. Isso completa um ciclo. Repita por dez a quinze minutos, inspire com as narinas abertas e depois deite-se em *śavāsana* (vide *Imagem 182*).

## Estágio III

Este estágio é similar ao "Estágio I", porém acrescentando-se a retenção externa com *uḍḍīyāna bandha*.

**Técnica**

1. Sente-se em qualquer *āsana*, seguindo as técnicas dos *§§ 1* a *7* de *ujjāyī*, "Estágio V". Expire todo o ar que estiver nos pulmões (vide *Imagem 96*).

2. Inspire lenta, profunda e completamente pela narina direita, seguindo as técnicas fornecidas nos *§§ 2* a *4* do "Estágio I" (vide *Imagem 111*).

3. Feche completamente a narina direita, solte parcialmente a narina esquerda e expire lenta e profundamente por ela (vide *Imagem 112*) seguindo as técnicas fornecidas nos *§§ 5* e *6* do "Estágio I".

4. Quando sentir os pulmões completamente vazios, feche ambas as narinas e faça uma retenção externa com *uḍḍīyāna bandha* dentro de sua capacidade sem criar tensão (*Imagem 146*).

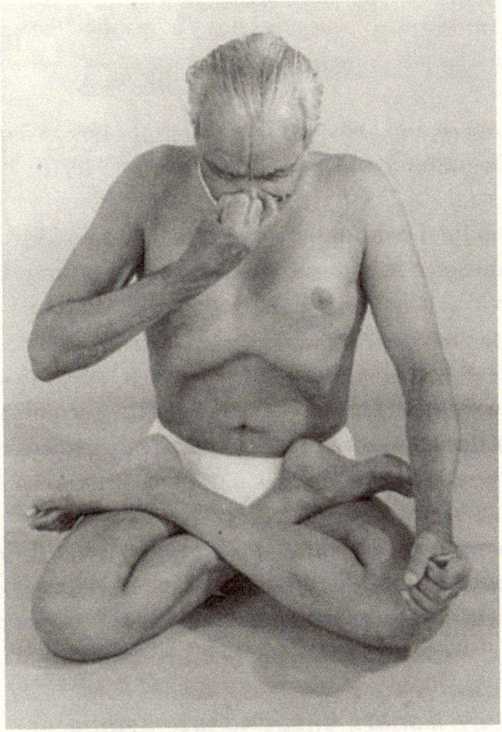

**Imagem 146**

5. A retenção externa leva mais tempo para dominar do que a retenção interna. Assim, aumente gradualmente a duração da primeira em um ou dois segundos. Quando isso

se estabilizar, continue aumentando a duração da retenção sem perturbar o fluxo e a suavidade da inspiração e da expiração.

6. Isso completa um ciclo. Repita por dez a quinze minutos, inspire com as narinas abertas e depois deite-se em *śavāsana* (vide *Imagem 182*).

## Estágio IV

Este estágio combina os estágios II e III. Ele é indicado para estudantes altamente avançados e deve-se tentá-lo somente depois de ter aperfeiçoado os estágios II e III.

**Técnica**

1. Sente-se em qualquer *āsana* seguindo as técnicas fornecidas nos *§§ 1* a *7* de *ujjāyī*, "Estágio V". Expire todo o ar que estiver nos pulmões (vide *Imagem 96*).

2. Inspire seguindo as técnicas fornecidas nos *§§ 2* e *3* do "Estágio II" (*Imagem 111*), finalizando com *mūla bandha* (vide *Imagem 145*).

3. Em seguida, expire seguindo as técnicas fornecidas nos *§§ 3* e *4* do "Estágio III" (*Imagem 112*), finalizando com *uḍḍīyāna bandha* (*Imagem 146*).

4. Faça retenções ao final de cada inspiração e de cada expiração, iniciando com retenções mais curtas e aumentando gradualmente sua duração, à medida que a capacidade pulmonar se desenvolve. Não exceda de oito a dez segundos em *uḍḍīyāna bandha*.

5. Isso completa um ciclo. Pratique quantos ciclos puder de forma confortável e sem criar tensão ou por dez a quinze minutos. Inspire com as narinas abertas e depois deite-se em *śavāsana* (vide *Imagem 182*).

**Efeitos de *sūrya bhedana prāṇāyāma***

Este *prāṇāyāma* aumenta o calor no corpo, bem como o poder digestivo. Suaviza e revigora os nervos, além de limpar os seios da face. É benéfico para pessoas que sofrem de pressão baixa.

## *Candra bhedana prāṇāyāma*

Este *prāṇāyāma* foi descrito no *Yoga Cūḍāmaṇi Upaniṣad* (95-97) sem menção do nome *candra bhedana*, tendo sido descrito apenas seu método.

*Candra* significa "lua". Em *candra bhedana prāṇāyāma*, todas as inspirações são realizadas pela narina esquerda (vide *Imagem 112*), enquanto todas as expirações são realizadas pela narina direita (vide *Imagem 111*). A energia prânica em todas as inspirações é canalizada através de *iḍā* ou *candra nāḍī*. Todas as expirações passam por *piṅgalā* ou *sūrya nāḍī*.

*Candra bhedana* é realizado em quatro estágios, similares aos de *sūrya bhedana*.

**Técnica**

Siga as mesmas técnicas fornecidas em todos os estágios de *sūrya bhedana* substituindo a leitura da palavra "direita" por "esquerda" e vice-versa. Finalize a prática com *śavāsana* (vide *Imagem 182*).

**Efeitos**

Exceto pelo fato que este *prāṇāyāma* refresca o sistema, seus efeitos são similares aos de *sūrya bhedana*.

**Notas para *sūrya* e *candra bhedana prāṇāyāma***

1. Às vezes, as fossas nasais não têm a mesma largura. Nesse caso, a pressão digital deve ser ajustada. Em outros casos, uma narina é completamente fechada (se há um pólipo ou se fraturou-se o nariz, por exemplo), enquanto a outra é aberta. Se for este o caso, inspire pela narina aberta e expire o melhor possível pelo lado fechado. Com o tempo, devido a manipulação digital, a narina fechada se abre e inspirar por ela passa a ser possível.

2. Se a cartilagem do osso nasal não é reta, aprenda a manipular a cartilagem do septo para cima em direção ao osso nasal. Assim, a fossa nasal se abre e o *prāṇāyāma* digital é possível (vide *Imagens 140* e *141*).

3. Nunca faça *sūrya bhedana* e *candra bhedana prāṇāyāmas* no mesmo dia.

4. Em ambos os *prāṇāyāmas*, a respiração interrompida (*viloma*) pode ser incorporada, elevando o número de estágios possíveis para dezesseis. Entretanto, o número de permutações e combinações possíveis é enorme:

*Estágio*

V: Inspiração interrompida, expiração longa
VI: Inspiração longa, expiração interrompida
VII: Inspiração interrompida, expiração interrompida
VIII: Inspiração interrompida, retenção interna, expiração longa

IX: Inspiração longa, retenção interna, expiração interrompida
X: Inspiração interrompida, retenção interna, expiração interrompida
XI: Inspiração interrompida, expiração longa, retenção externa
XII: Inspiração longa, expiração interrompida, retenção externa
XIII: Inspiração interrompida, expiração interrompida, retenção externa
XIV: Inspiração interrompida, retenção interna, expiração longa, retenção externa
XV: Inspiração longa, retenção interna, expiração interrompida, retenção externa
XVI: Inspiração interrompida, retenção interna, expiração interrompida, retenção externa

**Tabela de *sūrya bhedana prāṇāyāma***

| Estágio | *pūraka* | *antara kumbhaka* | *recaka* | *bāhya kumbhaka* |
|---|---|---|---|---|
| | ND | MB | NE | UB |
| I | ✔ | | ✔ | |
| II | ✔ | 15-20 seg | ✔ | |
| III | ✔ | | ✔ | MTP |
| IV | ✔ | 15-20 seg | ✔ | 8-10 seg |

**Tabela de *candra bhedana prāṇāyāma***

| Estágio | *pūraka* | *antara kumbhaka* | *recaka* | *bāhya kumbhaka* |
|---|---|---|---|---|
| | NE | MB | ND | UB |
| I | ✔ | | ✔ | |
| II | ✔ | 15-20 seg | ✔ | |
| III | ✔ | | ✔ | MTP |
| IV | ✔ | 15-20 seg | ✔ | 8-10 seg |

MTP: máximo tempo possível; NE: narina esquerda; MB: *mūla bandha;* ND: narina direita; UB: *uḍḍīyāna bandha.*

# 28

# *Nāḍī śodhana prāṇāyāma*

*Nāḍī* é um órgão tubular para a passagem de *prāṇa* ou energia que transporta energias cósmica, vital, seminal, dentre outras, bem como sensação, inteligência e consciência nos corpos causal, sutil e físico (vide *Capítulo 5* para mais detalhes). *Śodhana* significa "purificação" ou "limpeza". O termo *nāḍī śodhana* significa "purificação dos nervos". Uma pequena obstrução no sistema nervoso pode causar um grande desconforto ou mesmo paralisar um membro ou órgão.

As obras *Haṭha Yoga Pradīpikā* (II, 6-9, 19-20), *Śiva Saṃhitā* (III, 24-25), *Gheraṇḍa Saṃhitā* (V, 49-52) e *Yoga Cūḍāmaṇi Upaniṣad* (V, 98-100) descrevem um tipo de *prāṇāyāma* que limpa as *nāḍīs*. Os textos mencionam a técnica e descrevem seus efeitos benéficos, afirmando especificamente que os mesmos "se devem à limpeza das *nāḍīs*" (*nāḍī śodhanāt*).

Embora todas as obras sobre Yoga descrevam diversos tipos de *prāṇāyāma* mencionando seus nomes, nenhum faz referência a *candra bhedana* ou *nāḍī śodhana prāṇāyāma*.

Este *prāṇāyāma*, descrito detalhadamente a seguir, associa a técnica da expiração (*recaka*) de *anuloma* à inspiração (*pūraka*) de *pratiloma prāṇāyāma*. Ele também apresenta uma outra característica singular. O ciclo de *sūrya bhedana prāṇāyāma* consiste na inspiração pela narina direita e na expiração pela narina esquerda, ao passo que em *candra bhedana* a inspiração é realizada pela narina esquerda e a expiração pela narina direita. Ora, *nāḍī śodhana prāṇāyāma* associa esses dois *prāṇāyāmas* em um único ciclo. O processo foi descrito nas obras mencionadas anteriormente.

O cérebro se divide em dois hemisférios: o esquerdo controla o lado direito do corpo e vice-versa. Mais uma vez, dizem que o cérebro tem duas partes: a porção mais primitiva ou cérebro posterior na base do crânio, considerado como cérebro contemplativo, morada da sabedoria; e o cérebro frontal, ativo e maquinador e que lida com o mundo externo.

Os *yogins* perceberam as diversas diferenças nas estruturas do cérebro, pulmões e outras partes do corpo. Adotaram *āsanas* para o desenvolvimento uniforme, bem como para extensão e atenção homogêneas em ambos os lados do corpo. Descobriram e introduziram *nāḍī śodhana prāṇāyāma* para que o *prāṇa* da inspiração e da expiração passasse por cada narina, revitalizando dessa maneira ambos os hemisférios do cérebro, bem como seus lobos frontal e posterior. Ao alternar os lados para a inspiração e expiração, a energia chega até as partes mais remotas do corpo e do cérebro através do cruzamento das *nāḍīs* nos *cakras*. O *sādhaka* descobre o segredo de uma ação homogênea e equilibrada em todos os quadrantes do cérebro, vivenciando assim paz, equilíbrio e harmonia.

*Nāḍī śodhana prāṇāyāma* requer atenção meticulosamente constante e determinação tenaz. Suas energias devem ser canalizadas para a disciplina da respiração, com refinamento e sensibilidade, de modo que a respiração, o corpo e a mente possam ser espiritualizados.

*Nāḍī śodhana prāṇāyāma* é um dos ajustes delicados. O cérebro e os dedos devem aprender a atuar juntos na canalização das inspirações e expirações enquanto estão em constante comunicação. O cérebro não deve estar entorpecido, duro e insensível, caso contrário os dedos serão ásperos, largos e insensíveis para refinar o fluxo da respiração. O cérebro e os dedos devem estar alertas para perceber qualquer alteração no ritmo ou perturbação no fluxo da respiração. Essa percepção ajuda a ajustar os dedos sobre as narinas externas, tornando-as passivas e, assim, permitindo que o volume correto de ar entre e saia. Se os dedos perdem sua sensibilidade, o cérebro envia uma mensagem para lembrá-los que devem estar atentos. Se o cérebro não presta atenção, os dedos perdem sua percepção consciente, permitindo que um volume maior de ar flua pelas narinas, o que alerta o cérebro mais uma vez.

Durante o processo da inspiração e da expiração, o som, a ressonância e o fluxo da respiração devem ser constantemente monitorados e ajustados com atenção máxima e manipulação delicada das extremidades superior e inferior das fossas nasais. Isso ajuda o *sādhaka* a rastrear o caminho exato do fluxo da respiração pelas narinas e a focar a atenção no equilíbrio correto das pontas dos dedos sobre os locais relevantes. Se o som estiver irregular, o cérebro estará ativo em outro lugar e as pontas dos dedos estarão insensíveis. Se a respiração estiver suave, o cérebro estará quieto e atento, e as pontas dos dedos estarão sensíveis. Sinta a fragrância fresca e úmida da inspiração e a expiração quente, que não tem fragrância. Essa sensibilidade deve ser desenvolvida, pois sem ela a prática de *prāṇāyāma* é mecânica e ineficiente.

Assim, *nāḍī śodhana prāṇāyāma* é o mais difícil, complexo e refinado de todos os *prāṇāyāmas*. Ele é o ápice da sensibilidade em auto-observação e controle. Quando refinado em seu nível mais sutil, leva o indivíduo até a parte mais profunda do si-mesmo. Dessa maneira, por sua concentração refinada e atenção minuciosa, esse *prāṇāyāma* conduz primeiro à *dhāraṇā* e, depois, à *dhyāna*.

Não tente fazer *nāḍī śodhana* até que sua pele nasal desenvolva sensibilidade e seus dedos destreza através da prática dos *prāṇāyāmas* descritos anteriormente.

Os cantos internos das pontas dos dedos são usados durante a inspiração para canalizar o ar que entra, enquanto os cantos externos são usados durante a expiração para canalizar o ar que sai. Todavia, não relaxe a pressão nos cantos externos durante a inspiração ou nos cantos internos durante a expiração [vide *§§ 28* a *30* do *Capítulo 22* sobre *prāṇāyāma* digital (vide *Imagem 139*)].

Os dedos são mantidos sobre as narinas durante todo o tempo.

Nos estágios avançados de *nāḍī śodhana prāṇāyāma, kumbhakas* (retenções internas e externas) e *bandhas* são introduzidos. Visto que *nāḍī śodhana* é um *prāṇāyāma* altamente contemplativo, preste particular atenção à descida adicional da cabeça puxando o nariz delicadamente para baixo; não perturbe os dedos sobre as narinas, nem perca o contato com o osso nasal. Enquanto desce a cabeça, o peito colapsa inconscientemente. Não deixe que isso aconteça. Permaneça alerta e erga o peito à medida que a cabeça desce.

Essa descida adicional da cabeça fará com que o *sādhaka* perceba se os pulmões estão preenchidos até a borda superior ou não. Se o topo de ambos parecer vazio, absorva mais ar para preenchê-los completamente.

Quando a cabeça é trazida para baixo delicadamente e o peito está erguido, o cérebro frontal calculador torna-se silencioso e o cérebro posterior contemplativo torna-se ativo.

Se o *sādhaka* sentir perturbação no estado de silêncio durante a retenção interna, significa que sua capacidade de retenção chegou ao fim, que o queixo se moveu para cima, ou que algum ar escapou através das narinas fechadas sem que se tenha notado. Se sentir qualquer uma dessas coisas, absorva o ar novamente, desça a cabeça ainda mais e retenha a respiração. Isso torna o corpo do *sādhaka* dinâmico e sua mente contemplativa. Seu orgulho se faz humilde e seu intelecto se rende ao seu Si-mesmo (*Ātman*). Por outro lado, a retenção externa realizada com *uḍḍīyāna bandha* torna o corpo e a mente do *sādhaka* dinâmicos, vibrantes e alertas, enquanto a retenção externa sem *uḍḍīyāna bandha* torna ambos serenos e contemplativos.

## Estágio I (a)

Aqui ambas as narinas são mantidas parcialmente abertas na inspiração e na expiração.

### Técnica

1. Sente-se em qualquer *āsana* seguindo as técnicas fornecidas nos *§§ 1* a *7* de *ujjāyī*, "Estágio V".

2. Leve a mão direita até as narinas, conforme explicado nos *§§ 12* a *22* do *Capítulo 22* sobre *prāṇāyāma* digital, e estreite ambas as fossas nasais com os dedos polegar, anelar e mínimo (vide *Imagem 110*). Expire completamente pelas narinas levemente abertas, porém controladas.

3. Agora inspire, contudo, sem perturbar a largura das fossas nasais; mantenha o septo e os dedos estáveis para evitar que a cabeça se incline.

4. Mantenha um fluxo homogêneo da respiração em ambas as narinas, sincronizando--o com o movimento do peito. A respiração deve ser suave, lenta e tranquila. Preencha os pulmões até a borda superior.

5. Em seguida, retenha a respiração por um ou dois segundos para ajustar os dedos para a expiração.

6. Expire suave, lenta e tranquilamente, mantendo um ritmo equânime. Sincronize o fluxo da expiração com o relaxamento da extensão e expansão da caixa torácica. Em outras palavras, não permita que o peito colapse subitamente.

7. À medida que a prática evolui, estreite as fossas nasais mais e mais, de maneira que a respiração flua cada vez mais refinada. Quanto mais estreitas as fossas nasais, melhor o controle da respiração.

8. Uma inspiração e uma expiração completam um ciclo. Repita por dez a quinze minutos e finalize com uma inspiração. Desça a mão, erga a cabeça e depois deite-se em *śavāsana* (vide *Imagem 182*).

**Efeitos**

Esse *prāṇāyāma* revigorante treina os dedos e a pele nasal para tornarem-se cada vez mais sensíveis a um ajuste mais refinado. A mente fica engajada na concentração dos dedos, das fossas nasais e da respiração e, dessa forma, torna-se unidirecional.

## Estágio I (b)

Este estágio é uma combinação de *sūrya bhedana* e *candra bhedana prāṇāyāmas* sem retenções. Aqui, a inspiração e a expiração são realizadas por narinas alternadas e digitalmente controladas.

**Técnica**

1. Sente-se em qualquer *āsana*, seguindo as técnicas fornecidas nos *§§ 1* a *7* de *ujjāyī*, "Estágio V".

2. Leve a mão direita até as narinas, conforme explicado nos *§§ 12* a *22* do *Capítulo 22* sobre *prāṇāyāma* digital.

3. Feche a narina esquerda completamente, sem perturbar o septo ou a fossa nasal direita. Estreite a narina direita, trazendo sua porção externa mais próxima ao septo, sem perturbar a posição do nariz (vide *Imagem 111*).

4. Expire pela narina direita.

5. Inspire por essa narina lenta e estavelmente, sem perturbar a largura de sua fossa nasal. Mantenha o septo e os dedos estáveis. Não permita que nenhum ar entre pela narina esquerda.

6. Mantenha um fluxo refinado da respiração pela narina direita, sincronizando-o com os movimentos do peito.

7. Quando os pulmões estiverem preenchidos, feche a narina direita completamente, sem mover o septo ou a narina esquerda.

8. Retenha a respiração por um ou dois segundos para preparar e ajustar os dedos para a expiração.

9. Expire lenta e estavelmente pela narina esquerda, sincronizando o fluxo da expiração com o relaxamento gradual da extensão e da expansão da caixa torácica (vide *Imagem 112*).

10. Quando sentir os pulmões completamente vazios, retenha a respiração por um ou dois segundos para preparar e ajustar os dedos para a inspiração pela narina esquerda.

11. Feche a fossa nasal direita sem perturbar o septo ou a fossa nasal esquerda, e estreite-a (vide *Imagem 112*).

12. Agora inspire pela narina esquerda conforme descrito nos *§§ 4* a *6*, porém substituindo a palavra "direita" por "esquerda" e vice-versa.

13. Quando os pulmões estiverem preenchidos, feche a narina esquerda completamente, sem perturbar o septo ou a fossa nasal direita.

14. Retenha a respiração por um ou dois segundos conforme o *§ 8*.

15. Expire pela narina direita (vide *Imagem 111*) conforme descrito no *§ 9*. Certifique-se de que nenhum ar escape pela narina esquerda.

16. Quando sentir os pulmões completamente vazios, retenha a respiração por um ou dois segundos para preparar e reajustar os dedos para a inspiração e, em seguida, repita a partir do § 3.

17. A sequência da respiração é conforme segue: *(a)* expire todo o ar que estiver nos pulmões pela narina direita; *(b)* inspire pela narina direita; *(c)* expire pela narina esquerda; *(d)* inspire pela narina esquerda; *(e)* expire pela narina direita; *(f)* inspire pela narina direita; *(g)* expire pela narina esquerda e assim por diante.

18. O ciclo inicia no item *(b)* e termina no *(e)*. Repita por dez a quinze minutos, finalizando com uma inspiração pela narina direita. Depois, deite-se em *śavāsana* (vide *Imagem 182*).

**Efeitos**

Como o trabalho delicado do toque dos dedos e do estreitamento das fossas nasais requer concentração, a prática deste estágio prepara o *sādhaka* para *dhāraṇā*.

## Estágio II (a)

Este estágio é similar ao "Estágio I (a)", acrescentando-se, porém, a retenção interna com *mūla bandha*.

**Técnica**

1. Sente-se em qualquer *āsana*, seguindo as técnicas fornecidas nos §§ *1* a *7* de *ujjāyī*, "Estágio V".

2. Inspire seguindo as técnicas fornecidas nos §§ *2* a *4* do "Estágio I (a)" (vide *Imagem 110*).

3. Feche ambas as narinas completamente para evitar que o ar saia e retenha a respiração por vinte segundos com *mūla bandha* (vide *Imagem 145*).

4. Reajuste os dedos para a expiração seguindo as técnicas fornecidas no § *6* do "Estágio I (a)" para esvaziar os pulmões.

5. Se o fluxo, o ritmo ou a duração das inspirações e expirações forem perturbados, significa que você excedeu sua capacidade, ou permitiu que a respiração escapasse durante a retenção. No primeiro caso, reduza o tempo de retenção; no segundo, certifique-se de que ambas as narinas estejam adequadamente fechadas durante a retenção.

6. Uma inspiração, uma retenção interna e uma expiração completam um ciclo. Repita por dez a quinze minutos, finalizando com uma inspiração. Desça a mão, eleve a cabeça e deite-se em *śavāsana* (vide *Imagem 182*).

## Estágio II (b)

Este estágio é similar ao "Estágio I (b)", acrescentando-se, porém, a retenção interna e *mūla bandha*.

**Técnica**

1. Sente-se em qualquer *āsana* seguindo as técnicas fornecidas nos *§§ 1* a *7* de *ujjāyī*, "Estágio V".

2. Leve a mão direita até as narinas conforme descrito nos *§§ 12* a *22* do *Capítulo 22* sobre *prāṇāyāma* digital.

3. Feche a narina esquerda. Abra parcialmente a narina direita, tornando-a o mais estreita possível (vide *Imagem 111*), e inspire através dela, seguindo todas as instruções fornecidas nos *§§ 3* a *6* do "Estágio I (b)".

4. Quando os pulmões estiverem preenchidos, feche ambas as narinas e retenha a respiração com *mūla bandha* por vinte segundos (vide *Imagem 145*).

5. Ajuste os dedos para a expiração pela narina esquerda. Feche a narina direita, abra parcialmente a narina esquerda, tornando a fossa nasal o mais estreita possível (vide *Imagem 112*).

6. Expire pela narina esquerda e esvazie os pulmões conforme descrito no *§ 9* do "Estágio I (b)". Nenhum ar deve escapar pela narina direita.

7. Quando sentir os pulmões completamente vazios, retenha a respiração e proceda conforme os *§§ 10* e *11* do "Estágio I (b)" para preparar-se para a inspiração pela narina esquerda.

8. Agora inspire pela narina esquerda conforme descrito nos *§§ 3* a *5*, porém substituindo a palavra "direita" por "esquerda" e vice-versa.

9. Quando os pulmões estiverem preenchidos, feche ambas as narinas e retenha a respiração conforme o *§ 4* (vide *Imagem 145*).

10. Ajuste os dedos para a expiração pela narina direita, seguindo as técnicas fornecidas no *§ 5*, porém substituindo a palavra "direita" por "esquerda" e vice-versa.

11. Expire pela narina direita conforme o *§ 9* do "Estágio I (b)". Nenhum ar deve escapar pela narina esquerda.

12. Quando sentir os pulmões completamente vazios, retenha a respiração por alguns segundos, reajuste os dedos, e, depois, repita a partir do *§ 3*.

13. A sequência da respiração é a seguinte: *(a)* expire todo o ar que estiver nos pulmões pela narina direita; *(b)* inspire pela narina direita; *(c)* retenção interna com *mūla bandha*; *(d)* expire pela narina esquerda; *(e)* inspire pela narina esquerda; *(f)* retenção interna com *mūla bandha*; *(g)* expire pela narina direita; *(h)* inspire pela narina direita e assim por diante.

14. O ciclo inicia no item *(b)* e termina no *(g)*. Repita por dez a quinze minutos, finalizando com uma inspiração pela narina direita. Depois, deite-se em *śavāsana* (vide *Imagem 182*).

**Efeitos**

Esse estágio prepara o *sādhaka* para *dhyāna*.

## Estágio III (a)

Este estágio é similar ao "Estágio I (a)", acrescentando-se, porém, a retenção externa com *uḍḍīyāna bandha*.

**Técnica**

1. Sente-se em qualquer *āsana*, seguindo as técnicas fornecidas nos *§§ 1* a *7* de *ujjāyī*, "Estágio V".

2. Leve a mão direita até as narinas e estreite ambas as fossas nasais com os dedos polegar, anelar e mínimo, e expire por ambas as narinas quase fechadas (vide *Imagem 110*).

3. Inspire, seguindo as técnicas descritas nos *§§ 3* e *4* do "Estágio I (a)".

4. Depois, expire seguindo as técnicas descritas nos *§§ 5* e *6* do "Estágio I (a)".

5. Quando sentir os pulmões vazios, feche ambas as narinas e faça uma retenção externa com *uḍḍīyāna bandha* por quinze segundos, ou pelo tempo que puder (vide *Imagem 146*).

6. Relaxe a fixação de *uḍḍīyāna bandha*, reajuste os dedos e siga os processos de inspiração e expiração conforme descritos nos *§§ 3* e *4*. Depois, repita uma retenção externa com *uḍḍīyāna bandha*.

7. Aqui a sequência da respiração é: *(a)* expire profundamente por ambas as narinas; *(b)* inspire por ambas as narinas; *(c)* expire por ambas as narinas; *(d)* retenção externa com *uḍḍīyāna bandha*; *(e)* inspire por ambas as narinas; *(f)* expire por ambas as narinas; *(g)* retenção externa com *uḍḍīyāna bandha*; e assim por diante.

8. Uma inspiração, uma expiração e uma retenção externa com *uḍḍīyāna bandha* completa um ciclo deste estágio. Repita por dez a quinze minutos, finalizando com uma inspiração. Depois, deite-se em *śavāsana* (vide *Imagem 182*).

## Estágio III (b)

Este estágio é similar ao "Estágio I (b)", acrescentando-se, porém, a retenção externa com *uḍḍīyāna bandha*.

**Técnica**

1. Sente-se em qualquer *āsana*, seguindo as técnicas fornecidas nos *§§ 1* a *7* de *ujjāyī*, "Estágio V".

2. Leve a mão direita até as narinas, conforme explicado antes, e inspire seguindo as técnicas fornecidas nos *§§ 3* a *6* do "Estágio I (b)" (vide *Imagem 111*).

3. Quando os pulmões estiverem preenchidos, feche a narina direita e retenha a respiração por um segundo, conforme explicado nos *§§ 7* e *8* do "Estágio I (b)".

4. Expire pela narina esquerda conforme descrito no *§ 9* do "Estágio I (b)" (vide *Imagem 112*). Nenhum ar deve escapar pela narina direita.

5. Quando sentir os pulmões vazios, feche ambas as narinas e faça uma retenção externa com *uḍḍīyāna bandha* por quinze segundos, ou pelo tempo que puder (vide *Imagem 146*).

6. Depois, relaxe a fixação de *uḍḍīyāna bandha*, feche a narina direita e reajuste os dedos para inspirar pela narina esquerda (vide *Imagem 112*).

7. Estreite a fossa nasal da narina esquerda e inspire lenta, suave e tranquilamente.

8. Quando os pulmões estiverem preenchidos, reajuste os dedos. Feche a narina esquerda e expire pela narina direita (vide *Imagem 111*).

9. Quando sentir os pulmões vazios, feche ambas as narinas e faça uma retenção externa com *uḍḍīyāna bandha* por quinze segundos, ou pela mesma duração de tempo anterior (vide *Imagem 146*). Depois, relaxe a fixação de *uḍḍīyāna bandha*.

10. Reajuste os dedos para inspirar pela narina direita, fechando a narina esquerda completamente e repita a sequência.

11. A sequência da respiração é a seguinte: *(a)* expire profundamente pela narina direita; *(b)* inspire pela narina direita; *(c)* expire pela narina esquerda; *(d)* retenção externa com *uḍḍīyāna bandha*; *(e)* inspire pela narina esquerda; *(f)* expire pela narina direita; *(g)* retenção externa com *uḍḍīyāna bandha*; *(h)* inspire pela narina direita, e assim por diante.

12. O ciclo inicia no item *(b)* e termina no *(g)*. Repita por dez a quinze minutos, começando com uma expiração e finalizando com uma inspiração pela narina direita. Depois, deite-se em *śavāsana* (vide *Imagem 182*).

**Efeitos**

Devido a fixação de *uḍḍīyāna bandha*, os órgãos abdominais são revitalizados e *apāna vāyu* se une com *prāṇa vāyu* para aprimorar a assimilação dos alimentos e a distribuição de energia por todo o corpo.

## Estágio IV (a)

Este é um *prāṇāyāma* avançado. Ele combina os estágios II (a) e III (a).

**Técnica**

1. Sente-se em qualquer *āsana*, seguindo as técnicas fornecidas nos *§§ 1* a *4* do "Estágio I (a)".

2. Quando os pulmões estiverem completamente preenchidos, feche ambas as narinas e faça uma retenção interna com *mūla bandha* por vinte segundos (vide *Imagem 145*).

3. Reajuste os dedos para a expiração, e expire seguindo as técnicas fornecidas no *§ 6* do "Estágio I (a)".

4. Quando sentir os pulmões vazios, feche ambas as narinas. Faça uma retenção externa com *uḍḍīyāna bandha* por quinze segundos (vide *Imagem 146*).

5. Depois, relaxe a fixação de *uḍḍīyāna bandha* e inspire conforme descrito no *§ 1*.

6. A sequência da respiração é a seguinte: *(a)* expire por ambas as narinas; *(b)* inspire por ambas as narinas; *(c)* retenção interna com *mūla bandha; (d)* expire por ambas as narinas; *(e)* retenção externa com *uḍḍīyāna bandha; (f)* inspire por ambas as narinas; e assim por diante.

7. Aqui o ciclo inicia com o item *(b)* e termina no *(e)*. Repita por dez a quinze minutos, finalizando com uma inspiração. Depois, deite-se em *śavāsana* (vide *Imagem 182*).

## Estágio IV (b)

Este é o *prāṇāyāma* mais avançado de todas as séries. É uma combinação dos estágios II (b) e III (b) com retenção após cada inspiração e expiração.

**Técnica**

1. Sente-se em qualquer *āsana* seguindo as técnicas fornecidas nos *§§ 1* a *6* do "Estágio I (b)", mantendo a narina esquerda fechada (vide *Imagem 111*).

2. Quando os pulmões estiverem completamente preenchidos, feche ambas as narinas e faça uma retenção interna com *mūla bandha* por vinte, vinte e cinco ou trinta segundos (vide *Imagem 145*).

3. Reajuste os dedos para a expiração, feche a narina direita e mantenha a narina esquerda estreita (vide *Imagem 112*). Expire pela narina esquerda, tornando a fossa nasal o mais estreita possível, seguindo a técnica descrita no *§ 9* do "Estágio I (b)".

4. Quando sentir os pulmões vazios, feche ambas as narinas e faça uma retenção externa com *uḍḍīyāna bandha* por quinze segundos (vide *Imagem 146*). Depois, relaxe a fixação de *uḍḍīyāna bandha* e reajuste os dedos para a inspiração.

5. Agora feche a narina direita e estreite a narina esquerda (vide *Imagem 112*). Inspire lenta, suave e tranquilamente pela narina esquerda.

6. Quando os pulmões estiverem completamente preenchidos, feche ambas as narinas e faça uma retenção interna com *mūla bandha* por vinte a trinta segundos (vide *Imagem 145*).

7. Prepare-se para a expiração e reajuste os dedos. Feche a narina esquerda. Relaxe a pressão da ponta do polegar e estreite a narina direita (vide *Imagem 111*). Expire até esvaziar os pulmões.

8. Quando sentir os pulmões vazios, feche ambas as narinas e faça uma retenção externa e *uḍḍīyāna bandha* por quinze segundos (vide *Imagem 146*). Depois, relaxe a fixação de *uḍḍīyāna bandha* e reajuste os dedos para a inspiração.

9. Feche a narina esquerda e inspire pela narina direita, conforme descrito no *§ 1*, e continue da mesma maneira.

10. A sequência da respiração é: *(a)* expire pela narina direita; *(b)* inspire pela narina direita; *(c)* retenção interna com *mūla bandha; (d)* expire pela narina esquerda; *(e)* retenção externa com *uḍḍīyāna bandha*; *(f)* inspire pela narina esquerda; *(g)* retenção interna com *mūla bandha; (h)* expire pela narina direita; *(i)* retenção externa com *uḍḍīyāna bandha*; *(j)* inspire pela narina direita e assim por diante.

11. O ciclo inicia no item *(b)* e termina no *(i)*. Repita por dez a quinze minutos, finalizando com uma inspiração pela narina direita. Depois, deite-se em *śavāsana* (vide *Imagem 182*).

**Efeitos**

A prática de *mūla e uḍḍīyāna bandhas* durante as retenções limpa e fortalece os nervos do *sādhaka* para suportar as vicissitudes da vida, preparando-o para *dhyāna*.

Devido à penetração profunda do *prāṇa* em *nāḍī śodhana prāṇāyāma*, o sangue recebe um abastecimento maior de oxigênio do que em outros tipos de *prāṇāyāma*. Os nervos são acalmados e purificados, e a mente se torna quieta e lúcida.

Sua prática mantém o corpo aquecido, destrói doenças, confere força e traz serenidade.

A energia vital absorvida da energia cósmica através da inspiração passa perto de *cakras* vitais e alimenta as glândulas. O centro de controle respiratório do cérebro é estimulado, tornando-se fresco, claro e tranquilo. A luz da inteligência se acende no cérebro e na mente ao mesmo tempo. Isso conduz a uma vida reta, pensamentos retos, ação rápida e bom senso.

Tabela de *nāḍī śodhana prāṇāyāma*

| Estágio | | *pūraka* | *antara kumbhaka* | *recaka* | *bāhya kumbhaka* |
|---|---|---|---|---|---|
| | | ANPF | MB | ANPF | UB |
| I | a | ✔ | | ✔ | |
| II | a | ✔ | 20 seg | ✔ | |
| III | a | ✔ | | ✔ | 15 seg |
| IV | a | ✔ | 20 seg | ✔ | 15 seg |

| Estágio | | *pūraka* | *AK* | *recaka* | *BK* | *pūraka* | *AK* | *recaka* | *BK* |
|---|---|---|---|---|---|---|---|---|---|
| | | ND | | NE | | NE | | ND | |
| I | b | ✔ | | ✔ | | ✔ | | ✔ | |
| II | b | ✔ | 20 seg | ✔ | | ✔ | 20 seg | ✔ | |
| III | b | ✔ | | ✔ | 15 seg | ✔ | | ✔ | 15 seg |
| IV | b | ✔ | 20 seg | ✔ | 15 seg | ✔ | 20 seg | ✔ | 15 seg |

AK: *antara kumbhaka*; BK: *bāhya kumbhaka*; ANPF: ambas as narinas parcialmente fechadas; NE: narina esquerda; MB: *mūla bandha*; ND: narina direita; UB: *uḍḍīyāna bandha*.

PARTE DOIS

# Liberdade e beatitude

29

# *Dhyāna* (meditação)

1. *Dhyāna* significa "absorção"; significa "a arte do autoestudo", "reflexão", "observação aguçada", ou "a busca pelo Infinito interior". É a observação dos processos físicos do corpo, o estudo dos estados mentais e a contemplação profunda. Significa olhar para dentro de seu ser mais íntimo. *Dhyāna* é a descoberta do Si-mesmo.

2. *Dhyāna* é quando os poderes do intelecto e do coração se unem harmoniosamente. Toda a criatividade provém daí, e seus bons e belos resultados beneficiam a humanidade.

3. *Dhyāna* é como o sono profundo, porém com uma diferença: a serenidade do sono profundo é o resultado do esquecimento inconsciente da identidade e individualidade do ser humano, enquanto a meditação traz uma serenidade alerta e consciente durante todo o tempo. O *sādhaka* permanece como uma testemunha (*sākṣin*) de todas as atividades. No sono profundo ou na absorção total, o tempo cronológico e psicológico não existe. Durante o sono, o corpo e a mente recuperam-se dos desgastes e sentem-se renovados ao acordar. Na meditação, o *sādhaka* vivencia a iluminação.

4. *Dhyāna* é a integração completa do contemplador, do ato de contemplação e do objeto contemplado quando eles se tornam um só. A distinção entre o conhecedor, o instrumento do conhecimento e o objeto conhecido desaparece. O *sādhaka* torna-se vibrante, alerta e equilibrado. Liberta-se da fome, da sede, do sono e do sexo, bem como do desejo, da raiva, da ganância, da paixão, do orgulho e da inveja. Não se deixa abalar pelas dualidades do corpo e da mente, ou da mente e de si-mesmo. Sua visão reflete seu verdadeiro si-mesmo como um espelho bem nítido. Isso é *Ātmadarśana*, o reflexo da Alma.

5. Jesus disse que o ser humano não vive apenas de pão, mas de toda palavra que emana da boca de Deus. Ponderando sobre o significado da vida, o ser humano está convencido de que uma força ou uma luz muito maior do que ele habita dentro de sua alma. No entanto, em sua jornada de vida, ele é acossado por muitas preocupações e dúvidas. Imerso no ambiente de uma civilização artificial, desenvolve um falso

senso de valores. Suas palavras e ações vão na contramão de seus pensamentos. Fica perplexo com essas contradições, percebendo que a vida é repleta de opostos – dor e prazer, tristeza e alegria, conflito e paz. Vendo essas polaridades, ele luta para alcançar um equilíbrio entre elas e encontrar um estado de estabilidade, de forma que possa vivenciar a libertação da dor, da tristeza e do conflito. Em sua busca, descobre os três caminhos nobres: os da palavra (*jñāna*), do trabalho (*karma*) e da devoção (*bhakti*). Estes ensinam-lhe que sua luz interior é o único guia que o leva ao domínio de sua própria vida. Visando alcançar essa luz interna, ele volta-se para a meditação ou *dhyāna*.

6. Para ter uma noção clara sobre as naturezas verdadeiras do ser humano, do mundo e de Deus, o *sādhaka* deve estudar as escrituras sagradas (*Śāstras*). Assim, ele pode distinguir entre o real e o irreal. O conhecimento destas três verdades (*tattva traya*) – a alma (*cit*), o mundo (*acit*) e Deus (*Īśvara*) – é essencial para aquele que busca a libertação. Esse conhecimento traz-lhe revelações sobre os problemas da vida e suas soluções, fortalecendo seu *sādhana* espiritual. Entretanto, o conhecimento adquirido apenas através da leitura não levará à libertação. É através da coragem e da fé inabalável nos ensinamentos contidos nas escrituras sagradas e de sua aplicação na prática, até que se tornem parte de sua vida diária, que o *sādhaka* se liberta do domínio de seus sentidos. O conhecimento das escrituras sagradas e seu *sādhana* são as duas asas com as quais o *sādhaka* voa rumo à libertação.

7. O ser humano é levado por entre dois caminhos: um arrasta-o para baixo em direção à satisfação de desejos voluptuosos e ao prazer dos sentidos, levando-o ao aprisionamento e à destruição; o outro eleva-o em direção à pureza e à revelação de seu Si-mesmo interior. Os desejos embaçam sua mente, encobrindo seu verdadeiro Si-mesmo. A mente por si só leva ao aprisionamento ou à libertação. É a razão ou a inteligência do ser humano que controla sua mente ou permite que ela seja dominada.

8. Uma mente não treinada voa em todas as direções sem rumo. A prática da meditação leva-a a um estado de estabilidade, e então a direciona para proceder a partir de um conhecimento imperfeito até a perfeição. A mente e a inteligência do *sādhaka* trabalham como um time integrado guiado por sua determinação. Ele encontra harmonia entre seus pensamentos, suas palavras e suas ações. Sua mente quieta e inteligência ardem como uma lamparina num local sem vento com simplicidade, inocência e iluminação.

9. O ser humano possui grandes potenciais latentes dentro de si. Seu corpo e sua mente são como terras não cultivadas e sem semeadura. Um agricultor sábio ara seu

campo (*kṣetra*), dando-lhe água e adubo, plantando as melhores sementes, cuidando da colheita com atenção e, em última instância, obtém uma boa safra. Para o *sādhaka*, seu próprio corpo, mente e intelecto são o campo que ele ara com energia e ações corretas. Ele semeia-o com as melhores sementes do conhecimento, irrigando-o com devoção, cuidando-o com disciplina espiritual implacável para obter a colheita da harmonia e da paz. Ele então torna-se o sábio dono de seu campo (*kṣetrajña*) e seu corpo torna-se um lugar sagrado. A germinação das sementes dos bons pensamentos (*savicāra*), plantadas por uma lógica sensata (*savitarka*), traz clareza mental e sabedoria para seu intelecto (*sāsmitā*). Ele torna-se uma morada de alegria (*ānanda*) e seu ser inteiro é preenchido pelo Senhor.

10. A viagem até a lua e para o espaço sideral exigiu anos de treinamento e disciplina rigorosos, estudo profundo, pesquisa e preparação. A jornada interna do indivíduo para alcançar seu Si-mesmo interior requer o mesmo tipo de esforço implacável. Anos de disciplina e uma prática longa e ininterrupta dos princípios morais e éticos de *yama* e *niyama*, o treino do corpo por meio de *āsanas* e *prāṇāyāma*, o controle dos sentidos por meio de *pratyāhāra* e *dhāraṇā* garantem a evolução da mente e da percepção interna consciente – *dhyāna* e *samādhi*.

11. *Dhāraṇā* (que se origina da raiz *dhṛ*, que significa "segurar" ou "concentrar-se") é como uma lâmpada coberta que não ilumina a área além de si. Quando a capa é removida, a lâmpada ilumina a área inteira. Isso é *dhyāna*, que é a expansão da consciência. Assim, o *sādhaka* adquire uma mente unificada e mantém uma percepção consciente imperecível e dinâmica em sua pureza original. Como o óleo das sementes e a fragrância das flores, a alma do indivíduo permeia seu corpo inteiro.

12. O lótus é um símbolo da meditação e simboliza a pureza. Sua beleza plácida garante-lhe um lugar privilegiado no pensamento religioso indiano. Ele está conectado à maioria das deidades hindus e suas moradas nos *cakras*. O estágio da meditação é como o de um botão de lótus que esconde sua beleza interior, enquanto espera a transformação em um lótus completamente desabrochado. Assim como o botão se abre para revelar sua beleza resplandecente, a luz interior do *sādhaka* também é transformada e transfigurada através da meditação. Ele torna-se uma alma iluminada (*siddha*) e um sábio inspirado. Vive no eterno agora – o presente, sem ontens nem amanhãs.

13. Esse estado do *sādhaka* é de passividade conhecido como *manolaya* (*manas* significa "mente" e *laya* significa "absorção" ou "fusão"). Ele organizou totalmente sua inteligência (*prajñā*) e energia (*prāṇa*) para evitar a intrusão de pensamentos externos. Seu estado é repleto de atenção dinâmica. Quando os pensamentos internos e

externos são aquietados e silenciados, não há desperdício de energia física, mental ou intelectual.

14. *Dhyāna* é uma experiência subjetiva de um estado objetivo. É difícil descrever a experiência em palavras, pois as palavras são inadequadas para fazê-lo. O deleite experimentado na primeira mordida de uma manga deliciosa é indescritível. O mesmo ocorre com a meditação, pois não há busca ou procura, visto que a alma e o objetivo se tornaram um só. O néctar da infinidade deve ser degustado, a graça abundante do Senhor deve ser vivenciada. Assim, a alma individual (*jīvātman*) se funde com a Alma Universal (*Paramātman*). O *sādhaka* experimenta a plenitude cantada pelas *Upaniṣads*: Aquilo é pleno; isso é pleno. Plenitude vem de plenitude. Mesmo após retirar a plenitude daquilo que é pleno, a plenitude ainda permanece.

## *Sabīja ou sagarbha dhyāna*

15. Na meditação, às vezes oferece-se ao iniciante o canto de mantras para estabilizar sua mente errante e mantê-lo longe dos desejos mundanos. Primeiro, o mantra deve ser recitado em voz alta, para depois ser dito mentalmente; por fim, vem o silêncio. Isso é conhecido como *sabīja* ou *sagarbha dhyāna* (*bīja* significa "semente"; *garbha* significa "embrião"). Sentar-se em meditação sem recitar mantras é conhecido como *nirbīja* ou *agarbha dhyāna*. (Os prefixos *nir* e *a* denotam a ausência de algo e significam "sem". Vide *Capítulo 17*.)

16. Antes de prosseguir para as técnicas de *dhyāna*, deve-se ter o cuidado de diferenciar entre o vazio e a tranquilidade dos sentidos de um lado, e a iluminação e a serenidade do espírito do outro. A meditação (*dhyāna*) tem três categorias: *sátvica, rajásica* e *tamásica*. No [livro] *Uttara Kāṇḍa* do épico *Rāmāyaṇa* narra-se que o rei *Rāvaṇa* e seus dois irmãos *Kumbhakarṇa* e *Vibhīśaṇa* passaram muitos anos adquirindo conhecimentos sagrados. O empenho de *Kumbhakarṇa* o fez cair em um torpor semelhante à morte, pois sua meditação havia sido *tamásica*. *Rāvaṇa* foi consumido por buscas e ambições amorosas, pois sua meditação havia sido *rajásica*. Apenas *Vibhīśaṇa* permaneceu verdadeiro e justo, abstendo-se de pecados, pois sua meditação havia sido *sátvica*.

### Técnica

1. Meditação é a técnica de interpenetrar os cinco invólucros (*kośas*) do *sādhaka* para fundi-los em um todo harmonioso.

2. O corpo é conhecido como a cidade de Brahma (*Brahmapurī*) de nove portões. Esses portões são os olhos, os ouvidos, as narinas, a boca, o ânus e o órgão reprodutivo.

Alguns acrescentam o umbigo e a coroa da cabeça e dizem que o corpo tem onze portões. Todos eles devem estar fechados na meditação. A cidade é controlada pelos dez ventos (*vāyus*), cinco órgãos da percepção (*jñānendriyas*), cinco órgãos de ação (*karmendriyas*) e sete *cakras* ou câmaras internas. Assim como as pérolas são unidas em um fio para fazer um colar, os *cakras* também devem ser conectados ao si-mesmo para constituir uma pessoa integrada.

3. Na meditação, o cérebro deve estar bem equilibrado em relação a coluna. Qualquer desnivelamento de sua posição perturba a quietude da meditação. As energias dos hemisférios esquerdo e direito do cérebro devem ser conduzidas ao centro. A atividade pensante do cérebro cessa. Assim como retiramos energia de um determinado membro ou parte do corpo para torná-lo passivo, o fluxo de energia dirigido ao cérebro também deve ser reduzido e direcionado ao coração – a morada da alma. A chave para a técnica da meditação está em manter o cérebro como um observador passivo.

4. As diversas técnicas preparatórias de *yama, niyama, āsana* e *prāṇāyāma* moldam o corpo e a mente, pacificando-os e equilibrando-os. Em uma postura equânime e estável, livre de perturbações físicas e mentais, uma circulação homogênea de sangue arterial e venoso, da linfa e do fluido cérebro-espinhal é mantida circulando através da cabeça e da coluna vertebral. A estimulação é mantida mínima e o mais simétrica possível. Essa uniformidade na circulação e estimulação permite que o cérebro e a mente alcancem unificação do conhecimento e da experiência.

5. O cérebro é dividido em três partes principais: córtex cerebral, hipotálamo e cerebelo. O córtex cerebral funciona no processo do pensamento, fala, memória e imaginação. O hipotálamo regula as atividades dos órgãos internos e imprime reações emocionais de prazer e dor, alegria e tristeza, contentamento e frustração. O cerebelo é o centro da coordenação muscular. O cérebro posterior é considerado aquele que trabalha na meditação; é a morada da sabedoria e da clareza.

6. A arte de sentar-se correta e silenciosamente é essencial para alcançar uma harmonia física e mental na prática da meditação.

7. Qualquer postura confortável pode ser usada para sentar-se, embora *padmāsana* (vide *Imagem 13*) seja ideal.

**Alinhamento do Corpo**

8. Sem fazer *jālandhara bandha*, siga corretamente as instruções fornecidas no *Capítulo 11 – A arte de sentar-se em prāṇāyāma.*

9. Eleve os corpos frontal e posterior de maneira equânime, atenta e ritmicamente sem fazer movimentos bruscos.

10. Mantenha a coluna ereta e o peito elevado. Isso desacelera o fluxo da respiração, diminui a atividade do cérebro, conduzindo à cessação de todos dos pensamentos.

11. Mantenha o corpo alerta com uma percepção consciente aguçada. Mantenha o cérebro passivo, sensível e silencioso como a extremidade fina de uma folha que se mexe mesmo com uma brisa suave.

12. O colapso do corpo traz entorpecimento intelectual e uma mente distraída perturba a estabilidade do corpo. Evite ambos.

**Cabeça**

13. Mantenha a coroa da cabeça paralela ao teto sem incliná-la para a direita ou para a esquerda, para frente ou para trás, para cima ou para baixo.

14. Se a cabeça se abaixa, o *sādhaka* está matutando sobre o passado, a mente está entorpecida e tamásica. Se ela se move para cima, ele está pensando no futuro, que é rajásico. Quando mantém a cabeça nivelada, ele está no presente, e esse é um estado mental puro (sátvico).

**Olhos e ouvidos**

15. Feche os olhos e olhe para dentro. Feche seus ouvidos para os sons externos. Ouça as vibrações internas e siga-as até que elas se fundam em sua fonte. Qualquer distração ou falta de percepção consciente nos olhos e ouvidos gera flutuações na mente. O fechamento dos olhos e dos ouvidos direciona o *sādhaka* a meditar sobre Ele que é verdadeiramente o olho do olho, o ouvido do ouvido, a fala da fala, a mente da mente e a vida da vida.

16. Flexione os cotovelos, eleve as mãos e una as palmas em frente ao peito com os polegares em direção ao esterno. Isso é chamado de *ātmāñjali* ou *hṛdayāñjali mudrā* (*Imagem 147* – vista frontal; *Imagem 148* – vista lateral).

17. A inteligência que oscila entre a cabeça e o coração gera pensamentos múltiplos. Quando a mente oscila, pressione as palmas para trazer a atenção da mente de volta para o Si-mesmo. Se a pressão das palmas se afrouxar é um sinal de que a mente está vagando. Una-as com firmeza novamente para relembrar do Si-mesmo.

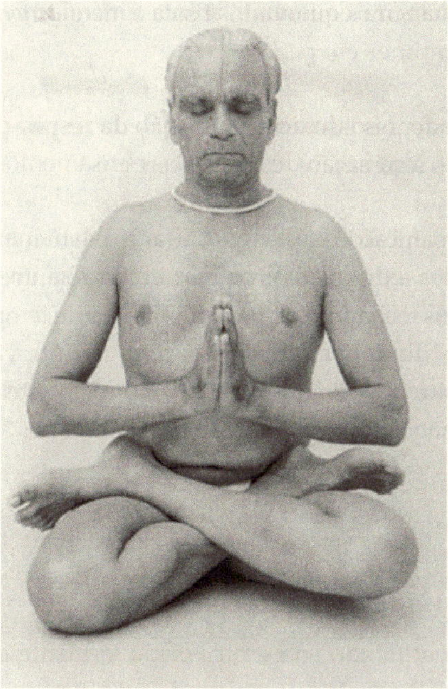

Imagem 147

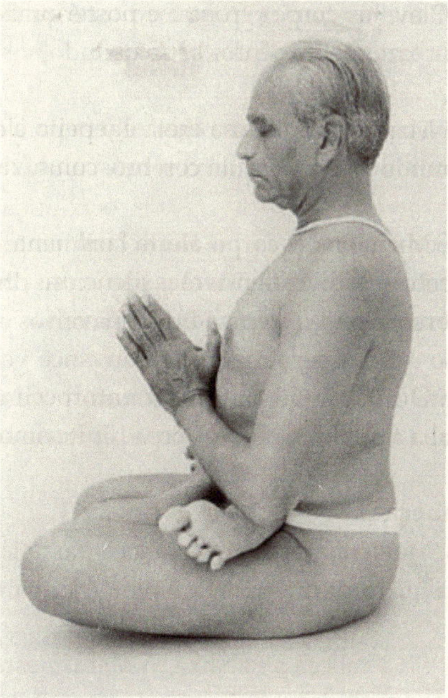

Imagem 148

18. *Dhyāna* é a integração do corpo, da mente, da inteligência, da determinação, da consciência, do ego e do si-mesmo. O corpo é a camada externa da mente, assim como a mente é da inteligência, a inteligência da determinação, a determinação da consciência, a consciência do "eu" ou do ego e o "Eu" do Si-mesmo puro (*Ātman*). *Dhyāna* é o processo da interpenetração de todos esses invólucros, uma fusão de tudo o que é conhecido com o desconhecido, ou do finito com o Infinito.

19. A mente atua como sujeito e o Si-mesmo como objeto; contudo, na realidade, o Si-mesmo é o sujeito. O propósito da meditação é fazer a mente submergir no Si-mesmo, de modo que toda busca e procura cheguem a um fim. Assim, o *sādhaka* vivencia sua própria universalidade, atemporalidade e plenitude.

20. Permaneça em meditação pelo tempo que puder, sem deixar que o corpo colapse. Depois, faça *śavāsana* (vide *Imagem 182*).

**Notas**

1. Não se sente para meditar logo após fazer *āsanas* e *prāṇāyāma*. Somente aqueles que podem sentar-se estavelmente por um longo período de tempo podem fazer *prāṇāyāma* e *dhyāna* juntos. Caso contrário, os membros doerão e perturbarão o equilíbrio mental.

2. O melhor horário para meditar é quando estamos renovados física e mentalmente, ou no momento de deitar-se quando nos sentimos em paz.

3. Não permita que os olhos olhem para cima, pois isso leva à retenção da respiração, gerando tensão nos nervos, músculos, vasos sanguíneos, cabeça e cérebro.

4. Somente pessoas que ficam facilmente desanimadas ou angustiadas e que têm uma mente entorpecida ou fraca são aconselhadas a dirigir o olhar para o centro entre as sobrancelhas (*Imagens 149* e *150*) com os olhos fechados por períodos curtos de tempo. Isso deveria ser feito quatro ou cinco vezes durante a meditação, com um intervalo entre cada tentativa. Essa prática traz estabilidade mental e uma perspicácia intelectual. Entretanto, pessoas com hipertensão não devem seguir esse procedimento.

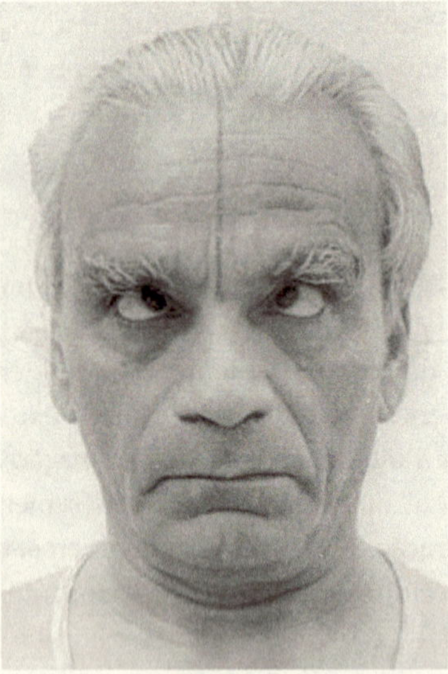

**Imagem 149**

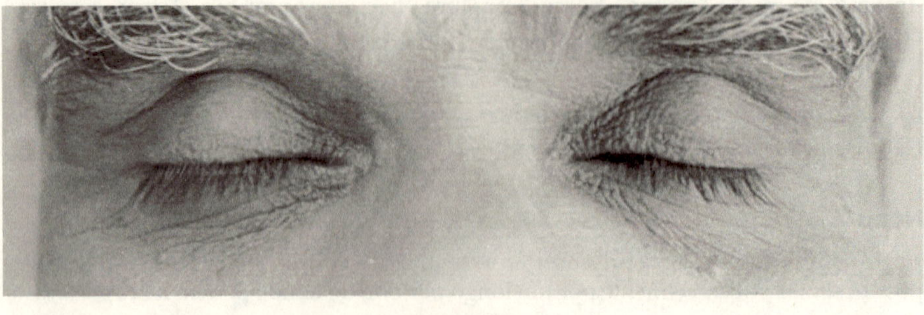

**Imagem 150**

5. Pare a meditação no momento em que o corpo começar a se inclinar para frente, para trás ou para os lados, ou se sentir que vai desmaiar. Não persista quando isso ocorrer, pois significa que o tempo para a meditação terminou por esse dia. Insistir nisso poderá levar a um desequilíbrio mental.

### Efeitos da meditação

1. Na meditação, a mente rastreia sua origem e repousa lá como uma criança descansa no colo de sua mãe. Tendo encontrado seu próprio lugar de descanso e refúgio espiritual, o *yogin* vê a realidade subjacente ao seu redor e dentro dele.

2. A meditação extingue a polaridade entre a consciência analítica dominante do cérebro frontal e a subconsciência recolhida ou a inconsciência do cérebro posterior. Ela controla e desacelera certas funções físicas automáticas que normalmente estimulam o cérebro, tais como os movimentos peristálticos do intestino, a respiração e os batimentos cardíacos. Todos os estímulos externos que com frequência perturbam a consciência humana através dos diversos órgãos dos sentidos são bloqueados à medida que os nove portões do corpo são fechados em *dhyāna*.

3. A mente e a matéria são fundidas na meditação. Essa fusão elimina todos os pensamentos perturbadores. O *sādhaka* torna-se dinâmico, criativo e extremamente atento. Ele possui reservas inesgotáveis de energia e dedica-se ao aprimoramento da humanidade.

4. Ele vivencia uma nova dimensão, na qual seus sentidos e *citta* tornam-se claros como um cristal. Ele vê as coisas como elas são e liberta-se de preconceitos e ilusões. Isso é *jāgṛta avasthā*, estado de atenta percepção consciente. Sua alma está acordada, mas seus sentidos estão sob controle. Ele está pleno de conhecimento (*prajñā*), compreensão, precisão, liberdade e verdade. Iluminado pela chama divina interior, ele irradia alegria, unidade e paz.

5. O *sādhaka* alcança progressivamente os sete estados de consciência elevada. Eles são: desejo correto (*śubhecchā*), reflexão correta (*vicāraṇā*), desaparecimento da mente (*tanumānasā*), revelação do si-mesmo (*sattvapatti*), desprendimento (*asaṃsakta*), não-percepção de objetos (*padārthābhāva*) e a experiência de um estado que está além das palavras. Ele é a soma total de todo o conhecimento: conhecimento (*jñāna*) do corpo (*śarīra*), da respiração (*prāṇa*), da mente (*manas*) e da inteligência (*vijñāna*); conhecimento obtido através da experiência (*ānubhavika*), através da assimilação de diversos sentimentos e sabores que a vida oferece (*rasātmaka*), e conhecimento do Si-mesmo (*Ātmajñāna*).

6. Seus sentidos são voltados para dentro. Seus pensamentos são puros. Livre de vínculos e ilusões, ele tornou-se estável e um *jīvanmukta* (livre dos grilhões da vida).

O estado de um *jīvanmukta* é assim descrito *no Bhagavad Gītā* (Cap. XVIII, 53-56): "Ele deixou para trás a vaidade, a violência e a arrogância. Ultrapassou a luxúria, a raiva e a ganância. Tornou-se abnegado e sereno – está apto para fundir-se com o Eterno. Aquele que habita junto ao Eterno e é pacífico de espírito não sofre nem anseia. Seu amor é o mesmo para com toda criação; ele tem um amor supremo pelo Senhor."

7. Assim, o *sādhaka* inicia sua jornada da prisão para a liberdade do espírito. A partir da conquista do corpo, ele segue e domina a respiração (bioenergia). Após o domínio da respiração, controla os movimentos da mente. A partir da estabilidade mental, desenvolve um discernimento sensato. Através dele, o *sādhaka* toma as atitudes corretas, adquire percepção consciente total e torna-se iluminado. Essa iluminação (*prajñā*) conduz ao conhecimento Supremo (*Parajñāna*). Munido desse conhecimento, ele entrega sua própria alma (*Ātman*) ao Senhor (*Paramātman*). Isso é *Śaraṇāgati yoga* – o yoga da Entrega.

# 30

# *Śavāsana* (relaxamento)

1. *Śava*, em sânscrito, significa "cadáver" e *āsana*, "postura". Assim, *śavāsana* é a postura que simula um corpo morto evocando a experiência de permanecer num estado como o da morte, dissolvendo as mágoas e os traumas que o corpo herda. Significa "relaxamento" e, portanto, "restauração". Isso não se traduz simplesmente em deitar-se de costas com a mente vazia e contemplativa, tampouco significa roncar. É a postura de yoga mais difícil de aperfeiçoar, porém a mais revigorante e gratificante.

2. Um *śavāsana* perfeito requer disciplina perfeita. É fácil relaxar por alguns minutos, mas fazê-lo sem movimento físico ou sem oscilações do intelecto requer treino longo. No início, uma permanência prolongada em *śavāsana* não somente é muito desconfortável para o cérebro, mas também faz com que se sinta o corpo como um pedaço de madeira seca e morta. Tem-se sensações de formigamento na pele ao longo dos membros, tornando-se mais agudas à medida que se permanece na postura.

**Ritmo**

3. Quando *śavāsana* é bem executado, a respiração move-se como um cordão que mantém as pérolas de um colar juntas. As pérolas são as costelas que se movimentam lentamente, muito estável e reverentemente; reverente porque quando se está exatamente naquele estado, o corpo, a respiração, a mente e o cérebro vão em direção ao verdadeiro Si-mesmo (*Ātman*), como uma aranha retornando ao centro de sua teia. Neste ponto, sente-se um estado de *samāhita citta* (equanimidade da mente, do intelecto e do Si-mesmo).

4. Inicialmente, as costelas não relaxam, a respiração é áspera e irregular, enquanto a mente e o intelecto oscilam. O corpo, a respiração, a mente e o intelecto não estão unidos com o *Ātman* ou o Si-mesmo. Para um *śavāsana* correto, deve haver a união do corpo, da respiração, da mente e do intelecto, onde o Si-mesmo segura as rédeas. Os quatro reverenciam respeitosamente o *Ātman*. Assim, *citta*, isto é, *manas*, *buddhi* e *ahaṃkāra* ou ego (estado que determina que "eu sei"), torna-se *samāhita citta*, no qual a mente, o intelecto e o ego estão equilibrados. Este é um estado de quietude.

5. Esse estado é alcançado através da disciplina controlada do corpo, dos sentidos e da mente. Entretanto, não se deve confundi-lo com o silêncio. Na quietude há um rigor devido à força da determinação. Aqui, a atenção é focada em manter a consciência (*citta*) quieta (*dhāraṇā*), enquanto no silêncio essa atenção é expandida e liberada (*dhyāna*) e a determinação é submersa em *Ātman*. A distinção sutil entre a quietude e o silêncio pode ser conhecida somente através da experiência. Em *śavāsana*, busca-se alcançar o silêncio em todos os cinco invólucros ou *kośas*: *annamaya* (anatômico), *prānamaya* (fisiológico), *manomaya* (mental ou emocional), *vijñānamaya* (intelectual) e *ānandamaya* (o corpo da beatitude), os quais envolvem o indivíduo desde a pele até o si-mesmo.

6. Uma estrela pulsa com energia, que se transforma em raios de luz, que por sua vez podem levar muitos anos luz para chegar até os olhos humanos na Terra. *Ātman* é como essa estrela, transmitindo e imprimindo seus gostos e desejos na mente. Como energia estelar transformada em luz, esses desejos latentes podem vir à tona até o nível da mente, quebrando o silêncio.

7. Primeiro, aprenda a alcançar o silêncio do corpo. Depois, controle os movimentos sutis da respiração. Em seguida, aprenda sobre o silêncio da mente e das emoções e, depois, do intelecto. A partir desse ponto, comece a aprender e estudar o silêncio do Si-mesmo. É somente a partir deste ponto que o ego ou o pequeno *si-mesmo* (*ahaṃkāra*) do praticante pode fundir-se com seu Si-mesmo (*Ātman*). As flutuações da mente e do intelecto cessam, o "eu" ou o ego desaparece e *śavāsana* traz uma experiência de completa beatitude.

**Estágios da consciência**

8. Yoga ensina quatro estados principais da consciência. Os três estados normais são o de sono profundo ou ignorância espiritual (*suṣupti*), o estado sonhador ou indolente (*svapnā*) e, por fim, o estado de atenção ou percepção consciente (*jāgṛta*). Existem diversos estágios entre eles. O quarto estágio (*turīya*) possui uma dimensão diferente, na qual o *sādhaka* está espiritualmente iluminado. Alguns chamam-no de "Agora Eterno", além do espaço e do tempo. Outros chamam-no de "alma fundida com o Criador". Pode-se vivenciá-lo no *śavāsana* perfeito, quando o corpo está em repouso como no sono profundo, os sentidos como em um sonho, mas o intelecto alerta e consciente. Entretanto, tal perfeição é raramente alcançada. O *sādhaka* então renasce ou liberta-se (*siddha*). Sua alma canta as palavras de *Śaṃkarācārya:*

*Eu era, eu sou, eu serei, então por que temer o nascimento e a morte?*
*De onde vêm os tormentos da sede e da fome? Eu não tenho vida nem respiração.*
*Eu não sou nem a mente nem o ego, pode a ilusão ou a tristeza me oprimir?*
*Eu sou apenas o instrumento, podem as ações me libertar ou aprisionar?*

**Técnicas**

1. É necessário descrever minuciosamente a técnica para praticar *śavāsana*. Todavia, um iniciante não deve ficar desanimado com relação ao domínio dos detalhes. Quando se começa a aprender a dirigir um carro, fica-se confuso. Contudo, com o auxílio de um instrutor, aprende-se gradualmente a dominar as complexidades, até que todas se tornem instintivas. O mesmo ocorre com *śavāsana*, exceto pelo fato de o funcionamento do corpo humano ser mais complexo do que qualquer carro.

2. É difícil aprender *śavāsana*, pois envolve o aquietamento do corpo, dos sentidos e da mente, enquanto o intelecto é mantido alerta. Aquele que o busca se aproxima dele através do estudo dos diversos aspectos de seu ser – o corpo, os sentidos, a mente, o intelecto e o Si-mesmo. O conhecimento escolástico não basta. A prática correta é fundamental para dominar *śavāsana*.

3. Antes de iniciar a prática, remova roupas apertadas, cintos, óculos, lentes de contato, aparelhos auditivos e assim por diante.

**Tempo e lugar**

4. Embora *śavāsana* possa ser feito em qualquer horário, é recomendável fazê-lo durante as horas de silêncio. Nas grandes cidades e áreas industriais é difícil encontrar um ambiente livre de fumaça, poluição atmosférica ou químicos. Escolha um local limpo e plano, livre de insetos, ruído e odores desagradáveis. Não pratique sobre um chão duro, ou sobre uma superfície rígida, nem sobre um colchão macio, pois o corpo afunda nele irregularmente.

**Alinhamento**

5. Realiza-se *śavāsana* deitado de costas sobre um cobertor aberto no chão. Desenhe uma linha reta nele, visando posicionar o corpo corretamente (*Imagem 151*). Sente-se sobre a linha desenhada com os joelhos flexionados e os pés unidos (*Imagem 152*). Desça a coluna gradualmente, vértebra por vértebra, sobre a linha desenhada sobre o chão ou sobre o cobertor. Posicione o corpo com precisão, de forma que o centro da coluna se alinhe exatamente sobre a linha reta desenhada no chão ou no cobertor (*Imagens 153* a *155*).

6. Pressione os pés no chão, eleve o quadril e a região sacro-ilíaca e, com suas mãos, mova a musculatura e a pele da cintura posterior para baixo em direção às nádegas (*Imagem 156*).

7. Primeiro, ajuste o corpo posterior. Depois ajuste a cabeça a partir da frente. A razão para ajustar a cabeça a partir da frente é que, desde o nascimento, a parte posterior da cabeça se torna irregular, pois os bebês inclinam-se para um lado, fazendo com que um

lado da cabeça fique mais comprimido do que o outro. Portanto, é importante ajustar a cabeça a partir da frente e senti-la a partir da parte posterior (*Imagens 157* e *158*). Em seguida, primeiro estenda completamente uma perna e depois a outra (vide *Imagens 47* a *49*). Una os calcanhares e os joelhos. Os calcanhares unidos, joelhos, virilhas, centro do cóccix, coluna vertebral e a base do crânio devem repousar exatamente sobre a linha reta (*Imagem 159*). Depois, ajuste o corpo frontal, mantendo o centro das sobrancelhas, ponte nasal, queixo, esterno, umbigo e o centro do púbis alinhados.

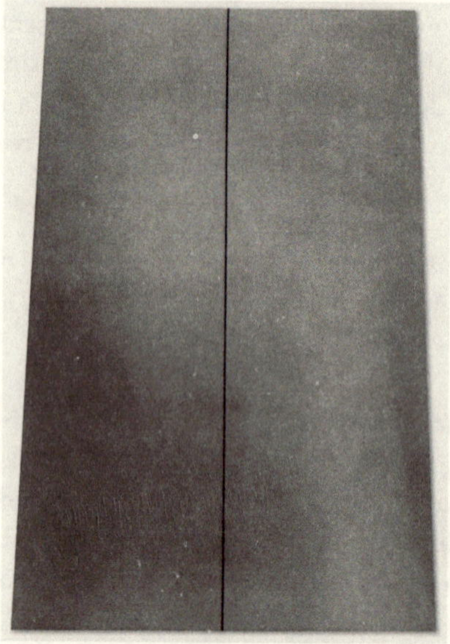

**Imagem 151**

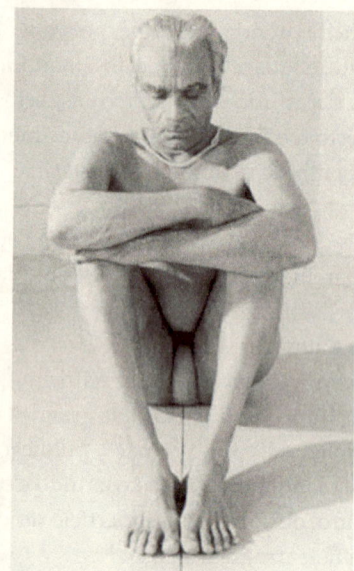

**Imagem 152**

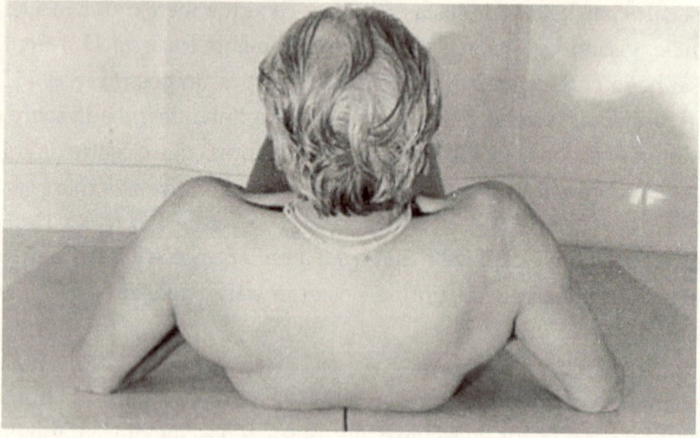

**Imagem 153**

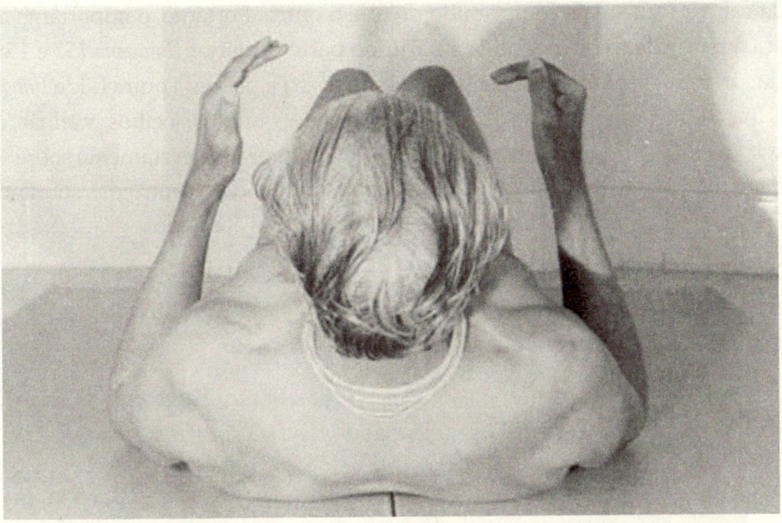

**Imagem 154**

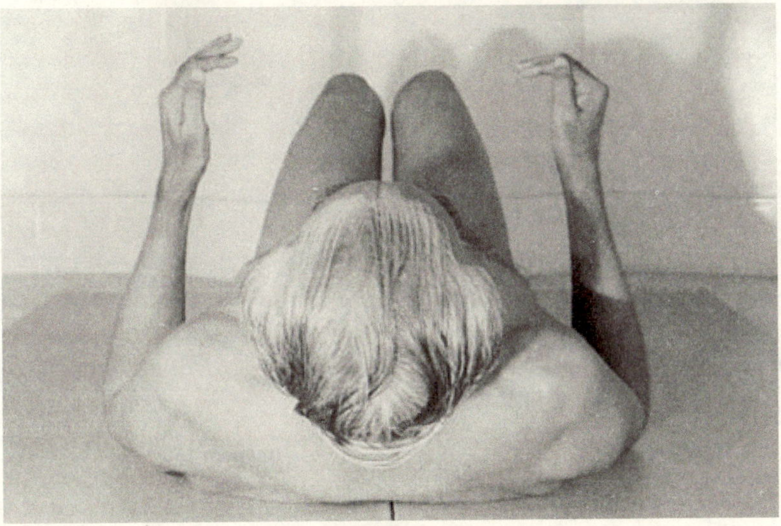

**Imagem 155**

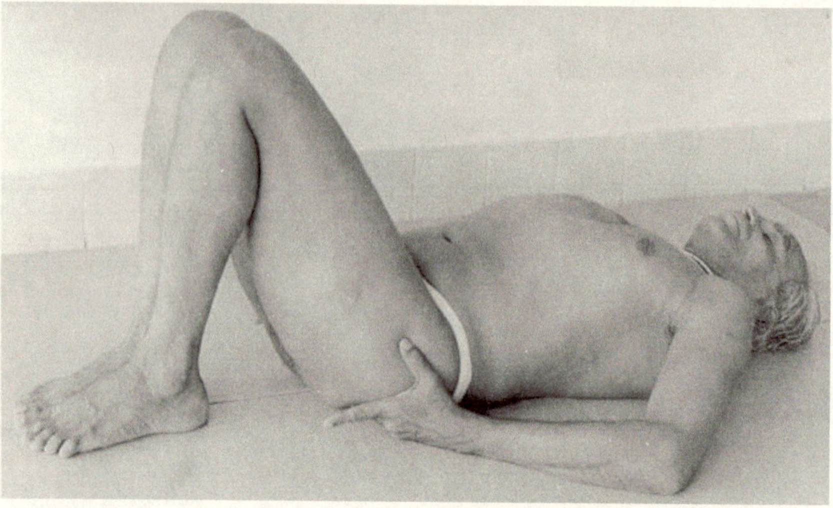

**Imagem 156**

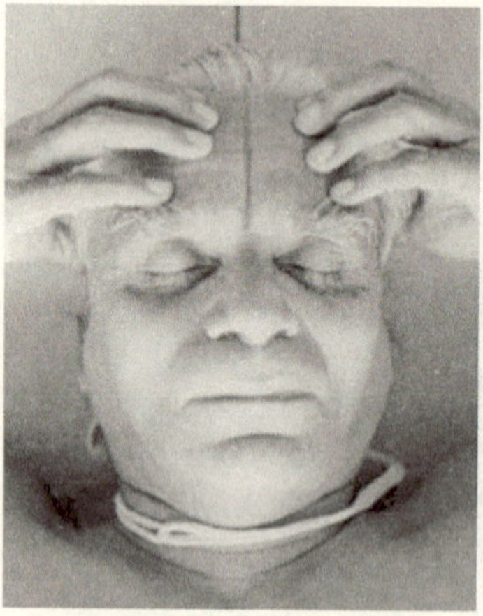

**Imagem 157**

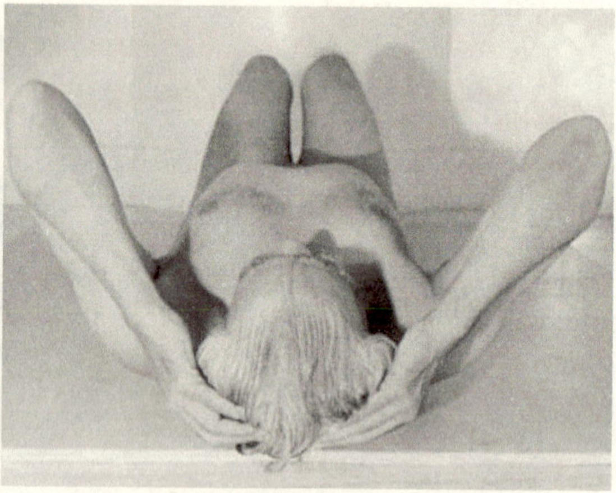

**Imagem 158**

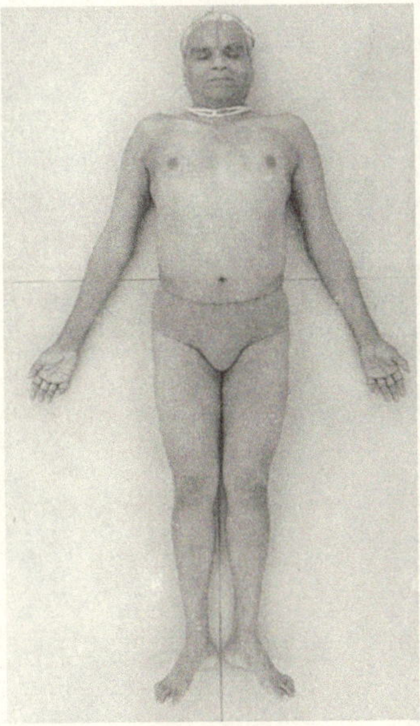

Imagem 159

**Equilíbrio**

8. Visando evitar qualquer inclinação do corpo, mantenha-o reto e nivelado. Para verificá-lo, desenhe uma linha reta imaginária desde o centro da testa, sobrancelhas, raiz do nariz, centro dos lábios, queixo, garganta e esterno, centro do diafragma, umbigo e púbis e, depois, através do espaço entre as coxas, joelhos, panturrilhas, tornozelos e calcanhares. Em seguida, verifique se o corpo está nivelado, iniciando na cabeça, mantendo as duas orelhas, os cantos externos dos olhos, os lábios e a base da mandíbula paralelos ao chão (*Imagens 160* e *161*). Finalmente, alongue e ajuste a parte posterior do pescoço, de forma que esteja posicionada centralizada sobre o chão (*Imagem 162*).

**Tronco**

9. Fixe a borda superior (interna) de cada escápula no chão (*Imagens 163* e *164*). Role a pele da parte superior do peito desde as clavículas em direção às escápulas e ajuste as costas de forma que repouse perfeitamente sobre o cobertor (*Imagem 165*). Certifique-se de que as regiões dorsal e lombar da coluna repousam homogeneamente em ambos os lados e que as costelas se alargam uniformemente. Aproximadamente noventa por cento das pessoas não repousa equanimemente em ambas as nádegas, e sim sobre uma delas. Repouse o centro do sacro no chão de forma que as nádegas se relaxem uniformemente. Desenhe uma linha entre os mamilos, costelas flutuantes (*Imagens 160* e *161*) e ossos da pelve, visando mantê-los paralelos ao chão.

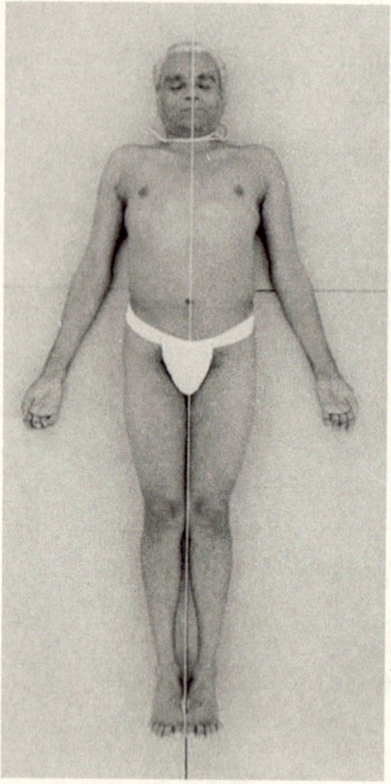

Imagem 160

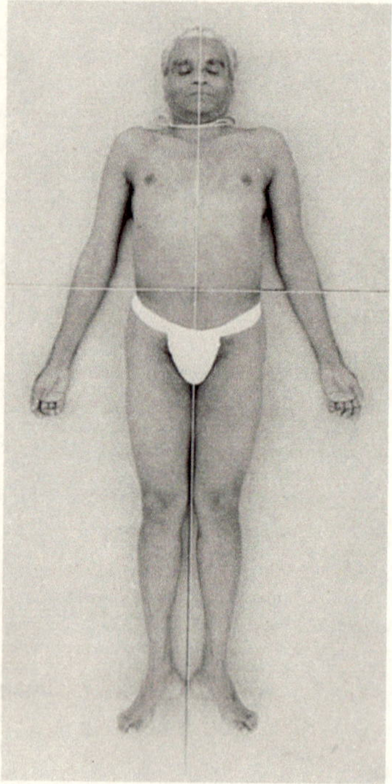

Imagem 161

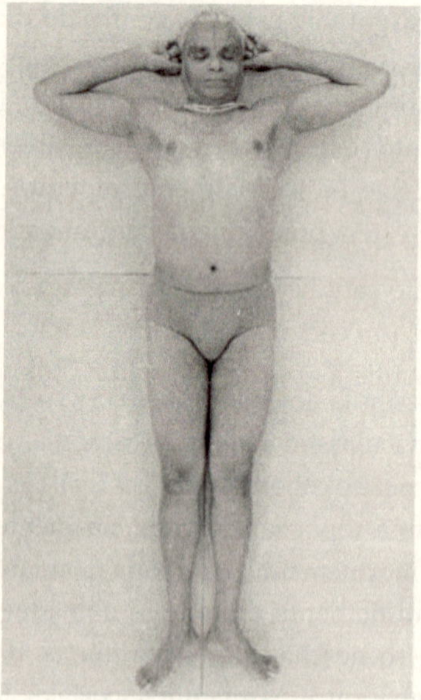

Imagem 162

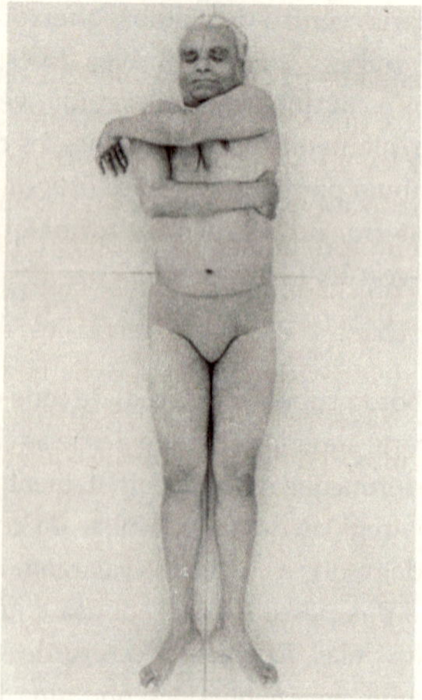

Imagem 163

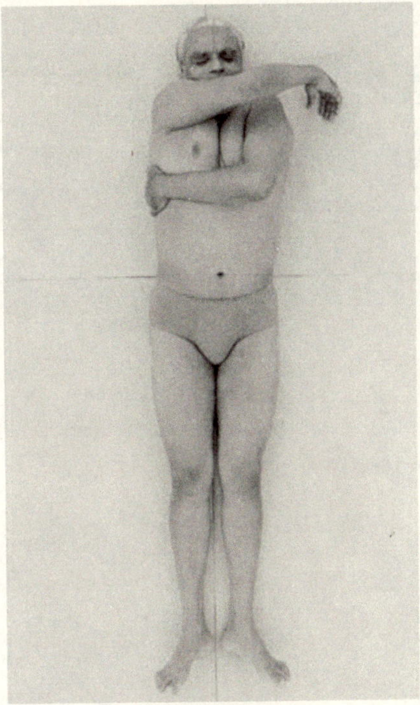

Imagem 164

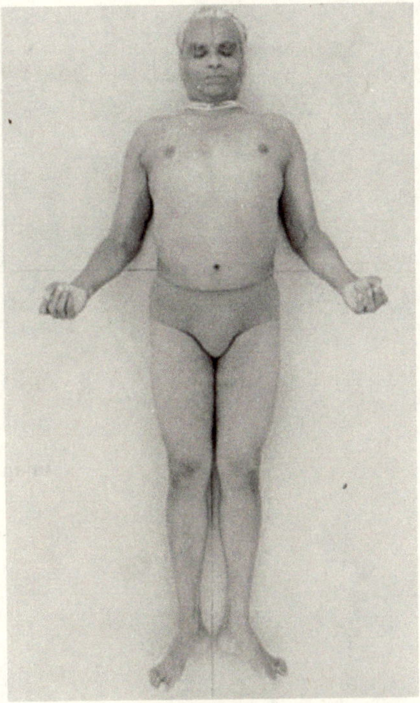

Imagem 165

**Pés**

10. Mantenha os pés unidos e alongue os calcanhares externos (*Imagem 160*); em seguida, deixe que os pés caiam para fora uniformemente (*Imagem 166*). Deve-se sentir os dedões leves e sem qualquer resistência (*Imagem 167*). É errado forçar os dedinhos mínimos a tocarem no chão. Pessoas com pernas rígidas podem manter seus pés separados em aproximadamente 90 cm, pois isso permite que mantenham as costas relaxadas no chão (*Imagem 168*). Mantenha o canto externo posterior dos joelhos tocando no chão. Se não puder relaxá-los, use um cobertor enrolado ou um travesseiro embaixo deles (vide *Imagem 85*). Se não sentir as pernas relaxadas, coloque pesos sobre as coxas superiores (11 a 27 kg) (*Imagem 169*).[36] Isto remove a tensão ou a rigidez dos músculos, mantendo as pernas quietas.

---

36. A *Imagem 169* ilustra a utilização de pesos sobre as coxas e canelas, embora no texto o autor mencione a colocação deles apenas sobre as coxas.

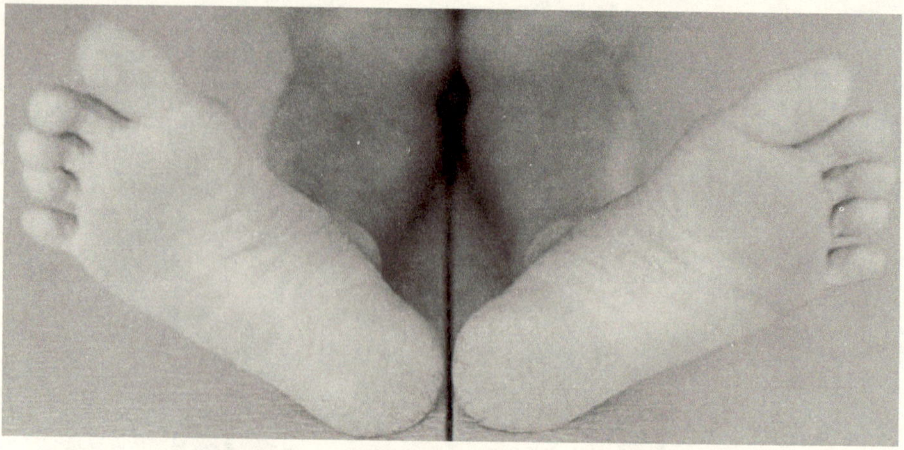

**Imagem 166**

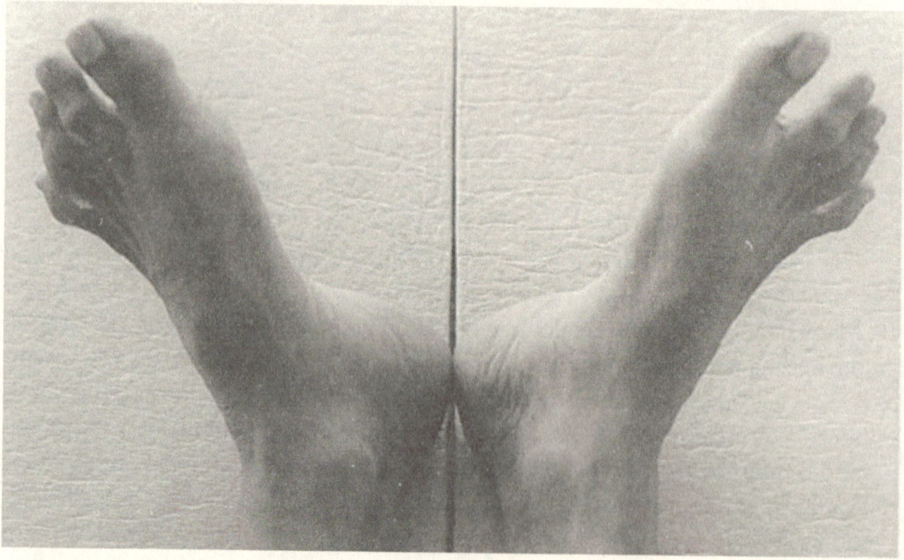

**Imagem 167**

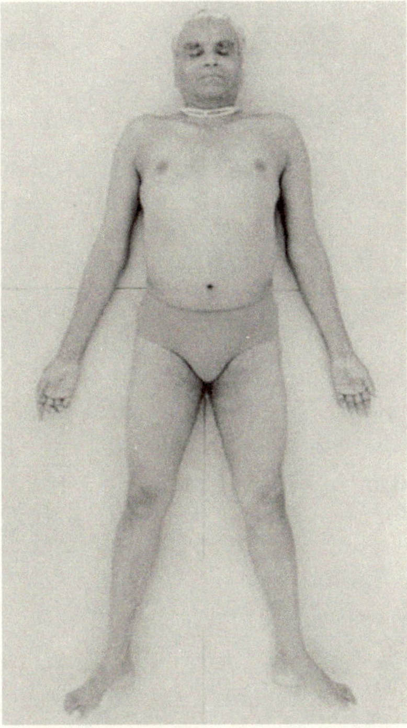

Imagem 168

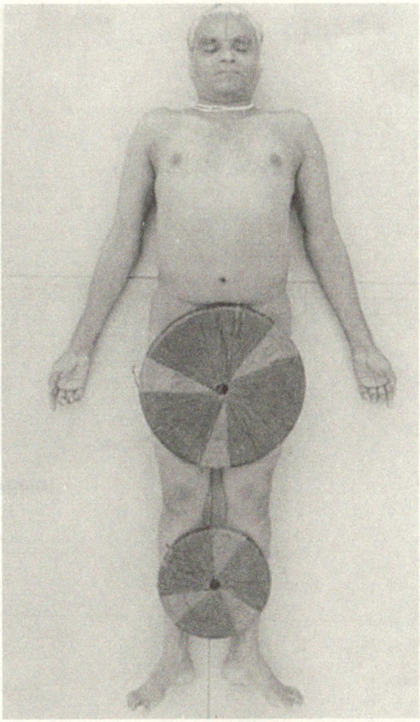

Imagem 169

## Mãos

11. Mantenha as mãos longe do corpo, formando um ângulo de quinze a vinte graus nas axilas. Flexione os cotovelos, tocando a crista dos ombros com os dedos (*Imagem 170*). Estenda os tríceps na parte posterior dos braços superiores e leve os cotovelos o máximo possível em direção aos pés. Mantenha os braços superiores e as bordas externas dos ombros e dos cotovelos completamente no chão (*Imagem 171*). Não perturbe as pontas dos cotovelos. Desça os antebraços. Estenda as mãos desde os punhos até as articulações dos dedos com as palmas voltadas para cima (*Imagens 172* e *173*). Mantenha os dedos passivos e relaxados com os dorsos dos dedos médios tocando no chão até a primeira articulação (*Imagem 174*). Certifique-se de que a linha medial dos braços, cotovelos, punhos e palmas estão em contato com o chão. Se os braços forem mantidos próximos ao corpo e este não relaxar adequadamente e, se sentir rigidez nos braços ou na musculatura do tronco nas costas, afaste os braços na altura dos ombros (*Imagem 175*). A sensação de deitar-se sobre o chão deve ser como se o corpo estivesse afundando para dentro da Mãe Terra.

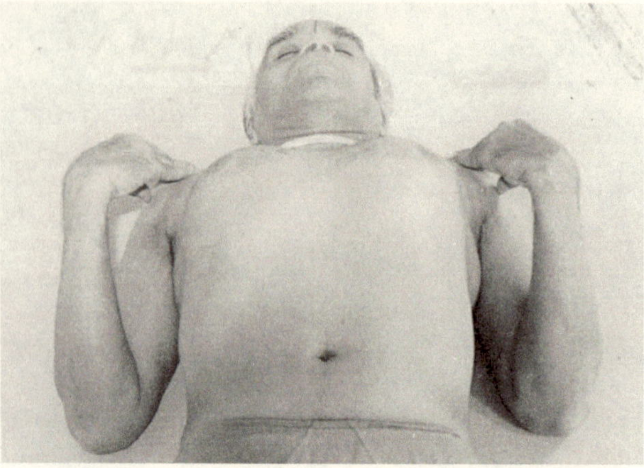

**Imagem 170**

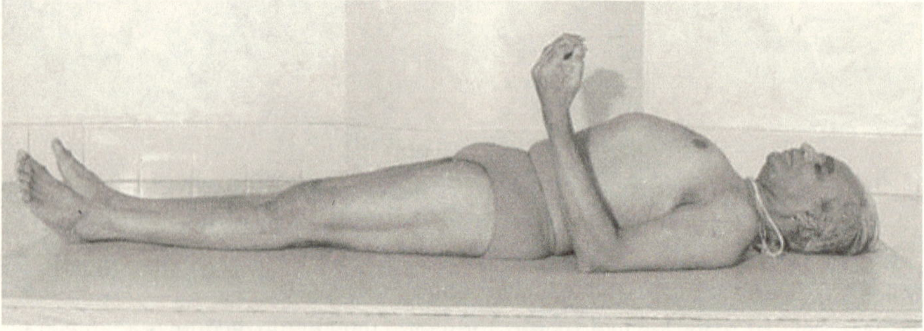

**Imagem 171**

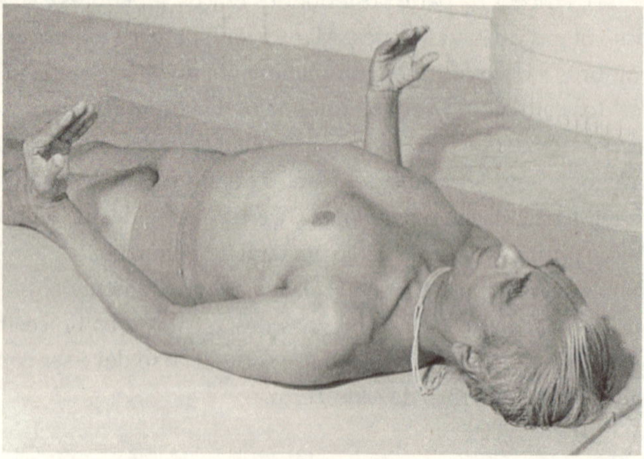

**Imagem 172**

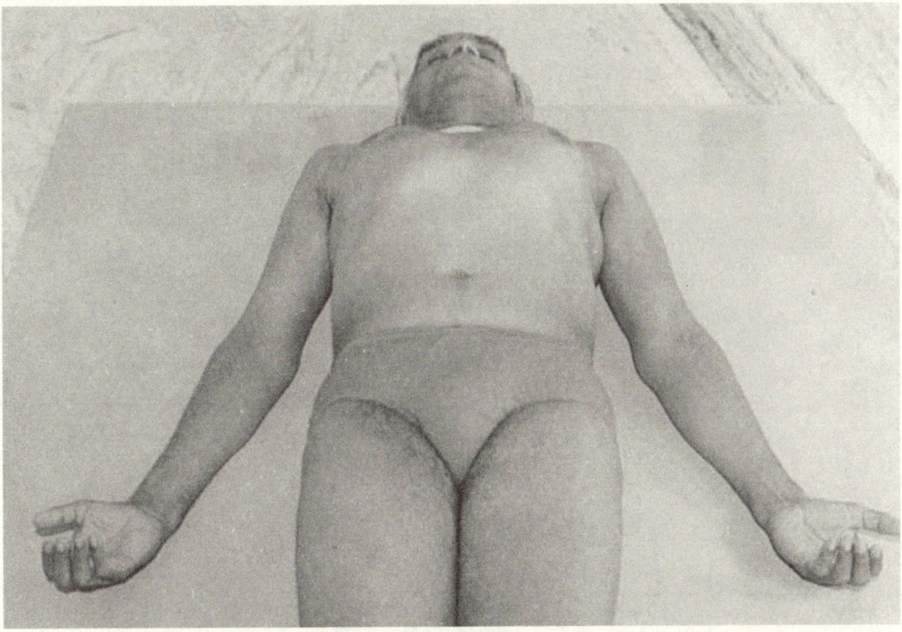

**Imagem 173**

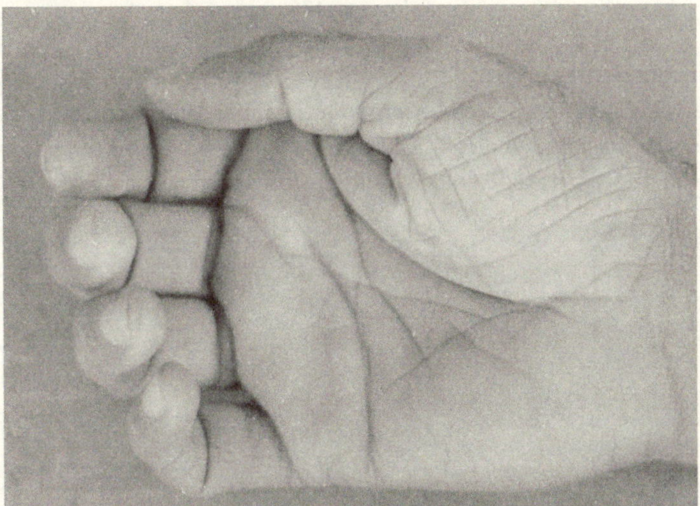

**Imagem 174**

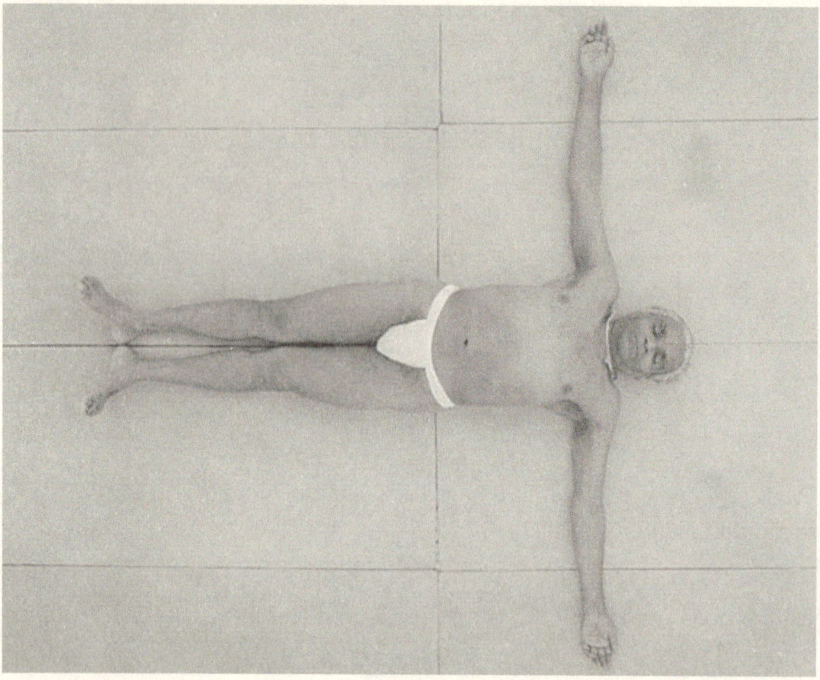

Imagem 175

**Tensões inconscientes**

12. É possível que não se perceba a tensão nas palmas, nos dedos, nas solas ou nos dedos dos pés (*Imagens 176* e *177*). Observe e relaxe essa tensão quando e onde ela ocorrer e solte essas partes de volta às suas posições corretas.

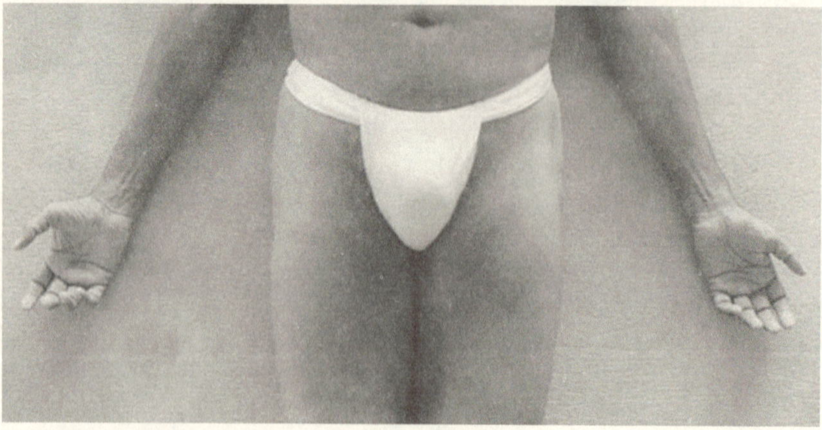

Imagem 176

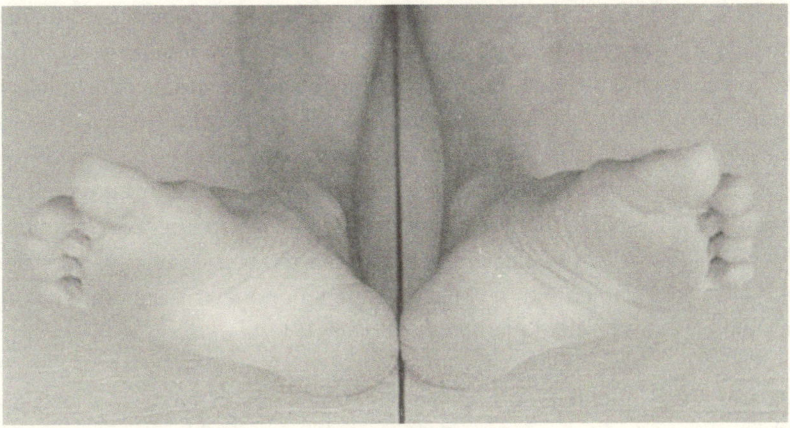

**Imagem 177**

**Remoção da tensão**

13. Primeiro, aprenda a relaxar o corpo posterior desde o tronco até o pescoço, braços e pernas. Em seguida, relaxe o corpo frontal desde o púbis até a garganta, onde as turbulências emocionais ocorrem; depois, relaxe desde o pescoço até a coroa da cabeça. Aprenda a relaxar todo o corpo dessa forma.

14. Experimente a sensação de inexistência ou vazio nas axilas, nas virilhas internas, no diafragma, nos pulmões, na musculatura paravertebral e no abdome. O corpo, então, sente-se como um graveto descartado. No *śavāsana* correto, a cabeça sente como se tivesse encolhido.

15. Aprenda a silenciar os tecidos do corpo físico antes de lidar com a mente. O corpo físico bruto (*annamaya kośa*) deve ser controlado antes de proceder ao aquietamento dos corpos mental (*manomaya kośa*) e intelectual (*vijñānamaya kośa*) que são mais sutis.

16. A serenidade total do corpo é o primeiro requisito e o primeiro sinal de que se alcançou a tranquilidade espiritual. Não há emancipação da mente a menos que exista um sentimento de serenidade em todas as partes do corpo. O silêncio no corpo trará o silêncio para a mente.

**Os sentidos**

17. *Olhos*. Em *śavāsana*, o *sādhaka* volta seu olhar para dentro, observando a si próprio. Essa introspecção prepara-o para *pratyāhāra*, o quinto dos oito passos do Yoga, no qual os sentidos são voltados para dentro e ele inicia a jornada para a fonte de seu ser, seu *Ātman*.

18. Os olhos são as janelas do cérebro. Cada um deles tem pálpebras, que atuam como persianas. A íris que contorna a pupila serve de regulador automático da quantidade de luz que chega até a retina, reagindo automaticamente aos estados intelectual e emocional do indivíduo. Ao fechar as pálpebras, ele pode barrar tudo o que está fora e tornar-se consciente daquilo que está em seu interior. Se ele as fechar com muita força, os olhos se apertam, ocasionando o aparecimento de cores, luzes e sombras que o distraem. Mova as pálpebras superiores delicadamente em direção aos cantos internos dos olhos. Isso relaxa a pele logo acima delas e cria espaço entre as sobrancelhas. Trate os olhos brandamente como pétalas de uma flor. Eleve as sobrancelhas apenas o suficiente para relaxar qualquer tensão na pele da testa (*Imagem 178*).

19. *Ouvidos.* Desempenham um papel importante tanto em *śavāsana* como em *prāṇāyāma*. Enquanto os olhos são mantidos passivos, os ouvidos devem estar quietos e receptivos. Tensão ou relaxamento em qualquer um deles afeta a mente da mesma forma e vice-versa. A morada do intelecto está na cabeça, enquanto a mente está enraizada no coração. Quando existem ondas de pensamento, os ouvidos internos perdem sua receptividade. Através de um treinamento cuidadoso, o processo pode ser revertido e os ouvidos podem enviar mensagens de volta para cessar as flutuações, de forma que a mente se aquietará. Se os olhos permanecem tensos, os ouvidos ficam bloqueados. Mas se eles relaxam, os ouvidos também relaxam.

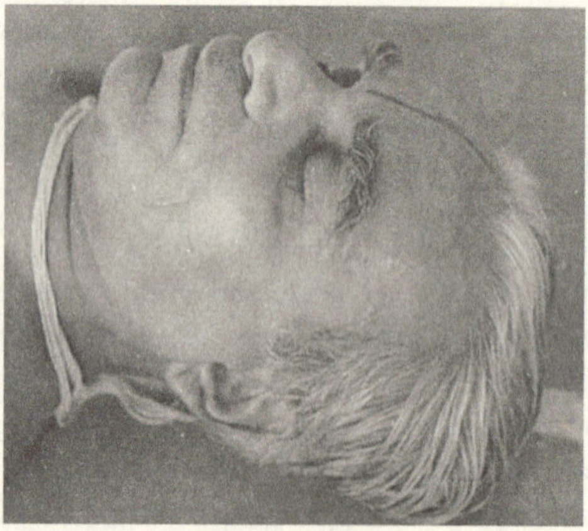

**Imagem 178**

20. *Língua.* Mantenha a raiz da língua passiva como durante o sono, repousando-a no palato inferior. Qualquer movimento ou pressão da língua sobre os dentes ou palato superior indica uma mente oscilante. Se ela se move para um lado, a cabeça faz o mesmo, dificultando um relaxamento completo. Mantenha os cantos dos lábios relaxados alongando-os lateralmente.

21. *Pele.* A pele que recobre o corpo fornece a estrutura para aquele que talvez seja o mais importante dos sentidos. Os cinco órgãos do conhecimento são os olhos, os ouvidos, o nariz, a língua e a pele. Os elementos sutis primários da luz, cor, som, olfato, paladar e tato (*tanmātras*) deixam suas impressões nos órgãos dos sentidos. Em contrapartida, estes enviam mensagens para o cérebro e recebem-nas de volta para resposta e desafio. Os nervos que controlam os sentidos são relaxados através da liberação da tensão dos músculos faciais, enquanto o cérebro se liberta do contato com os órgãos do conhecimento. Preste atenção especial às áreas das têmporas, das maçãs do rosto e da mandíbula. Isso permitirá que você tenha uma sensação de quietude entre o palato superior e a raiz da língua. Em *śavāsana*, os músculos relaxam, os poros da pele se encolhem e os nervos relevantes estão em repouso.

**Respiração**

22. Certifique-se de que a respiração flui equanimemente em ambas as narinas. Inicie inspirando normalmente, porém expire suave, profunda e mais longamente. Para algumas pessoas, a inspiração profunda cria perturbações na cabeça e no tronco, acompanhadas de rigidez nas pernas e nos braços. Para elas, as inspirações normais com expirações profundas e suaves são recomendadas. Isso aquieta os nervos e a mente. Aqueles que se tornam irrequietos no momento em que tentam executar *śavāsana* devem fazer inspirações e expirações profundas, lentas e prolongadas até que alcancem a quietude. No momento em que sentirem quietude, devem parar de respirar profundamente e deixar a respiração fluir naturalmente. Quando a arte da expiração é aperfeiçoada, sente-se como se a respiração estivesse vertendo dos poros da pele do peito, o que é um sinal de relaxamento perfeito. Cada expiração conduz a mente do *sādhaka* em direção ao seu próprio si-mesmo, livrando o cérebro de todas suas tensões e atividades. A expiração é a melhor forma de o *sādhaka* entregar tudo de si – sua respiração, sua vida e sua alma – a seu Criador.

**Cabeça**

23. Certifique-se de que a cabeça está reta e paralela ao teto. Se ela se inclina para cima (*Imagem 179*), a mente mora no futuro. Se ela se inclina para baixo (*Imagem 180*), a mente rumina no passado. Se ela se inclina para um lado (*Imagem 181*), o ouvido interno (o aparelho vestibular, constituído pelo utrículo, sáculo e canais semicirculares) acompanha. Isso afeta o mesencéfalo e o indivíduo tende a cair no sono e perder a percepção consciente. Aprenda a manter a cabeça nivelada com o chão de modo que a mente permaneça sempre no presente (*Imagem 182*). A correção de qualquer inclinação ajudará a trazer aquele equilíbrio (*samatva*) entre os dois hemisférios do cérebro e o corpo, que é um dos portais para o divino.

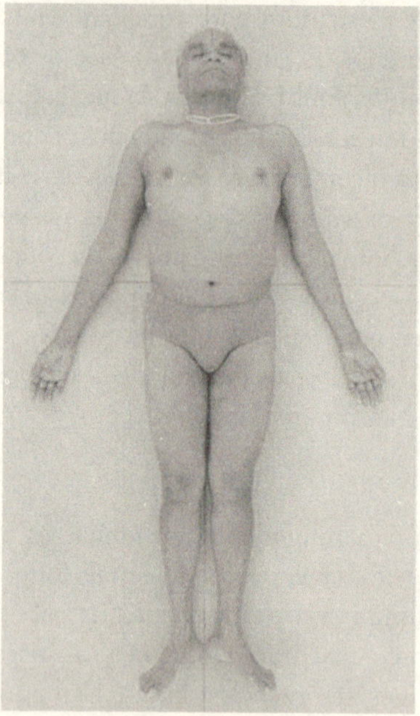

**Imagem 179**

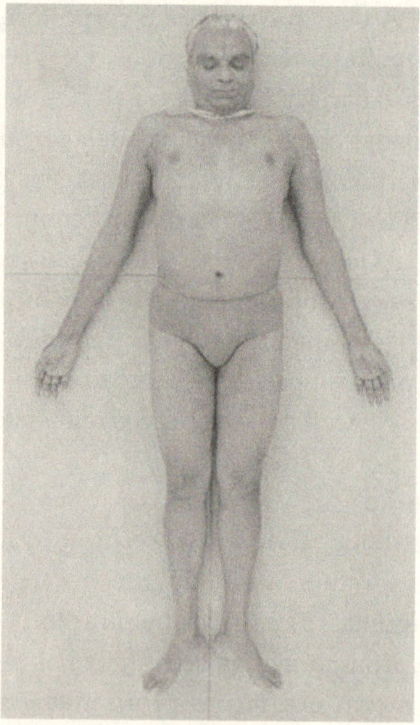

**Imagem 180**

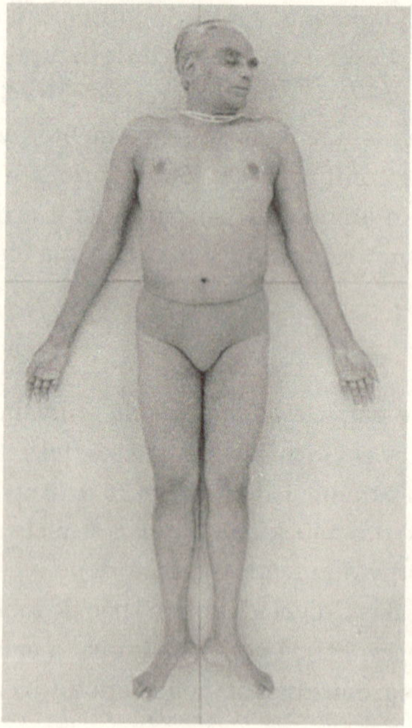

**Imagem 181**

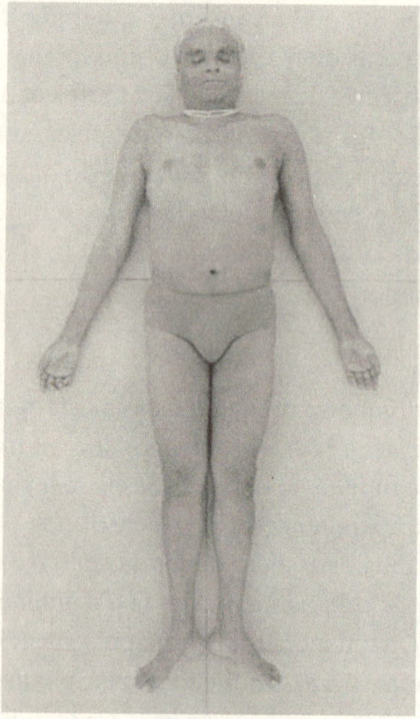

**Imagem 182**

24. No início, o queixo move-se inconscientemente para cima e para baixo na respiração. Verifique-o mantendo a parte posterior da cabeça paralela ao chão conscientemente e estendendo-a desde o pescoço em direção à parte posterior da coroa da cabeça (*Imagem 182*).

**Cérebro**

25. Se o cérebro ou a mente estão tensos, a pele *idem* e vice-versa. Aprenda a disciplinar a si próprio desde os poros da pele até o Si-mesmo e vice-versa. A energia total do corpo, da mente e da inteligência devem mergulhar no Si-mesmo. Use a determinação para aquietar a mente e o intelecto. Em última instância, sublime a vontade.

26. Enquanto os sentidos estiverem ativos, *Ātman* permanece adormecido. Quando são aquietados e silenciados, ele resplandece à medida que as nuvens dos desejos se dissipam. Os movimentos da mente e do intelecto (*buddhi*) são como os movimentos rápidos de um peixe na água de um lago – dentro e fora do corpo. Quando a água está calma, a imagem lá refletida está intacta e imóvel. Quando as oscilações mentais e o intelecto são acalmados, a imagem do Si-mesmo (*Ātman*) emerge imperturbável até a superfície, livre de desejos. Esse estado de simplicidade e pureza sem desejos é conhecido como *kaivalya avasthā*.

27. O objetivo em *śavāsana* é manter o corpo em repouso, a respiração passiva, enquanto a mente o intelecto são gradualmente subjugados. Quando flutuações internas e externas ocorrem, as energias mental e intelectual são desperdiçadas. Em *śavāsana*, as turbulências internas ou emocionais da mente são acalmadas, trazendo um estado de *manolaya* (*manas* significa "mente" e *laya* significa "imersão"). Livre de oscilações, a mente dissolve-se e funde-se no si-mesmo, como um rio que deságua no mar. É um estado negativo de passividade descrito nas obras sobre Yoga como "vazio" (*śūnya avasthā*); uma fusão da identidade do indivíduo num nível emocional. Assim, o *sādhaka* evita os pensamentos que pervadem, distraem e dissipam sua energia intelectual. Neste nível, ele vivencia um estado de clareza no qual o intelecto está em completo controle, impedindo que pensamentos invasivos o perturbem. Este estado é conhecido como *aśūnya avasthā* (*a* significa "não", *śūnya* significa "vazio"). Quando ele adquire maestria sobre a mente e o cérebro, alcança um novo estado positivo além de *manolaya* e de *amanaskatva* que é o puro ser.

28. *Manolaya* ou *śūnya avasthā* podem ser comparados à lua nova que, apesar de girar em volta da Terra, não pode ser vista. Os estados de *amanaskatva* ou *aśūnya avasthā* podem ser comparados à lua cheia, que reflete a luz do sol, o *Ātman*. Em ambos, *śūnya avasthā* e *aśūnya avasthā*, o corpo, a mente e o intelecto do *sādhaka* são bem

equilibrados e irradiam energia. Ele alcança a paridade entre as duas marés do vazio da emoção e da plenitude do intelecto.

29. Para alcançar esse estado, o *sādhaka* deve desenvolver discernimento. Isso, por sua vez, levará à clareza e permitirá que ele relaxe melhor. Quando se conquista a clareza, as dúvidas desaparecem, trazendo iluminação. Seu ser então funde-se no Infinito (*Paramātman*). Esta é a experiência do *sādhaka*: o néctar de *śavāsana*.

30. Pratique *śavāsana* por dez a quinze minutos para experimentar uma sensação de atemporalidade. O menor traço de pensamento ou movimento quebrará o encanto e você estará mais uma vez no mundo do tempo com um início e um fim.

31. Retornar à normalidade de um *śavāsana* bem sucedido requer tempo. Entre duas respirações e dois pensamentos há um espaço de tempo variável, que também existe entre os estados ativo e passivo. O *sādhaka* deve permanecer como um observador silencioso até que a atividade normal retorne furtivamente ao cérebro e ao corpo, visto que *śavāsana* é um estado passivo. Após um *śavāsana* exitoso, sentem-se os nervos encolhidos ao retornar ao normal, enquanto o cérebro posterior parece seco e pesado e o cérebro frontal vazio. Assim, não levante sua cabeça rapidamente, pois você poderá ter um escurecimento da visão ou sentir-se pesado. Gradual e suavemente, abra seus olhos, que num primeiro momento estarão desfocados. Permaneça nesse estado por algum tempo. Em seguida, flexione os joelhos, gire a cabeça e o corpo para um lado (*Imagem 183*) e fique nessa posição por um ou dois minutos. Repita isso para o outro lado. Dessa forma, você não sentirá nenhuma tensão ao levantar-se.

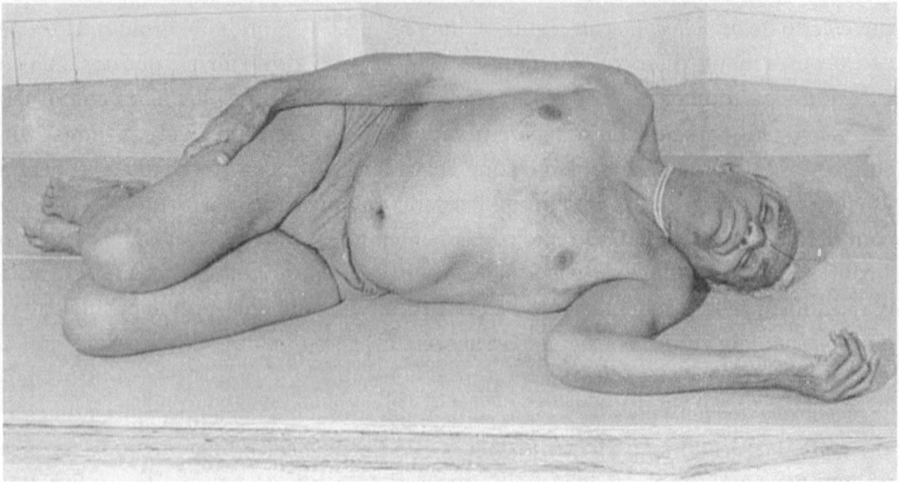

**Imagem 183**

**Precauções especiais**

Aqueles que sofrem de hipertensão (pressão alta), doenças cardíacas, enfisema ou inquietação devem deitar-se sobre pranchas de madeira e colocar travesseiros embaixo da cabeça (vide *Imagens 80* a *82*).

Pessoas tensas e inquietas devem colocar pesos (de aproximadamente 23 kg) sobre suas coxas superiores e 2 kg sobre as palmas (*Imagem 184*).[37] Elas devem fazer *ṣaṇmukhī mudrā* (*Imagem 185*) ou enrolar um pedaço longo, macio e fino de um pano dobrado de aproximadamente 8 cm de largura ao redor da cabeça sobre os olhos e as têmporas. Inicie pelas sobrancelhas, sem cobrir o nariz; enfie as pontas na altura da têmpora na parte superior ou na lateral do nariz na parte inferior. O pano não deve ser nem muito apertado nem muito solto (*Imagem 186*). Quando o cérebro está ativo, movimentos das têmporas e tensão nos globos oculares empurrarão o pano para fora. Quando a pele ali relaxa, você não sente mais o contato do pano. Isso é um sinal de que o cérebro está começando a relaxar.

Aqueles que têm dor no pescoço devido à espondilite cervical ou à distensão, encontrarão dificuldade para alongar a parte posterior do pescoço e repousar confortavelmente. Eles devem colocar uma toalha ou um pano enrolado entre a base do pescoço e o crânio conforme ilustrado (*Imagens 187* e *188*).

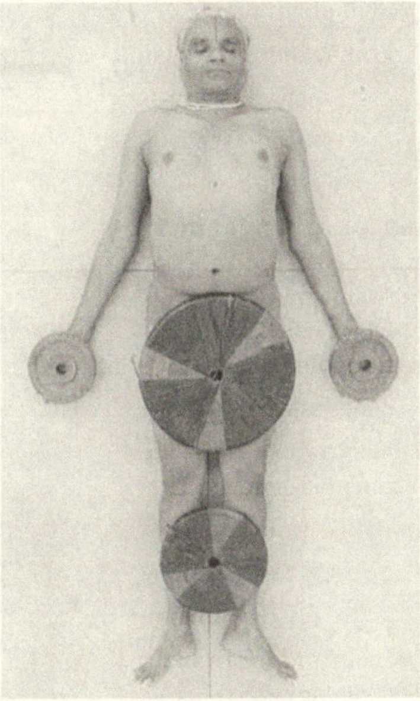

**Imagem 184**

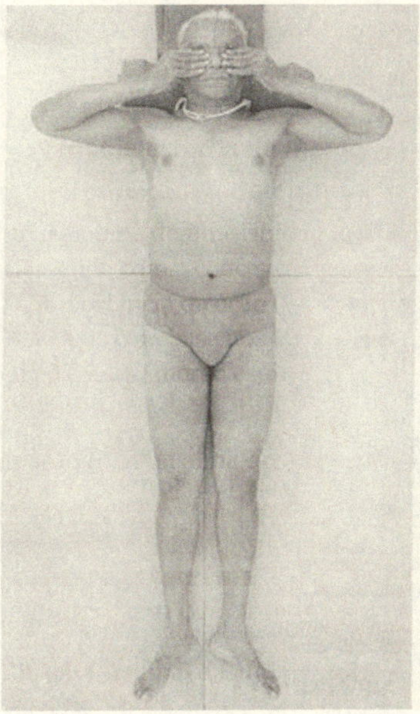

**Imagem 185**

37. A *Imagem 184* ilustra pesos sobre as coxas, mãos e canelas, porém o texto não menciona o peso colocado sobre esta última parte do corpo referida.

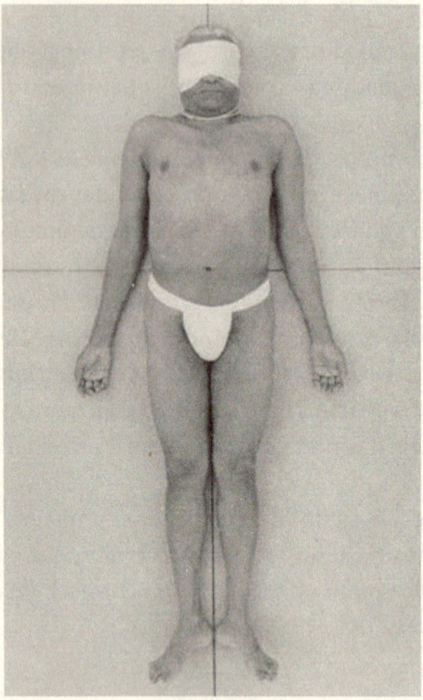

**Imagem 186**

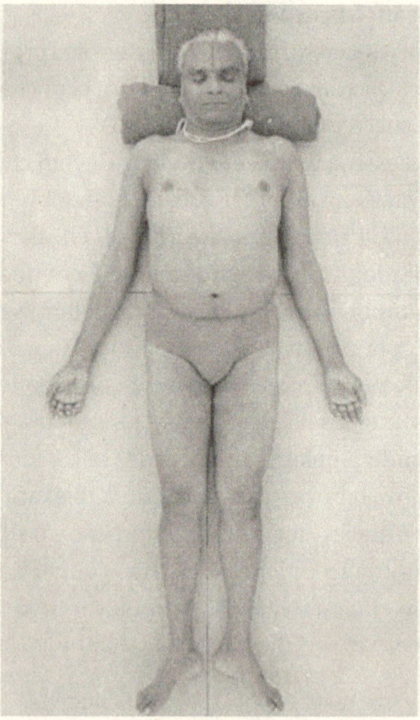

**Imagem 187**

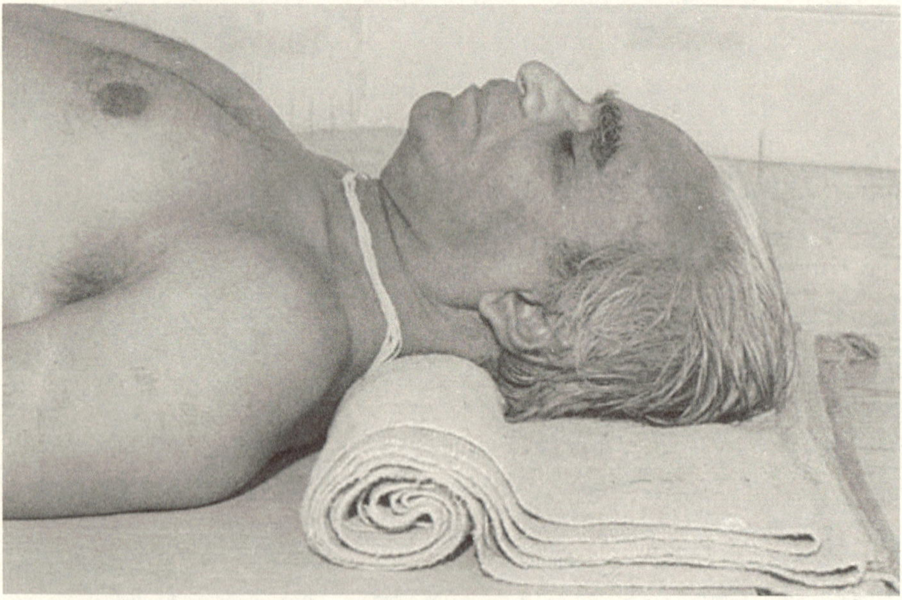

**Imagem 188**

Pessoas muito nervosas ou aquelas que sofrem de baixa autoestima devem se deitar em *śavāsana* direcionando fixamente o olhar para o ponto entre as sobrancelhas (*trāṭaka*) (vide *Imagem 149*), fechar os olhos e olhar fixamente para dentro (vide *Imagem 150*). Elas devem respirar profundamente, retendo a respiração por um ou dois segundos após cada inspiração. Devem praticar *śavāsana* somente depois de fazer *sarvāṅgāsana*, que é descrito em *Luz sobre o Yoga*. A inspiração e expiração profundas permitem que essas pessoas relaxem, podendo depois de fazê-las cessar o direcionamento do olhar fixo entre as sobrancelhas, bem como a concentração na respiração profunda.

Se o vão entre o chão e a cintura for muito grande, use um travesseiro macio ou um cobertor dobrado para preenchê-lo. Esse suporte relaxa a lombar (*Imagem 189*). Pessoas com dor nas costas devem manter um peso (11 a 22 kg) sobre o abdome. Isso suaviza a dor (*Imagem 190*).

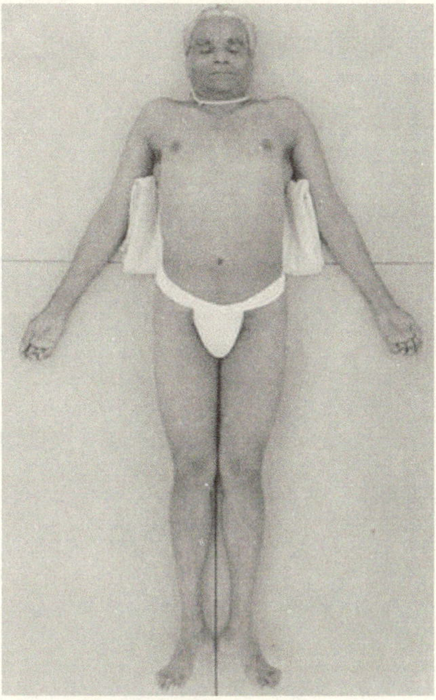

**Imagem 189**

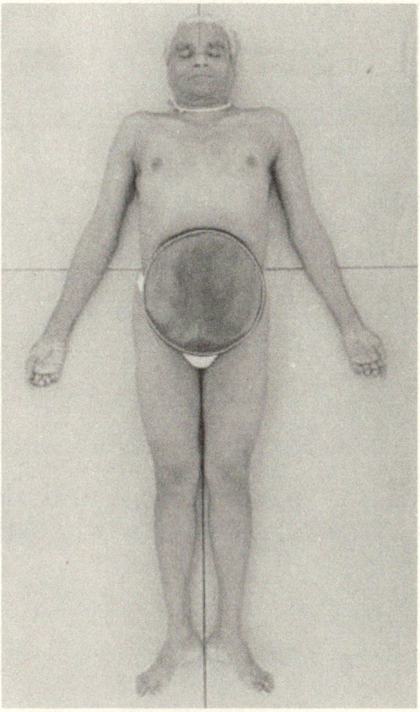

**Imagem 190**

## Efeito

No *śavāsana* correto, há desperdício mínimo de energia e máxima recuperação. Essa postura revigora todo o ser, tornando o indivíduo dinâmico e criativo, afastando o medo (*bhaya*) da morte e gerando destemor (*abhaya*). O *sādhaka* vivencia um estado de serenidade e unidade interior.

# Apêndice
# Cursos de *prāṇāyāma*

*Prāṇāyāma* está dividido aqui em cinco cursos: preparatório, básico, intermediário, avançado e altamente avançado. Essas séries de *prāṇāyāmas* são fornecidas para a prática diária, sendo indicado o tempo que poderá levar para adquirir algum controle em todos os cursos. O domínio de cada estágio depende da dedicação do *sādhaka* à arte e de sua devoção na prática.

Primeiro, os cursos são divididos para facilitar a consulta antes de abordar as práticas semanais sequenciais.

| **1. Curso preparatório** | **Estágios** |
|---|---|
| (a) *Ujjāyī prāṇāyāma* | I a VII |
| (b) *Viloma prāṇāyāma* | I e II |

| **2. Curso básico** | |
|---|---|
| (a) *Ujjāyī prāṇāyāma* | VIII a X |
| (b) *Viloma prāṇāyāma* | III a V |
| (c) *Anuloma prāṇāyāma* | I (a) e I (b), V (a) e V (b) |
| (d) *Pratiloma prāṇāyāma* | I (a) e I (b) |
| (e) *Sūrya bhedana prāṇāyāma* | I |
| (f) *Candra bhedana prāṇāyāma* | I |

| **3. Curso intermediário** | |
|---|---|
| (a) *Ujjāyī prāṇāyāma* | XI |
| (b) *Viloma prāṇāyāma* | III, VI e VII |
| (c) *Anuloma prāṇāyāma* | II (a) e II (b), VI (a) e VI (b) |
| (d) *Pratiloma prāṇāyāma* | II (a) e II (b) |
| (e) *Sūrya bhedana prāṇāyāma* | II |
| (f) *Candra bhedana prāṇāyāma* | II |
| (g) *Nāḍī śodhana prāṇāyāma* | I (a) e I (b) |

**4. Curso avançado**

| | |
|---|---|
| (a) *Ujjāyī prāṇāyāma* | XII |
| (b) *Viloma prāṇāyāma* | VIII |
| (c) *Anuloma prāṇāyāma* | III (a) e III (b), VII (a) e VII (b) |
| (d) *Pratiloma prāṇāyāma* | III (a) e III (b) |
| (e) *Sūrya bhedana prāṇāyāma* | III |
| (f) *Candra bhedana prāṇāyāma* | III |
| (g) *Nāḍī śodhana prāṇāyāma* | II (a) e II (b) |

**5. Curso altamente avançado**

| | |
|---|---|
| (a) *Ujjāyī prāṇāyāma* | XIII |
| (b) *Viloma prāṇāyāma* | IX |
| (c) *Anuloma prāṇāyāma* | VIII |
| (d) *Pratiloma prāṇāyāma* | IV |
| (e) *Sūrya bhedana prāṇāyāma* | IV |
| (f) *Candra bhedana prāṇāyāma* | IV |
| (g) *Nāḍī śodhana prāṇāyāma* | III (a) e III (b), IV (a) e IV (b) |

*Śītalī* e *śītakārī* podem ser feitos com ou sem controle digital, bem como com ou sem retenção interna e externa, por alguns minutos, de vez em quando. É recomendável fazê-los antes do nascer do sol ou após o pôr do sol, quando o clima estiver quente e quando você sentir demasiado calor.

*Bhrāmarī* e *mūrchā* podem ser feitos apenas para aprender o método, visto que seus efeitos são contemplados pelos outros *prāṇāyāmas* principais apresentados em forma de tabelas.

*Kapālabhātī* e *bhastrikā* são abordados no livro. Qualquer um deles pode ser adicionado às práticas diárias por alguns minutos, apenas para limpar as narinas e refrescar o cérebro, ajustando os estágios de forma agradável para o corpo e para as narinas.

Um tempo limitado foi dedicado às retenções (*kumbhakas*), porém nenhum às inspirações e expirações; isso deve-se ao fato que, em determinado dia, o *sādhaka* poderá concentrar-se em aumentar o tempo de duração das inspirações e expirações. Em outros dias, poderá dedicar-se às retenções internas e, em outros dias ainda, poderá focar nas retenções externas.

Tentativas das proporções de *vṛtti prāṇāyāma* podem ser realizadas quando um controle suficiente tiver sido alcançado, porém apenas por conta e risco do próprio *sādhaka*.

**Curso Um (preparatório)**

| *Semanas* | *Prāṇāyāma* | *Estágios* | *Tempo (min.)* |
|---|---|---|---|
| 1 e 2 | *Ujjāyī* | I e II | 7-8 cada |
| 3 e 4 | *Ujjāyī* | II e III | 8 cada |
| 5 e 6 | *Ujjāyī* | II e III | 5 cada |
| | *Viloma* | I e II | 5 cada |
| 7 e 8 | *Ujjāyī* | I, II e III | 5 cada |
| | *Viloma* | I e II | 5 cada |
| 9 e 10 | *Ujjāyī* | IV e V | 5 cada |
| | *Viloma* | IV | 5 |
| | *Viloma* | I | 5 |
| 11 e 12 | *Ujjāyī* | V e VI | 5 cada |
| | *Viloma* | IV | 10 |
| 13 a 15 | *Ujjāyī* | V, VI e VII | 5 cada |
| | *Viloma* | II | 10 |
| 16 a 18 | *Ujjāyī* | VI e VII | 5 cada |
| | *Viloma* | I e II | 5 cada |
| 19 a 22 | Repita e consolide, acostumando-se às séries. | | |
| 23 a 25 | *Ujjāyī* | VI e VII | 8 cada |
| | *Viloma* | IV e V | 8 cada |

*Estágios importantes no Curso Um:*
*Ujjāyī* II, III, IV, VI e VII, *Viloma* I e II

**Curso Dois (básico)**

| | | | |
|---|---|---|---|
| 26 a 28 | *Ujjāyī* | VIII | 10 |
| | *Viloma* | III | 10 |
| 29 a 31 | *Ujjāyī* | IX | 10 |
| | *Anuloma* | I (a) | 10 |
| | *Viloma* | II | 5 |
| 32 a 34 | *Viloma* | III | 5-8 |
| | *Anuloma* | I (b) | 5-8 |
| | *Ujjāyī* | IX | 5 |
| 35 a 38 | *Anuloma* | I (a) | 10 |
| | *Pratiloma* | I (a) | 10 |
| | *Ujjāyī* | IV | pelo tempo máximo que puder |

| *Semanas* | *Prāṇāyāma* | *Estágios* | *Tempo (min.)* |
|---|---|---|---|
| 39 a 42 | *Ujjāyī* | X | 8-10 |
| | *Anuloma* | I (b) | 6-8 |
| | *Pratiloma* | I (b) | 6-8 |
| | *Viloma* | III | pelo tempo máximo que puder |
| 43 a 46 | Repita e consolide os estágios anteriores. | | |
| 47 a 50 | Repita estágios importantes do *Curso Um* e pratique o que puder do *Curso Dois* de acordo com o tempo ao seu dispor. | | |
| 51 a 54 | *Anuloma* | V (a) | 5 |
| | *Pratiloma* | I (a) | 5 |
| | *Sūrya bhedana* | I | 10 |
| 55 a 58 | *Anuloma* | V (b) | 5 |
| | *Pratiloma* | I (b) | 10 |
| | *Candra bhedana* | I | 5 |
| 59 a 62 | Repita o *Curso Dois* e consolide, ajustando a prática de acordo com o tempo ao seu dispor. | | |

*Estágios importantes no Curso Dois:*
*Ujjāyī* X, *viloma* III, *anuloma* I (b), *pratiloma* I (b), *sūrya bhedana* I e *candra bhedana* I.

**Curso Três (intermediário)**

| | | | |
|---|---|---|---|
| 63 a 67 | *Viloma* | III | 5 |
| | *Ujjāyī* | XI | 5-8 |
| | *Viloma* | VI | 5 |
| | *Anuloma* | II (a) | 5 |
| | *Pratiloma* | II (a) | 5 |
| | *Anuloma* | VI (a) | 5 |
| | *Sūrya bhedana* | II | 5 |
| | *Candra bhedana* | II | 5 |

Aqui o *sādhaka* pode fazer *ujjāyī* XI, *anuloma* II (a), *pratiloma* II (a) e *sūrya bhedana* II em um dia, e os outros em dias alternados.

| | | | |
|---|---|---|---|
| 68 a 72 | *Viloma* | VII | 5 |
| | *Anuloma* | II (b) | 6-8 |
| | *Pratiloma* | II (b) | 6-8 |

| *Semanas* | *Prāṇāyāma* | *Estágios* | *Tempo (min.)* |
|---|---|---|---|
| 68 a 72 | *Nāḍī śodhana* | I (a) | 10 |

| | | | |
|---|---|---|---|
| 73 a 75 | *Ujjāyī* | VIII | 5 |
| | *Anuloma* | VI (b) | 6 |
| | *Pratiloma* | II | 6 |
| | *Nāḍī śodhana* | I (b) | 10 |

Se *anuloma* for feito em um dia, *pratiloma* pode ser feito no dia seguinte.

| | | | |
|---|---|---|---|
| 76 a 80 | *Anuloma* | II (b) | 10 |
| | *Pratiloma* | II (b) | 10 |
| | *Sūrya bhedana* | II | 10 |
| | *Candra bhedana* | II | 10 |
| | *Nāḍī śodhana* | II | 10 |

Se *anuloma, sūrya bhedana* e *nāḍī śodhana* forem feitos no primeiro dia, faça o resto no segundo, e assim por diante.

81 a 85 Consolide a prática.

*Estágios importantes no Curso Três:*
*Ujjāyī* XI, *viloma* VII, *anuloma* II (b), *pratiloma* II (b), *sūrya bhedana* II, *candra bhedana* II e *nāḍī śodhana* II.

86 a 90 Faça os *prāṇāyāmas* mais importantes dos *Cursos Um, Dois* e *Três*.

Agora comece a praticar um estágio do começo ao fim todos os dias, de forma que cada divisão nos *Cursos Um, Dois* e *Três* sejam bem assimiladas antes de prosseguir para o *Curso Avançado*. Por exemplo:

91 a 120

| ***1ª Semana*** | *Prāṇāyāma* | *Estágios* | *Tempo (min.)* |
|---|---|---|---|
| Segunda | *Ujjāyī* | VIII | 20-25 |
| Terça | *Sūrya bhedana* | I | 20-25 |
| Quarta | *Anuloma* | I (b) | 20-25 |
| Quinta | *Viloma* | I e II | 20-25 |
| Sexta | *Pratiloma* | I (b) | 20-25 |
| Sábado | *Nāḍī śodhana* | I (b) | 20-25 |
| Domingo | *Viloma* | II | 20-25 |

| **2ª Semana** | *Prāṇāyāma* | *Estágios* | *Tempo (min.)* |
|---|---|---|---|
| Segunda | *Candra bhedana* | I | 20-25 |
| Terça | *Anuloma* | II (a) | 20-25 |
| Quarta | *Pratiloma* | II (b) | 20-25 |
| Quinta | *Ujjāyī* | X | 20-25 |
| Sexta | *Nāḍī śodhana* | I (b) | 20-25 |
| Sábado | *Viloma* | V (b) | 20-25 |
| Domingo | *Viloma* | III | 20-25 |

| **3ª Semana** | *Prāṇāyāma* | *Estágios* | *Tempo (min.)* |
|---|---|---|---|
| Segunda | *Sūrya bhedana* | II | 20-25 |
| Terça | *Candra bhedana* | II | 20-25 |
| Quarta | *Viloma* | VII | 20-25 |
| Quinta | *Anuloma* | V (b) | 20-25 |
| Sexta | *Pratiloma* | I (a) | 20-25 |
| Sábado | *Nāḍī śodhana* | I (a) | 20-25 |
| Domingo | *Ujjāyī* | X | 20-25 |

Agora, todo *sādhaka* pode preparar seu próprio programa para os dias seguintes, até que todos os *prāṇāyāmas* dados nos três cursos tenham sido abordados; depois, inicie novamente com a primeira semana apresentada anteriormente. Certifique-se de que cada *prāṇāyāma* principal esteja representado a cada semana e não repita nenhum estágio em nenhum período de três semanas consecutivas. Descanse aos domingos ou faça um *prāṇāyāma* simples e repousante.

Se você achar que um *prāṇāyāma* programado não parece ser adequado em determinado dia, escolha outro da mesma semana.

Se você estiver impossibilitado de fazer quaisquer *prāṇāyāmas* dos três cursos devido a questões físicas, prepare seu próprio programa utilizando aqueles que você pode fazer.

Com relação aos poucos *prāṇāyāmas* menos importantes, onde foi dito que os mesmos deveriam ser realizados apenas por alguns minutos, não procure fazê-los por vinte a vinte e cinco minutos conforme indicado aqui. Entretanto, eles podem ser feitos a título experimental, no último sábado de cada mês, por não mais que cinco minutos.

### Curso Quatro (avançado)

| *Semanas* | *Prāṇāyāma* | *Estágios* | *Tempo (min.)* |
|---|---|---|---|
| 121 a 125 | *Sūrya bhedana* | I | 5 |
| | *Ujjāyī* | XII | 10 |
| | *Viloma* | VIII | 10 |
| 126 a 130 | *Candra bhedana* | I | 5 |
| | *Anuloma* | III (a) | 10 |
| | *Pratiloma* | III (a) | 10 |
| | *Viloma* | VIII | 5 |
| 131 a 136 | *Anuloma* | VII (a) | 10 |
| | *Nāḍī śodhana* | II (a) | 10 |
| | *Viloma* | VIII | 5 |
| 137 a 142 | *Sūrya bhedana* | II | 10 |
| | *Nāḍī śodhana* | II (b) | 15 |
| 143 a 148 | *Candra bhedana* | II | 10 |
| | *Nāḍī śodhana* | I (b) | 15 |
| 149 a 155 | *Sūrya bhedana* | III | 10 |
| | *Anuloma* | III (b) | 8 |
| | *Pratiloma* | III (b) | 8 |
| 156 a 160 | *Candra bhedana* | III | 10 |
| | *Anuloma* | VII (b) | 8 |
| | *Pratiloma* | III (a) | 8 |
| | *Nāḍī śodhana* | II (b) | 8-10 |

*Estágios importantes no Curso Quatro:*
*Anuloma* III (b), *pratiloma* III (b), *sūrya bhedana* III, *candra bhedana* III e *nāḍī śodhana* II (b).

161 a 170 Repita todos os *prāṇāyāmas* importantes dos cursos anteriores.

### Curso Cinco (altamente avançado)

| | | | |
|---|---|---|---|
| 171 a 175 | *Nāḍī śodhana* | I (b) | 8-10 |
| | *Ujjāyī* | XIII | 10 |
| | *Anuloma* | VIII (a) | 10 |
| 176 a 180 | *Viloma* | IX | 10 |
| | *Pratiloma* | IV (a) | 10 |
| 181 a 185 | *Nāḍī śodhana* | III (a) | 10 |
| | *Anuloma* | VIII (b) | 10 |
| | *Ujjāyī* | XII (deitado) | 8 |

| *Semanas* | *Prāṇāyāma* | *Estágios* | *Tempo (min.)* |
|---|---|---|---|
| 186 a 190 | *Sūrya bhedana* | IV | 10 |
| | *Nāḍī śodhana* | III (b) | 15 |
| | *Ujjāyī* | II (deitado) | 10 |
| 191 a 195 | *Candra bhedana* | IV | 10 |
| | *Pratiloma* | IV (b) | 10 |
| | *Viloma* | II (deitado) | 8-10 |
| 196 a 200 | *Nāḍī śodhana* | IV (a) | 10 |
| | *Nāḍī śodhana* | IV (b) | 10 |
| | *Ujjāyī* | II (deitado) | 10 |

*Estágios importantes no Curso Cinco:*
*Sūrya bhedana* IV, *candra bhedana* IV e *nāḍī śodhana* IV (b).

**Prática semanal**

Os ciclos ou sequências podem ser alterados conforme desejado.

| | | | |
|---|---|---|---|
| Segunda | *Nāḍī śodhana* | I (b) | 15-20 |
| | *Ujjāyī* | XI | 15-20 |
| | *Śavāsana* | | 10 |
| Terça | *Viloma* | V e VI | 15-20 |
| | *Sūrya bhedana* | II e III | 15-20 |
| | *Śavāsana* | | 10 |
| Quarta | *Nāḍī śodhana* | II (b) | 15-20 |
| | *Anuloma* | VII (b) | 15-20 |
| | *Śavāsana* | | 10 |
| Quinta | *Candra bhedana* | II e III | 15-20 |
| | *Pratiloma* | III (b) | 15-20 |
| | *Śavāsana* | | 10 |
| Sexta | *Ujjāyī* | VIII | 20 |
| | *Nāḍī śodhana* | IV (b) | 20 |
| | *Śavāsana* | | 10 |
| Sábado | *Viloma* | VII | 10 |
| | *Nāḍī śodhana* | I (b) | 20 |
| | *Śavāsana* | | 10 |

Após finalizar os *prāṇāyāmas* principais, *bhastrikā* pode ser feito antes de *śavāsana* por dois ou três minutos, com ou sem fechamento das fossas nasais.

# Glossário[38]

**a** Prefixo negativo que significa "não", como em não violência.

**abhaya** Libertação do medo.

**abhiniveśa** Apego instintivo à vida e o medo de ser separado de tudo através da morte.

**abhyāsa** Estudo constante e prática disciplinada.

**acala** Imóvel.

**acalatā** Imobilidade.

**acit** Aquilo que não é *cit* (= o princípio que anima a vida).

**adhama** O mais baixo, o mais rude.

**adhamādhama** O mais baixo dos baixos.

**adhamamadhyama** O mais baixo dos medíocres.

**adhamottama** O melhor entre os baixos.

**ādhāra** Apoio.

**Ādiśeṣa** Serpente primitiva, que dizem ter mil cabeças, representada como o sofá de *Viṣṇu* ou carregando o mundo todo sobre sua cabeça.

**agarbha dhyāna** *Garbha* significa "feto", "embrião". *Dhyāna* significa "meditação". *Dhyāna* é o sétimo estágio do Yoga mencionado por *Patañjali*. Na meditação, um iniciante recebe um mantra (pensamento ou oração sagrada) para trazer sua mente errante para um estado de estabilidade e para afastá-lo dos desejos mundanos. Isso é conhecido como *sabīja* ou *sagarbha* (*sa* = com; *bīja* = semente; *garbha* = embrião) *dhyāna*. Sentar-se em meditação sem a recitação de mantras é conhecido como *nirbīja* ou *agarbha dhyāna*. Os prefixos *nir* e *a* denotam a ausência de algo, e *a* significa "sem".

38. O glossário segue a ordem alfabética dos termos sânscritos conforme a ordem alfabética da língua portuguesa, que difere daquela da língua sânscrita. Assim, os termos iniciados em sibilantes (correspondentes ao "s" em português) seguem na seguinte ordem: "ś, ṣ, s", conforme a ordem natural do devanāgarī em sânscrito. (N.T.)

***agni*** Fogo ou faculdade digestiva.

***ahaṃkāra*** Ego ou egoísmo; literalmente "o construtor do eu", o estado que determina "eu sei".

***ahiṃsā*** Não violência. A palavra não possui apenas o significado restritivo e negativo de "não matar" ou "não violência", mas também o significado positivo e abrangente de "amor que abraça toda a criação".

***āhuti*** Fazer uma oferenda a uma deidade; qualquer rito solene acompanhado de oferendas.

***ājñā cakra*** Plexo nervoso localizado entre as sobrancelhas; morada do comando (*ājñā* = comando).

***ākāśa*** Céu, éter (considerado o quinto elemento), espaço aberto.

***alabdha bhūmikatva*** Falha em alcançar a estabilidade ou continuidade na prática, sentindo a impossibilidade de ver a realidade.

***alambuṣā nāḍī*** Nome de uma das *nāḍīs*, que são órgãos tubulares do corpo sutil através dos quais a energia flui. *Alambuṣā* supostamente conecta a boca e o ânus.

***ālasya*** Inércia, preguiça, apatia.

***amanaskatva*** O objetivo do yoga é sublimar gradualmente a mente e o intelecto. Quando as oscilações ocorrem internamente e externamente, as energias mentais e intelectuais se perdem. Quando as agitações internas ou emocionais da mente silenciam, experimenta-se o estado de *manolaya* (*manas* = mente; *laya* = imersão), no qual a mente está livre de flutuações, dissolve-se e funde-se no Si-mesmo, como um rio que deságua no mar, uma fusão da identidade do indivíduo em um nível emocional. Quando o intelecto está em pleno comando e não permite que pensamentos invasores o perturbem, o estado vivenciado é aquele de *amanaskatva*, de estar sem o órgão de desejos ou pensamentos. É um estado de clareza intelectual. (*amanaskatva* = estado (*tva*) de estar sem o órgão dos desejos ou pensamentos (*amanaska*).

***anāhata cakra*** Plexo nervoso localizado na região cardíaca.

***ānanda*** Felicidade, alegria, êxtase.

***ānandamaya kośa*** Invólucro (*kośa*) da alegria (*ānanda*) que envolve a alma.

***anavasthitattva*** Incapacidade de continuar as práticas, sentindo que não é mais necessário, visto que o aspirante acredita ter alcançado o mais alto estado de *samādhi*.

[***aṅgamejayatva*** Um dos obstáculos para as práticas yóguicas, elencados por *Patañjali*, que significa instabilidade do corpo.]

***anna*** Alimento (em geral). Além disso, o alimento representando a forma mais inferior na qual a Alma Suprema se manifesta.

**annamaya kośa** O corpo material físico, o *sthūla* (bruto) *śarīra* (estrutura), que é mantido através do alimento, e que é a roupa externa, revestimento ou invólucro da alma. Também significa o mundo material, forma considerada a mais grosseira ou inferior da manifestação de Brahma na existência mundana.

**antaḥkaraṇa** Coração, alma, morada do pensamento e do sentimento, a faculdade do pensamento, a mente, o consciente. (*anta* = o último ponto ou ponto extremo; limite final; *karaṇa* = órgão dos sentidos, instrumento ou meio de ação.)

**antara** O interior; dentro; interno.

**antara kumbhaka** Retenção da respiração após uma inspiração completa.

**antarātman** A parte mais íntima do espírito ou da alma; o espírito ou alma supremos inerentes que residem no interior do indivíduo.

**ānubhavika jñāna** Conhecimento (= *jñāna*) obtido através da experiência (= *anubhava*).

**anuloma** *Anu* significa "com", "juntamente" ou "conectado". *Anuloma* significa "com o cabelo" (*loma*), "com o grão"; no fluxo da correnteza; regular. Em ordem natural.

**anuloma prāṇāyāma** Em *anuloma prāṇāyāma*, a inspiração é feita através de ambas as narinas e a expiração é feita alternadamente através de cada narina.

**anusandhāna** Escrutínio, exame; também significa conexão adequada.

**anuṣṭhāna** Práticas espirituais regulares.

**ap** Água, um dos cinco elementos da criação.

**apāna vāyu** Um dos ares (*vāyu*) vitais que se movem na região do abdome inferior e que controla a função de eliminação de urina e fezes.

**aparigraha** Libertação de acumulação ou amontoamento.

**ārambha avasthā** O estado (= *avasthā*) do início (= *ārambha*). Este é o primeiro estado do *prāṇāyāma* mencionado na *Śiva Saṃhitā.*

**Arjuna** Príncipe *Pāṇḍava*, poderoso arqueiro e herói do épico *Mahābhārata.*

**āroha** Ascensão, subida, elevação.

**artha** Significado, sentido, significação, acepção. Também denota a riqueza como um dos objetos da busca humana.

**artha bhāvanam** Sentimento de devoção ou fé (*bhāvanām*) oriundo da contemplação sobre o significado (*artha*) de um mantra ou sobre o nome do Senhor.

**asaṃsakta** Indiferente (*a* = partícula de negação, *saṃsakta* = ligado, apegado a), neste contexto, indiferente a elogios ou críticas.

**āsana** Postura; o terceiro estágio do Yoga.

**asat** Não existente, irreal.

**asmitā** Egoísmo.

**aśokavana** O bosque de árvores de *Aśoka* em *Laṅkā*, onde o rei demoníaco *Rāvaṇa* manteve aprisionada *Sītā*, que permaneceu leal a seu marido *Rāma*.

**asteya** Não roubar.

**asthi** Osso.

**aśūnya** Não (*a*) vazio (*śūnya*). Realizado.

**aśūnya vasthā** Estado (= *avasthā*) de clareza no qual o intelecto está em absoluto comando, não permitindo que pensamentos invasivos o perturbem.

**aśva** Cavalo.

**aśvini mudrā** Contração dos músculos do esfíncter anal.

**Ātman** Alma Suprema ou Brahman.

**Ātmadarśana** Visão (*darśana*) do Si-mesmo (*Ātman*) como parte da Alma Suprema. Uma visão (*darśana*) do Si-mesmo (= *Ātman*).

**Ātmānusandhāna** A busca pelo Si-mesmo.

**Ātmasādhana** Cultivo do Si-mesmo.

**Ātmāhuti** Oferenda do Si-mesmo. Autossacrifício.

**Ātmajaya** Conquista do Si-mesmo.

**Ātmajñāna** Conhecimento do Si-mesmo, conhecimento espiritual, conhecimento da alma ou do Espírito Supremo. Sabedoria verdadeira.

**ātmāñjali mudrā** União das palmas em frente ao peito saudando a alma interior.

**āuṃ** Assim como a palavra *omne* que vem do latim, a palavra *āuṃ*, em sânscrito, significa "tudo" e transmite os conceitos de omnisciência, omnipresença e omnipotência.

**auṃ namo Nārāyaṇāya**
**auṃ namaḥ Śivāya** Já que a palavra auṃ tem imenso poder, recomenda-se que este seja diluído, através da adição dos nomes de deidades como Nārāyaṇa ou Śiva para permitir que aquele que busca possa repeti-la e compreender seu verdadeiro significado.

**avasthā** Estado ou condição mental.

**avidyā** Ignorância, particularmente no sentido espiritual.

**avirati** Sensualidade.

**āyāma** Comprimento, expansão, extensão. O termo também transmite a ideia de restrição, controle e cessação.

**Āyurveda** A ciência da saúde ou da medicina.

**baddha koṇāsana** Uma das posturas recomendadas para a prática de *prāṇāyāma* ou de *dhyāna*.

**bāhya kumbhaka** Suspensão da respiração após uma expiração completa, na qual os pulmões estão completamente vazios.

**bandha** Controle ou bloqueio. Denota uma postura na qual certos órgãos ou partes do corpo são contraídas e controladas.

**bhadrāsana** Uma das posturas recomendadas para a prática de *prāṇāyāma* ou de *dhyāna*.

**Bhagavad Gītā** *A Canção Divina*; os diálogos sagrados entre *Kṛṣṇa* e *Arjuna*. Um dos principais livros da filosofia hindu, que contém a essência das *Upaniṣads*.

**bhakti** Veneração, adoração.

**bhakti mārga** O caminho para a salvação através da adoração de um Deus pessoal.

**bhastrikā** Um fole utilizado na fornalha. *Bhastrikā* é um tipo de *prāṇāyāma* no qual o ar é forçadamente puxado para dentro e para fora ou soprado forçosamente como em uma fornalha.

**bhava vairāgya** Ausência de desejos mundanos.

**bhāvanā** Sentimento de devoção ou fé.

**bhāvana** Percepção, fé, compreensão.

**bhaya** Medo.

**bhedana** Penetrante, rompendo, passando através de.

**bhoga** Satisfação por prazeres mundanos.

**bhrāmara** Grande abelha preta.

**bhrāmarī** Um tipo de *prāṇāyāma* no qual se faz um som suave do zumbido de uma abelha durante a expiração.

**bhrānti darśana** Visão ou conhecimento (*darśana*) errôneo (*bhrānti*), ilusão.

**bhū** A terra, o primeiro dos três mundos, sendo os outros dois o éter e o céu ou o paraíso. É também uma palavra mística e uma das primeiras a dar origem à fala.

**bhuvas** A atmosfera ou éter, o segundo dos três mundos, aquele que se encontra imediatamente acima da terra. É também uma palavra mística e uma das primeiras a dar origem à fala.

**bīja** Semente ou embrião.

**bīja mantra** O canto de mantras às vezes dado ao iniciante na meditação para trazer sua mente errante a um estado de estabilidade, mantendo-o distante dos desejos mundanos. Um *bīja* mantra é uma sílaba mística que possui uma oração sagrada repetida mentalmente durante o *prāṇāyāma* ou *dhyāna*, sendo que a semente que é então plantada na mente germina transformando-se em atenção plena focada em um ponto.

**bindu** Gota, partícula pequena, pinta, ponto.

**Brahma** O Ser Supremo: o Criador.

**brahmacarya** Vida de celibato, estudo religioso e autodomínio.

**Brahman** O Ser Supremo, a causa do universo, o espírito do universo que tudo permeia.

**brahma nāḍī** Outro nome para *suṣumṇā nāḍī*, o principal canal de energia que corre no centro da coluna vertebral. Quando o *prāṇa* (energia) entra nesta *nāḍī*, ele leva aquele que busca até Brahman, a beatitude final. Eis o nome.

**Brahmapurī** A cidade (*purī*) de *Brahman*, o corpo humano.

**Brahmarandhra** A abertura (*randhra*) na coroa da cabeça através da qual dizem que a alma deixa o corpo na morte.

**Brahmavidyā** O conhecimento do Espírito Supremo.

**Buddha** O fundador do Budismo.

**buddhi** Intelecto, razão, discernimento, critério.

**cakra** Literalmente, uma roda ou círculo. Diz-se que a energia (*prāṇa*) flui no corpo humano através de três canais principais (*nāḍīs*), conhecidos como *suṣumṇā*, *piṇgalā* e *iḍā*. *Suṣumṇā* está localizada dentro da coluna vertebral. *Piṅgalā* e *iḍā* iniciam na narina direita e esquerda, respectivamente, movendo-se até a coroa da cabeça e descendo até a base da coluna. Essas duas *nāḍīs* cruzam-se entre si, bem como com *suṣumṇā*. Os pontos de intersecções das *nāḍīs* são conhecidos como *cakras* ou rodas giratórias que regulam o mecanismo do corpo. Os *cakras* importantes são: *(a) mūlādhāra* (*mūla* = raiz, fonte; *ādhāra* = apoio, parte vital) localizado na pelve acima do ânus; *(b) svādhiṣṭhāna* (*sva* = força vital, alma; *adhiṣṭhāna* = morada ou sede) localizado acima dos órgãos reprodutores; *(c) maṇipūraka* (*maṇipūra* = umbigo) localizado no umbigo; *(d) manas* (= mente) e *(e) sūrya* (= sol), localizado na região entre o umbigo e o coração; *(f) anāhata* (= invicto), localizado na região cardíaca; *(g) viśuddhi* (= pureza), localizado na região da faringe; *(h) ājñā* (= comando) localizado entre as sobrancelhas; *(i) soma* (= lua), localizado no centro do cérebro; *(j) lalāṭa* (= testa), que se encontra no alto da testa; e *(k) sahasrāra* (*sahasra* = mil) chamado de lótus de mil pétalas localizado na cavidade cerebral.

**cakṣu** Olho.

**candra** Lua.

**candra bhedana prāṇāyāma** Candra significa lua. Bhedana, derivada da raiz *bhid*, significa perfurar, quebrar ou atravessar. No *candra bhedana prāṇāyāma*, o ar é inspirado pela narina esquerda e o *prāṇa* atravessa *iḍā* ou *candra nādī* para depois ser exalado pela narina direita, que é o caminho de *piṇgalā* ou *sūrya nāḍī*.

**candra nāḍī** A *nāḍī* da lua; outro nome de *iḍā nāḍī*.

**Caraka Saṃhitā** Um tratado sobre o sistema indiano de medicina.

**Chāndogya Upaniṣad** Uma das principais *Upaniṣads*.

**cidātman** O princípio ou capacidade do pensamento, inteligência pura, o Espírito Supremo.

**cit** Pensamento, percepção, intelecto, mente. Alma, espírito, o princípio de animação da vida. Consciência universal.

**citrā nāḍī** Uma das *nāḍīs* que nasce no coração, através da qual a energia criativa (*śakti*) da *Kuṇḍalinī* passa para chegar até *sahasrāra*.

**citta** A mente em seu sentido total ou coletivo, composta de três categorias: *(a)* mente (*manas*) que tem a capacidade de atenção, seleção e rejeição; *(b)* razão (*buddhi*), o estado decisivo que determina a distinção entre as coisas e *(c)* ego (*ahaṃkāra*), "o construtor do Eu".

**dairghya** Expansão horizontal.

**dala** Número grande.

**darśana** Visão, discernimento. É também um sistema de filosofia.

**daurmanasya** Desespero.

**deśa** Lugar ou estado.

**devadatta vāyu** Um dos ares vitais que propicia a entrada de oxigênio extra em um corpo cansado através do bocejo.

**dhamana** Ato de soprar como com um fole.

**dhamanī** Órgão tubular ou duto dentro do corpo físico ou sutil que conduz energia em diferentes formas.

**dhanañjaya vāyu** Um dos ares vitais que permanece no corpo mesmo após a morte e que às vezes entumece um cadáver.

**dhāraṇā** Concentração ou atenção plena. O sexto estágio do yoga mencionado por *Patañjali*.

**dharma** Derivado da raiz *dhṛ*, que significa "defender", "manter", "apoiar", "sustentar"; *dharma* significa "religião", "lei", "mérito moral", "retidão", "trabalhos bem-feitos". Trata-se do código de conduta que sustenta a alma gerando virtude, moralidade ou mérito religioso, conduzindo ao desenvolvimento do indivíduo. É considerado um dos objetivos da existência humana.

**dharma kṣetra** Nome de uma planície, é o cenário de uma grande batalha entre os Kauravas e os *Pāṇḍavas* na Guerra do *Mahābhārata*. É o campo de batalha no qual *Kṛṣṇa* expôs o *Bhagavad Gītā* a *Arjuna*, príncipe dos *Pāṇḍavas*, instigando-o a cumprir seu dever como guerreiro.

**dhātu** Elemento. Humor ou sentimento do corpo como *vāta* (= vento), *pitta* (= cólera) e *kapha* (letargia).

**dhṛ** Segurar ou concentrar.

**dhyāna** Meditação. O sétimo estágio do yoga mencionado por *Patañjali*.

**doṣa** Falha ou defeito, qualidade nociva, transtorno dos três humores do corpo.

**duḥkha** Tristeza e dor.

**dvārapāla** Guardião ou protetor (*pāla*) do portal (*dvāra*).

**dveṣa** Ódio, inimizade.

**ekāgra** (*Eka* = um; *agra* = primeiro). Fixado unicamente em um objeto ou ponto; muito atento às faculdades mentais, todas focadas em um único ponto.

**gandha** Odor.

**gāndhārī nāḍī** Nome das *nāḍīs* que supostamente se encontram atrás de *iḍā nāḍī*, as quais terminam próximas ao olho esquerdo, controlando a função da visão.

**garbha** Feto ou embrião.

**Gautama** Nome do proponente do sistema *Nyāya* de filosofia.

**Gāyatrī mantra** Canto védico composto sobre a esposa de Brahma – a mãe dos Vedas.

**ghaṭa** Pote grande de água de barro, esforço intenso.

**ghaṭa avasthā** O Segundo estágio (*avasthā*) do *prāṇāyāma* discutido na *Śiva Saṃhitā*, no qual o corpo deve ser cozido até ficar duro como um pote de barro (*ghaṭa*) no fogo do *prāṇāyāma* para ganhar estabilidade.

**Gheraṇḍa Saṃhitā** Texto clássico do *haṭha yoga*.

**gu** Primeira sílaba da palavra "guru", que significa "escuridão".

**guṇa** Qualidade, ingrediente ou componente da natureza. Um dos três componentes da substância cósmica (*prakṛti*): luminoso (*sattva*), estimulante (*rajas*) e restritivo (*tamas*).

**guṇātīta** Aquele que está liberto e além, ou ultrapassou os três *guṇas: sattva, rajas* e *tamas*.

**guru** Mentor espiritual, aquele que ilumina a escuridão das dúvidas espirituais.

**Hanumān** Macaco poderoso, líder de força e coragem extraordinários, cujas façanhas são comemoradas no épico *Rāmāyaṇa.* Era filho de *Añjanā* e *Vāyu*, o deus do vento. Ele é considerado um dos imortais do panteão Hindu, mestre do *prāṇāyāma* e campeão dos atletas.

**hastijihvā nāḍī** Nome de uma das *nāḍīs*, localizada em frente à *iḍā nāḍī*, terminando próxima ao olho direito, controlando a função da visão.

**haṭha yoga** O caminho em direção à consciência através da disciplina rigorosa.

**Haṭha Yoga Pradīpikā** Livro célebre sobre *haṭha yoga* escrito por *Svātmārāma*.

**Hiraṇyagarbha** Nome de *Brahman*, como se nascido de um ovo dourado (*hiraṇya* = dourado; *garbha* = embrião, ovo). Também significa a alma dentro do corpo sutil (*sūkṣma* = sutil; *śarīra* = corpo).

***hṛdaya*** Coração, alma, mente. O interior ou a essência de qualquer coisa.

***hṛdayāñjali mudrā*** Mãos unidas em frente ao coração em respeitosa saudação ao habitante interior.

***icchā*** Anseio, desejo, vontade.

***iḍā nāḍī*** *Nāḍī* ou canal de energia que inicia na narina esquerda, movendo-se em direção à coroa da cabeça para então descer até a base da coluna. Em seu trajeto, conduz energia lunar e é por isso chamada de *candra nāḍī* (canal de energia lunar).

***indriya[s]*** Órgão de percepção e de ação.

***iṣṭadevatā*** Deidade escolhida.

***Īśvara*** O Ser Supremo. Deus.

***Īśvara praṇidhāna*** Dedicação das ações e vontades ao Senhor.

***Jābāli*** Nome de um sábio, filho de *Jābālā*, uma criada. Quando menino, ele havia confessado que desconhecia sua linhagem e foi aceito pelo sábio Gautama, que ficou impressionado com sua inocência e veracidade. Gautama deu-lhe o nome de *Satyakāma Jābāli (satyakāma* = aquele que ama a verdade; *Jābāli* = filho de *Jābālā*).

***jāgṛta*** Desperto, atento.

***jāgṛta avasthā*** Estado (*avasthā*) de vigilância, percepção consciente.

***jāgṛti*** Vigilância, percepção consciente.

***jāla*** Rede, treliça. Também significa "coleção", "número", "multidão".

***jālandhara bandha*** *Jālandhara* é uma posição na qual o pescoço e a garganta se alongam e o queixo repousa na depressão entre as clavículas no topo do esterno, estimulando o plexo faríngeo.

***japa*** Oração.

***jāṭharāgni*** Fogo digestivo.

***jaya*** Conquista, sucesso.

***jitendriya*** Indivíduo que conquistou suas paixões ou dominou seus sentidos.

***jīva*** Ser vivo, criatura. Alma individual, diferente da alma universal.

***jīvanmukta*** Indivíduo que se libertou em vida através do conhecimento verdadeiro do Espírito Supremo.

***jīvātman*** Alma individual ou pessoal.

***jñāna*** Conhecimento sagrado derivado da meditação sobre as verdades mais elevadas da religião e da filosofia, as quais ensinam um indivíduo a compreender a sua própria natureza.

**jñāna cakṣu** O olho (*cakṣu*) da inteligência, o olho da mente, visão intelectual (ao invés do olho físico).

**jñāna mārga** Caminho do conhecimento através do qual o indivíduo encontra a revelação de si-mesmo.

**jñāna mudrā** Gesto da mão no qual as pontas dos dedos indicador e polegar são colocadas em contato, enquanto os outros três dedos permanecem estendidos. O gesto simboliza o conhecimento (*jñāna*). O dedo indicador simboliza a alma individual, enquanto o polegar significa a Suprema [Alma] Universal. A união deles simboliza o conhecimento verdadeiro.

**jñānendriya[s]** Órgão dos sentidos: audição, tato, visão, paladar e olfato.

**jvalantī** Ardente ou brilhante.

**kaivalya avasthā** *Kaivalya* é o perfeito isolamento, exclusividade ou separação da alma da matéria, identificação com o Espírito Supremo. *Kaivalya avasthā* é o estado (= *avasthā*) da emancipação final ou beatitude.

**kāla** Tempo.

**kālacakra** Roda do tempo.

**kāma** Desejo, luxúria.

**kanda** Raiz bulbosa, nó. *Kanda* tem um formato arredondado de aproximadamente dez centímetros, localizado cerca de trinta centímetros acima do ânus e próximo ao umbigo, onde as três principais *nāḍīs* – *suṣumṇā, iḍā* e *piṅgalā* – se unem e se separam. Encontra-se coberto como se houvesse sobre ele um pedaço de pano branco macio.

**kandasthāna** Local ou posição do *kanda*.

**kapāla** Crânio.

**kapālabhātī** *Kapāla* = crânio; *bhāti* = luz. *Kapālabhātī* é um processo de desobstrução dos seios nasais. É uma forma mais suave de *bhastrikā prāṇāyāma*.

**kapha** Letargia.

**kāraṇa śarīra** Invólucro interno do corpo (*śarīra*), estrutura causal (= *kāraṇa*). É o invólucro espiritual da alegria (*ānandamaya kośa*). A experiência de estar consciente dele é sentida quando o indivíduo está completamente absorto no objeto de sua meditação ou quando acorda de um sono reparador.

**karma** Ação.

**karma mārga** Caminho de um indivíduo ativo rumo à revelação do si-mesmo através da ação.

**karmamukta** Aquele que está liberto dos resultados ou frutos da ação.

**karma phala tyāgi** Aquele que abandonou ou renunciou (*tyāgi*) aos frutos ou recompensas (*phala*) da ação (*karma*) realizada em vida.

**karmendriya[s]** Órgão (*indriya*) de ação: excreção, reprodução, mãos, pés e fala.

**Kaṭha Upaniṣad** Uma das principais *Upaniṣads* em forma de verso e diálogo entre o aspirante Naciketā e Yama, o deus da morte.

**kauśiki nāḍī** Uma das *nāḍīs* que termina nos dedões dos pés.

**Kauṣītaki Upaniṣad** Uma das *Upaniṣads*.

**kevala kumbhaka** Quando as práticas de *kumbhaka* (processos respiratórios) se tornam tão perfeitas que se fazem instintivas, são conhecidas como *kevala* (puro ou simples) *kumbhaka*.

**kośa** Invólucro, envoltório. De acordo com a filosofia Vedanta, existem três tipos de corpo (*śarīra*) que encapsulam a alma. Esses três tipos ou estruturas do corpo consistem em cinco invólucros ou envoltórios (*kośas*) interpenetrantes e interdependentes. Os cinco *kośas* são: *(a) annamaya* ou invólucro anatômico da nutrição; *(b) prāṇamaya* ou invólucro fisiológico, incluindo o sistema respiratório e outros sistemas do corpo; *(c) manomaya* ou invólucro psicológico, que afeta a percepção consciente, o sentimento e a motivação não derivados da experiência subjetiva; *(d) vijñānamaya* ou invólucro intelectual, que afeta o processo de raciocínio e julgamento derivados da experiência subjetiva; e *(e) ānandamaya*, ou invólucro espiritual da alegria. *Annamaya kośa* forma *sthūla śarīra*, o corpo físico. *Prāṇamaya*, *manomaya* e *vijñānamaya kośas* formam *sūkṣma śarīra*, o corpo sutil. *Anandamaya kośa* forma *kāraṇa śarīra*, o corpo causal.

**kriyā** Rito expiatório, processo purificador.

**kṛkara vāyu** Um dos cinco *vāyus* subsidiários que, através do espirro ou da tosse, previne que substâncias adentrem as narinas e cheguem até a garganta.

**krodha** Raiva.

**Kṛṣṇa** O Senhor de todos os Yogas (*Yogeśvara*). O herói mais célebre da mitologia Hindu. A oitava encarnação de *Viṣṇu*.

**kṣetra** O corpo considerado como o campo de atividade.

**kṣetrajñā** Lavrador. Aquele que conhece o corpo, a alma.

**kṣipta** Distraído, negligente.

**Kuhū** Nome de uma das *nāḍīs* supostamente localizada em frente a *suṣumṇā* e cuja função é eliminar as fezes.

**kulāla cakra** Roda (*cakra*) de um ceramista (*kulāla*).

**kumbha** Vaso de água, jarro, cálice.

**kumbhaka** *Kumbhaka* é o intervalo de tempo ou retenção da respiração após uma inspiração ou expiração completa. Imagem dos pulmões completamente cheios ou vazios como um vaso de água cheio ou vazio.

**Kumbhakarṇa** Arremessador. Nome de um demônio gigante irmão de *Rāvaṇa*, que foi finalmente morto por *Rāma*. Ele praticava as mais severas austeridades para humilhar os deuses. Brahma estava quase lhe concedendo uma bênção, quando os deuses pediram que *Sarasvatī*, a deusa da fala, sentasse-se sobre sua língua para dobrá-la. Quando *Kumbhakarṇa* foi até Brahma, ao invés de perguntar a *Indrapada* (status de *Indra*, o rei dos deuses) ele perguntou para *Nidrāpada* (status do sono = *nidrā*), que consentiu imediatamente. Seu esforço fez com que ele caísse em um torpor parecido com o da morte, visto que sua meditação e autodisciplina haviam sido tamásicas.

**kuṇḍalinī** *Kuṇḍalinī* (*kuṇḍala* = o enrolar de uma corda; *kuṇḍalinī* = serpente fêmea enrolada) significa "energia cósmica divina". A força ou energia é simbolizada por uma serpente enrolada adormecida deitada inerte no centro nervoso mais baixo na base da coluna, onde está localizado o *mūlādhāra cakra*. Essa energia latente precisa ser despertada para que ascenda *suṣumṇā*, o canal principal da coluna, penetrando os *cakras* até *sahasrāra*, o lótus de mil pétalas localizado na cabeça. Então o *yogin* está em união com a Alma Universal Suprema.

**kūrma nāḍī** Nome de uma das *nāḍīs* subsidiárias, cuja função é estabilizar o corpo e a mente.

**kūrma vāyu** Nome de um dos ares subsidiários vitais, cuja função é controlar os movimentos das pálpebras para evitar que corpos estranhos ou uma luz muito clara entre nos olhos.

**Kurukṣetra** Nome de uma grande planície perto de Delhi, cenário do *Mahābhārata*, a guerra entre os Kauravas e os *Pāṇḍavas*. O corpo humano é comparado a este campo de batalha entre os poderes do mal e do bem, ou entre o interesse próprio e o dever.

**kuśa** Grama sagrada usada em cerimônias religiosas.

**lalāṭa cakra** *Lalāṭa* significa "testa". *Lalāṭa cakra* está localizado no alto da testa.

**Laṅkā** Ceilão, República do Sri Lanka.

**laya** Dissolução; absorção da mente ou devoção.

**lobha** Ganância.

**loma** Cabelo.

**mada** Orgulho, luxúria.

**madhyama** Regular, mediano, medíocre.

**Mahānārāyaṇa Upaniṣad** Nome de uma das *Upaniṣads*.

**mahātapas** Grande (*mahā*) autodisciplina (*tapas*).

**mahāvidyā** Conhecimento grande ou elevado.

**mahāvrata** Grande voto ou dever fundamental.

***mahat*** A semente primária não evoluída do princípio produtivo a partir da qual todos os fenômenos do mundo material se desenvolvem. Na filosofia *Sāṃkhya*, significa o grande princípio, o intelecto (distinto de *manas*), o segundo dos vinte e cinco elementos ou *tattvas* reconhecidos pelos *Sāṃkhyas*.

***majjan*** Medula.

***māṃsa*** Carne, músculo.

***manana*** Reflexão, meditação.

***manas*** A mente individual, a qual tem o poder e a faculdade de atenção, seleção e rejeição. Governante dos sentidos.

***manas cakra*** Plexo nervoso localizado entre o umbigo e o coração.

***maṇipūraka cakra*** Plexo nervoso localizado na região do umbigo.

***manojñāna*** Conhecimento da mente ativa e das emoções.

***manomaya kośa*** Um dos invólucros (*kośa*) envolvendo a alma. *Manomaya kośa* afeta as funções da percepção consciente, sentimentos e motivação não derivados da experiência subjetiva.

***manolaya*** *Manolaya* (*manas* = mente; *laya* = imersão) é o estado no qual as agitações internas ou emocionais da mente são acalmadas. A mente, então, livre de flutuações, se dissolve e se funde no si-mesmo, como um rio no mar, perdendo sua identidade individual.

***mantra*** Canto védico.

***mātsarya*** Inveja.

***medas*** Gordura.

***merudaṇḍa*** Coluna.

***Mīmāṃsā*** Verificação. Também é o nome de um sistema de filosofia indiana. *Pūrva mīmāṃsā* lida com a concepção geral da Deidade, porém enfatizando a importância da ação (*karma*) e dos rituais. *Uttara mīmāṃsā* aceita Deus com base nos *Vedas*, mas confere um enfoque especial ao conhecimento espiritual (*jñāna*).

***moha*** Paixão.

***mokṣa*** Libertação; emancipação final da alma dos ciclos de renascimento.

***mūḍha*** Entorpecido.

***mudrā*** Selo; gesto que sela.

***mukta*** Liberto.

***mukti*** Soltura, libertação, absolvição final da alma da cadeia de nascimento e morte.

***mūla*** Raiz, base.

***mūla bandha*** Posição na qual o corpo se contrai e se eleva em direção a coluna desde o ânus até o umbigo.

**mūlādhāra cakra** Plexo nervoso localizado na pelve acima do ânus na base ou na raiz da coluna; o principal apoio do corpo.

**mūrchā prāṇāyāma** Tipo de *prāṇāyāma* no qual a respiração é retida quase até o ponto de desmaiar (*mūrchā*).

**Naciketā** Nome do aspirante e um dos personagens principais no *Kaṭha Upaniṣad. Vājaśrava*, seu pai, queria doar todas as suas posses visando adquirir mérito religioso. *Naciketā* ficou perplexo quando seu pai começou a doar gado idoso e estéril e perguntou a ele repetidamente: "A quem você me doará?" Seu pai disse: "Eu lhe entrego a Yama" (o Deus da Morte). *Naciketā* foi até o reino da Morte e obteve três bênçãos, a última das quais foi o conhecimento sobre o segredo da vida após a morte. Yama tentou evitar que *Naciketā* obtivesse o seu desejo oferecendo-lhe os maiores prazeres mundanos, mas *Naciketā* não oscilou no seu objetivo e, finalmente, Yama deu-lhe o conhecimento desejado.

**nāda** Som místico interior.

**nādānusandhāna** *Anusandhāna* significa verificação, planejamento, preparação ou conexão adequada. *Nādānusandhāna* é um exame minucioso do som dos padrões rítmicos da respiração durante a prática de *prāṇāyāma* e a total absorção no som, como um músico que tem maestria sobre sua música.

**nādarūpiṇī** Som encarnado.

**nāḍī** Órgão tubular do corpo sutil através do qual a energia flui. *Nāḍīs* são dutos ou canais que carregam ar, água, sangue, nutrientes e outras substâncias por todo o corpo. Elas canalizam energia cósmica, vital e seminal, bem como outras energias e sensações, consciência e a aura espiritual.

**nāḍī cakra** Gânglios ou plexos nos corpos físico, sutil e causal.

**nāḍīkā** Pequena *nāḍī*.

**nāḍī śodhana prāṇāyāma** *Prāṇāyāma* realizado para a purificação ou limpeza das *nāḍīs*. É o tipo de *prāṇāyāma* mais complexo e difícil.

**nāga vāyu** Um dos cinco *vāyus* subsidiários que alivia a pressão abdominal através do arroto.

**Nārada** Nome de um sábio divino, representado como mensageiro entre os deuses e os humanos. É considerado o inventor do alaúde (*vīṇā*). Era um grande devoto de *Viṣṇu* e autor dos *Bhakti Sūtras* (*Aforismos sobre o Amor Divino*), bem como de um código de leis que levam o seu próprio nome.

**Nārāyaṇa** Outro nome para o Senhor *Viṣṇu*.

**nididhyāsana** Meditação profunda e repetida, reflexão constante.

**nidrā** Sono.

***nirbīja*** *Bīja* significa "semente" ou "embrião". Um *bīja* mantra é uma sílaba mística ou oração sagrada repetida mentalmente durante *prāṇāyāma* ou *dhyāna* para conduzir a mente errante a um estado de estabilidade. Com a prática, a semente plantada na mente germina, transformando-se em atenção plena focada em um ponto. Gradualmente, a prática se torna *nirbīja* (*nir* = sem; *bīja* = semente), na qual o praticante não necessita recorrer ao *bīja* mantra.

***nirbīja dhyāna*** *Dhyāna*, onde o praticante não necessita recorrer ao *bīja* mantra.

***nirbīja prāṇāyāma*** *Prāṇāyāma*, onde o praticante não necessita recorrer ao *bīja* mantra.

***niruddha*** Contido, verificado, controlado.

***nirvāṇa*** Êxtase eterno; libertado da existência.

[***nirvikalpa samādhi*** Estado no qual o si-mesmo individual e o Si-mesmo Universal se fundem.][39]

***nirviṣaya*** Sem sensualidade.

***niṣpatti*** Perfeição, maturidade.

***niṣpatti avasthā*** Estado de perfeição ou maturidade. Consumação.

***nivṛtti mārga*** Caminho para a revelação do si-mesmo através da abstenção de atos mundanos e sem a influência de desejos mundanos.

***niyama*** Autopurificação através da disciplina. O segundo estágio do Yoga mencionado por *Patañjali*.

***Nyāya*** Sistema de filosofia indiana que enfatiza a lógica e interessa-se sobretudo pelas leis do pensamento que confiam na razão e na analogia.

***ojas*** Vitalidade, brilho, esplendor.

***padārthābhāva*** Não existência ou ausência (*abhāva*) de coisas ou objetos (*padārtha*). Ausência da criação fenomênica. Emancipação final de *puruṣa* ou alma (o vigésimo quinto *tattva*) dos vínculos com a existência mundana – as algemas da criação fenomênica – através da transmissão do conhecimento correto sobre os outros vinte e quatro *tattvas* e da adequada distinção da alma em relação a eles.

***padmāsana*** Postura do lótus, sentando-se com as pernas cruzadas no chão com a coluna ereta. A postura é ideal para a prática de *prāṇāyāma* e *dhyāna*.

***panca mahābhūta[s]*** Cinco elementos brutos, conhecidos como terra, água, fogo, ar e éter.

***para*** Supremo.

***Parabrahman*** O espírito (*Brahman*) mais elevado ou supremo (*para*).

39. Definição conforme § 12 do *Capítulo 16 – Categorias de sādhakas*. (N.T.)

***Parajñāna*** Conhecimento supremo ou absoluto.

***Paramātman*** Espírito (*Ātman*) supremo (*para*).

***para nāḍī*** *Nāḍī* ou nervo supremo.

***paratattva*** Além (*para*) dos elementos ou substâncias primárias (*tattva*); Espírito Universal Supremo, o qual está além do mundo material, permeando o universo.

***paricaya*** Familiaridade, intimidade, repetição frequente. Conhecimento íntimo.

***paricaya avasthā*** Estágio de conhecimento íntimo (*paricaya*). Este é o terceiro estágio do *prāṇāyāma* mencionado na *Śiva Saṃhitā.*

***paścimottānāsana*** Alongamento intenso posterior dos calcanhares até a cabeça.

***Patañjali*** Nome de um filósofo, o proponente da filosofia do Yoga, autor dos *Yoga Sūtras*. Criou a serenidade da mente através de seu tratado sobre Yoga, clareza da fala através de seu tratado sobre gramática, e pureza do corpo através de seu tratado sobre medicina. É o renomado autor de *Mahābhāṣya*, com seus excelentes comentários sobre os *Sūtras de Pāṇini* sobre gramática.

***payasvinī nāḍī*** Nome de uma das *nāḍīs* que termina no dedão do pé direito. Diz-se que está localizada entre a *pūṣā nāḍī* (localizada atrás da *piṅgalā nāḍī*) e a *sarasvatī nāḍī* (localizada atrás de *suṣumṇā nāḍī*).

***piṅgalā nāḍī*** *Nāḍī* ou canal de energia que inicia na narina direita, movendo-se em direção da coroa da cabeça e em seguida descendo até a base da coluna. Como a energia solar flui através dela, é também chamada de *sūrya nāḍī. Piṅgalā* significa "pardo" ou "avermelhado".

***pitta*** Cólera, um dos humores do corpo. Os outros dois são *vāta* (vento) e *kapha* (fleuma).

***plāvinī prāṇāyāma*** *Plāvana* significa nado, transbordante, inundação. *Plāvinī prāṇāyāma* supostamente ajuda flutuar ou nadar. Exceto pelo nome, não há quase nenhuma menção sobre este tipo de *prāṇāyāma* nos textos de Yoga.

***Prajāpati*** O Senhor dos seres criados.

***prajñā*** Inteligência, sabedoria.

***prakṛti*** Natureza, a fonte original do mundo material, que consiste em três qualidades, *sattva, rajas* e *tamas.*

***pramāda*** Indiferença, insensibilidade.

***prāṇa*** Respiração, vida, vitalidade, vento, energia, força. Também tem a conotação de alma.

***prāṇa jñāna*** Conhecimento da respiração e da vida.

***prāṇa vāyu*** Ar vital que permeia todo o corpo humano. Ele se move na região do peito.

**prāṇamaya kośa** O invólucro (*kośa*) fisiológico (*prāṇamaya*) conjuntamente com os invólucros psicológico (*manomaya*) e intelectual (*vijñānamaya*) constituem o corpo sutil (*sūkṣma śarīra*) que envolve a alma. *Prāṇamaya kośa* inclui os sistemas respiratório, circulatório, digestivo, endócrino, excretor e reprodutivo.

**praṇava** Outra palavra para a sílaba sagrada *AUṂ*.

**prāṇāyāma** Controle rítmico (*āyāma*) da respiração. O quarto estágio do Yoga. Eixo sobre o qual a roda do Yoga gira.

**prāṇāyāma vidyā** Conhecimento, aprendizado, tradição ou ciência (*vidyā*) do *prāṇāyāma*.

**Praśna Upaniṣad** Nome de uma das mais importantes *Upaniṣads*.

**pratiloma prāṇāyāma** *Pratiloma* significa "à contrapelo", "contra o usual", "contra a corrente". Neste tipo de *prāṇāyāma*, a inspiração é controlada digitalmente através de uma ou outra narina, alternadamente, seguida de uma expiração com ambas as narinas abertas.

**pratyāhāra** Desligamento e emancipação da mente do domínio dos sentidos e dos objetos de desejo. O quinto estágio do Yoga.

**pravṛtti mārga** Caminho da ação.

**pṛthvī** Terra.

**pṛthvī tattva** Elemento terra.

**pūraka** Inspiração ou preenchimento dos pulmões.

**[pūraka kumbhaka** Estado no qual ocorre a união de *prāṇa* e *apāna* durante a inspiração.][40]

**Puruṣa** Princípio psíquico universal.

**puruṣārtha[s]** Os quatro objetivos de vida de um indivíduo. São eles: *dharma* (dever), *artha* (aquisição), *kāma* (prazer) e *mokṣa* (libertação).

**Pūrva Mīmāṃsā** Um dos sistemas da filosofia indiana que lida com o conceito de Deidade, porém enfatizando particularmente as ações e rituais.

**rāga** Apego; [nota musical, melodia, harmonia].[41]

**rajas** Ação, paixão, emoção.

**[rajásico** Possuidor da qualidade da ação ou do ardor (*rajas*).]

**rakta** Sangue.

**Rāma** A sétima encarnação do Senhor *Viṣṇu*.

**Rāmāyaṇa** O célebre épico da história de Rāma.

**randhra** Abertura.

**rasa** Paladar.

**rasātmaka** Experiências de diversos sentimentos e sabores que a vida oferece.

---

40. Definição conforme § 8 do *Capítulo 15 – A arte da retenção (kumbhaka).*

41. Complementação do significado do termo *rāga* conforme descrito no § 11 do *Capítulo 16 – Categorias de sādhakas.*

**ratna** Joia.

**Ratnākara** O oceano, produtor de joias. Também é o nome de um ladrão que mais tarde tornou-se o sábio *Vālmīki*, célebre autor do épico *Rāmāyaṇa*. Certo dia, o ladrão interpelou o sábio *Nārada*, a quem exigiu, sob pena de morte, que entregasse seus pertences. *Nārada* disse ao ladrão que fosse para casa perguntar a seus filhos e esposa se estavam prontos para serem seus cúmplices nos inúmeros crimes que ele havia cometido. O ladrão foi para casa e retornou castigado quando ouviu sua relutância em tornar-se seus cúmplices no mal. *Nārada* disse ao ladrão que repetisse o nome de *Rāma*, mas quando ele recusou, pediu a ele que repetisse "*marā*" (que é "Rā-ma" ao contrário) continuamente, e depois desapareceu. *Ratnākara* continuou a dizer "*marā*" repetidamente e ficou tão absorvido em pensamentos sobre *Rāma* que seu corpo ficou coberto de formigueiros (*valmīka*). *Nārada* voltou e salvou o ladrão que se tornara santo e, quando este saiu da casca de formigueiro, foi chamado de *Vālmīki*. Quando *Sītā* estava grávida e abandonada, ele deu-lhe abrigo em seu eremitério e criou seus dois filhos gêmeos, posteriormente devolvendo-os a *Rāma*.

**ratna pūrita dhātu** Elemento preenchido com ingredientes essenciais (joias).

**Rāvaṇa** Nome do demoníaco rei de *Laṅkā*, que abduziu *Sītā*, esposa de *Rāma*, e que foi consequentemente morto por ele. *Rāvaṇa* era altamente intelectual e tinha uma força extraordinária. Era um fervoroso devoto de *Śiva* e bem versado nos *Vedas*, renomado por ter colocado os acentos nos textos Védicos de forma a mantê-los inalterados.

**recaka** Expiração; esvaziamento dos pulmões.

**[recaka kumbhaka** Estado de vazio no qual *apāna* entra em contato com *prāṇa* e flui para fora através da expiração.][42]

**retas** Sêmen.

**ṚgVeda** Nome do primeiro dos quatro *Vedas*, os livros sagrados dos hindus.

**ru** A segunda sílaba da palavra "guru", que significa luz.

**rudra** Formidável, terrível. É também o nome de *Śiva*.

**rūpa** Forma.

**sa** Um prefixo. Quando composto com substantivos, forma adjetivos e advérbios com o significado de *(a)* com, junto de, conjuntamente, acompanhado de, possuindo; *(b)* similar, como; *(c)* o mesmo.

**śabda** Som, palavra.

---

42. Definição conforme *§ 8* do *Capítulo 15 – A arte da retenção (kumbhaka)*.

**sabīja** *Bīja* significa "semente" ou "embrião". *Sabīja* significa acompanhado de uma semente. No *prāṇāyāma* e em *dhyāna*, o canto ou repetição mental de um *bīja* mantra, uma oração sagrada, é dado ao iniciante para trazer a sua mente errante para uma condição estável.

**sabīja dhyāna** *Dhyāna* realizado com a repetição mental de uma oração sagrada.

**sabīja prāṇāyāma** *Prāṇāyāma* realizado com a repetição mental de uma oração sagrada.

**sadasad viveka** Discernimento (*viveka*) entre o verdadeiro (*sad*) e o falso (*asad*).

**sādhaka** Aquele que busca, aspirante.

**sādhana** Prática, busca.

**sagarbha dhyāna** *Garbha* significa "feto" ou "embrião". *Sagarbha dhyāna* é a meditação praticada conjuntamente com uma oração sagrada que, como um embrião, germina na mente, trazendo-a para um estado de estabilidade.

**sahasrāra cakra** Lótus de mil pétalas localizado na cavidade cerebral.

**sahasrāra dala** *Dala* significa "pilha", "grande número de", "distanciamento" ou "conjunto de tropas". *Sahasrāra dala* é um outro nome para *sahasrāra cakra.*

**sahasrāra nāḍī** Esta *nāḍī* é a morada do Espírito Supremo e sua porta de entrada.

**sahita kumbhaka** *Sahita* significa "acompanhado de", "assistido por" ou "junto com". Interrupção intencional da respiração.

**sākṣin** Testemunha ou aquele que vê. Ser Supremo que vê, mas não atua.

**śakti** Poder, energia, capacidade, força, representando o poder da consciência para agir. *Śakti* é retratada como o aspecto feminino do Princípio Final e deificada como a esposa de *Śiva.*

**śakti cālana** Ascensão da energia divina ou *kuṇḍalinī.*

**Sāma Veda** Nome de um dos quatro *Vedas*, o qual contém cânticos sacerdotais.

**samādhi** Estado no qual o aspirante se torna um com o objeto de sua meditação, o Espírito Supremo que permeia o universo, onde há um sentimento de indescritível alegria e paz. O oitavo e mais elevado estágio do Yoga.

**samāhita citta** Estado no qual a mente, o intelecto e o ego estão igualmente equilibrados e bem-dispostos. Personalidade bem equilibrada.

**samāna vāyu** Um dos ares vitais, o qual auxilia na digestão para o funcionamento harmonioso dos órgãos abdominais.

**[samatva** Equanimidade, equilíbrio.]

**samavṛtti prāṇāyāma** De igual movimento ou duração na inspiração, expiração e retenção da respiração em *prāṇāyāma.*

**saṃkalpa** Intenção, firmeza mental, determinação.

**śaṅkhinī nāḍī** Nome de uma *nāḍī* localizada entre *iḍā* e *suṣumṇā*, a qual termina nos órgãos genitais. Sua função é carregar a essência do alimento.

**Saṃkhyā** Número, enumeração, cálculo.

**Sāṃkhya** Uma das escolas da filosofia hindu, fundada por Kapila, a qual explica a evolução cósmica de forma sistemática. Ela é assim chamada pelo fato que enumera vinte e cinco *tattvas* (categorias). São essas: *Puruṣa* (espírito cósmico), *prakṛti* (substância cósmica), *mahat* (inteligência cósmica), *ahaṃkāra* (princípio da individualização), *manas* (mente cósmica), *indriya[s]* (dez poderes sensoriais abstratos de cognição e ação), *tanmātras* (cinco elementos sutis – som, toque, forma, sabor e odores, os quais são os objetos sutis dos poderes dos sentidos) e os *mahābhūtas* (cinco detalhes dos sentidos – os grandes elementos que são éter [espaço], ar, fogo, água e terra).

**saṃśaya** Dúvida.

**saṃskāra** Impressão mental do passado.

**saṃyama** Limitação, verificação, controle.

**Śaṃkarācārya** Célebre professor da doutrina *Advaita* (não dualismo). Durante uma vida curta de aproximadamente trinta e dois anos, escreveu comentários importantes, inúmeros poemas filosóficos, bem como fundou quatro monastérios (*maṭhas*) em *Śṛṅgeri* no sul, *Badrināth* no norte, *Purī* no leste e *Dwārkā* no oeste.

**ṣaṇmukhī mudrā** Gesto selado no qual as aberturas da cabeça são fechadas e a mente é direcionada para dentro para treiná-la para a meditação.

**saṃskṛta** Língua refinada.

**santoṣa** Contentamento.

**śaraṇāgata** Entregar-se, refugiar-se.

**Sarasvatī** Deusa do aprendizado e da fala. É também o nome de uma *nāḍī* localizada atrás de *suṣumṇā*, a qual termina na língua, controla a fala e mantém os órgãos abdominais livres de doenças.

**śarīra** Corpo que envolve a alma. De acordo com a filosofia Vedanta, existem três estruturas ou tipos de corpo (*śarīra*), que consistem em cinco invólucros interpenetrantes e interdependentes (*kośas*). Estes três corpos são: *(a) sthūla*, o corpo físico, que consiste no invólucro anatômico do sustento (*annamaya kośa*); *(b) sūkṣma*, a estrutura sutil, que consiste no invólucro fisiológico (*prāṇamaya kośa*, que inclui os sistemas respiratório, circulatório, digestivo, nervoso, endócrino, excretor e reprodutivo), o invólucro psicológico (*manomaya kośa*, que afeta as funções da percepção consciente, sentimento e motivação não derivada da experiência subjetiva), e o invólucro intelectual (*vijñānamaya kośa*, o qual afeta os processos intelectuais de raciocínio e julgamento oriundos da experiência subjetiva); e *(c) kāraṇa*, a estrutura causal, a qual consiste no invólucro espiritual da alegria (*ānandamaya kośa*).

**śarīra jñāna** Conhecimento do corpo. Um dos benefícios da meditação é a completa compreensão das três estruturas ou tipos de corpo (*śarīra*) e os cinco invólucros (*kośas*).

**sarvāṅgāsana** *Sarvāṅga (sarva* = tudo, todo, completo, inteiro; *aṅga* = membro ou corpo) significa todo o corpo ou todos os membros. Nesta postura (*āsana*), todo o corpo se beneficia de seu desempenho, por isso o nome.

**sāsmitā** Com (*sa*) egoísmo (*asmitā*). *Sāsmitā samādhi* é um dos tipos de meditação profunda, na qual o ego do aspirante não é completamente esquecido.

**Śāstra** Qualquer manual ou compêndio de regras, qualquer livro ou tratado, particularmente tratados religiosos ou científicos, qualquer livro sagrado ou composição de autoridade divina. A palavra *śāstra* é usualmente encontrada após a palavra que denota o assunto do livro ou é coletivamente aplicada a áreas de conhecimento como, por exemplo, *Yoga Śāstra*, uma obra sobre a filosofia do Yoga ou o ensino sobre a matéria Yoga.

**sat** Ser, real, verdade, *Brahman* ou o Espírito Supremo.

**Ṣaṭ Cakra Nirūpaṇa** Nome de um texto sobre Yoga que aborda a *kuṇḍalinī śakti* e o seu despertar a partir de *mūlādhāra* para alcançar *sahasrāra*, atravessando os seis (*ṣaṭ*) *cakras* em sua ascensão.

**sattva** Qualidade iluminada, pura e boa de tudo na natureza.

**sattvāpatti** Revelação do si-mesmo.

**sattva prajñā** Conhecimento iluminado.

**[sátvico** Possuidor da qualidade da iluminação (*sattva*).]

**satya** Verdade.

**Satyakāma Jābāla** Nome de um sábio. Vide *Jābāli*.

**śauca** Limpeza, pureza.

**śava** Corpo morto, cadáver.

**śavāsana** Postura do morto. Neste *āsana*, o objetivo é simular um morto. Uma vez que a vida se foi, o corpo se mantém inerte e nenhum movimento é possível. Permanecendo imóvel por algum tempo e mantendo a mente quieta enquanto está completamente consciente, o indivíduo aprende a relaxar. Esse relaxamento consciente revigora e refresca tanto o corpo quanto a mente. É mais difícil manter a mente quieta do que o corpo. Assim sendo, esta postura aparentemente fácil é uma das mais difíceis de dominar.

**savicāra** Dotado de (*sa*) reflexão correta (*vicāra*).

**savitarka** Raciocínio, lógica ou deliberação (*vitarka*) segura ou correta (*sa*).

**setubandha sarvāṅgāsana** *Setu* significa "ponte". *Setu bandha* significa "construção de uma ponte". Nesta postura, o corpo é arqueado e apoiado sobre os ombros de um lado e sobre os calcanhares do outro lado. O arco é apoiado pelas mãos na cintura.

**siddha** Sábio, aquele que vê ou profeta; também significa um ser semidivino de grande pureza e santidade.

**siddhāsana** Nesta postura sentada, as pernas são cruzadas nos tornozelos, o corpo está relaxado e a coluna ereta mantém a mente atenta e alerta. Este *āsana* é recomendado para as práticas de *prāṇāyāma* e meditação.

**siddhi** Realização, sucesso. A palavra também significa poderes sobre-humanos.

**sirā** Órgão tubular do corpo que distribui energia seminal vital por todo o corpo sutil.

**śīrṣāsana** Equilíbrio sobre a cabeça.

**śiṣya** Aluno, discípulo.

**Sītā** Nome da esposa de *Rāma*, a heroína do épico *Rāmāyaṇa*.

**śītalī e śītakārī** Tipos de *prāṇāyāma* que refrescam o organismo.

**Śiva Saṃhitā** Texto clássico sobre *haṭha yoga*.

**Śiva Svarodaya** Texto sobre *haṭha yoga*.

**śleṣman** Fleuma.

**smṛti** Memória, código de lei.

**soham** "Ele sou Eu", a oração repetitiva inconsciente que acontece em cada respiração em cada criatura viva ao longo da vida.

**soma** Lua.

**soma cakra** Plexo nervoso localizado no centro do cérebro.

**soma nāḍī** Outro nome para a *iḍā nāḍī*, a qual transmite energia lunar em seu curso e é portanto chamada de *candra* ou *soma nāḍī* (canal da energia lunar).

**sparśa** Elemento sutil (*tanmātra*) do toque.

**srotas** Córrego rápido. É também um canal de nutrição no corpo.

**śrāvaṇa** Audição, o primeiro estágio da cultura do si-mesmo.

**śrī** Auspicioso, belo.

**sthiratā** Firmeza, solidez, estabilidade, fortaleza, constância, consistência.

**sthita prajñā** Firmeza no julgamento ou sabedoria, livre de qualquer alucinação.

**sthūla śarīra** Corpo (*śarīra*) físico (*sthūla*), o corpo material ou efêmero que é destruído na morte.

**styāna** Letargia, preguiça.

**śubha** Bom, virtuoso, auspicioso; é também o nome de uma *nāḍī*.

**śubhecchā** Desejo ou intenção (*icchā*) bons.

**śukra** Sêmen, viril.

**sūkṣma** Sutil.

***sūkṣma śarīra*** Corpo sutil elevando-se e suspirando; inspiração e expiração.

***śūnya*** Vazio, vácuo, sozinho, solitário, não existente, em branco, zero.

***śūnya deśa*** Lugar desolado ou solitário. Estado de solidão.

***śūnya avasthā*** Estado (*avasthā*) quando as agitações internas e emocionais são acalmadas. É um estado negativo de passividade, quando a mente está vazia (*śūnya*) e, livre de flutuações, dissolve-se e funde-se no si-mesmo, perdendo sua identidade, assim como um rio que deságua no mar.

***śūrā nāḍī*** Nome de uma *nāḍī* localizada entre as sobrancelhas.

***sūrya*** Sol.

***sūrya bhedana prāṇāyāma*** Atravessar ou passar através (*bhedana*) do sol. Aqui a inspiração é realizada através da narina direita, a partir da qual *piṅgalā nāḍī* ou *sūrya nāḍī* inicia. A expiração é realizada através da narina esquerda, a partir da qual *iḍā* ou *candra nāḍī* inicia.

***sūrya cakra*** Plexo nervoso localizado entre o umbigo e o coração.

***sūrya nāḍī*** *Nāḍī* do sol. Outro nome de *piṅgalā nāḍī*.

***suṣumṇā nāḍī*** Principal canal de energia localizado dentro da coluna vertebral.

***suṣupti avasthā*** Estado da mente no sono sem sonho.

***svādhiṣṭhāna cakra*** Plexo nervoso localizado acima dos órgãos reprodutivos.

***svādhyāya*** Educação do si-mesmo através do estudo da literatura divina.

***svar*** Céu.

***svapna avasthā*** Estado da mente no sonho.

***Svātmārāma*** Autor de *Haṭha Yoga Pradīpikā*, obra clássica sobre *haṭha yoga*.

***śvāsapraśvāsa*** Soltar um suspiro; inspiração e expiração.

***Śvetaketu*** Filho do sábio *Uddālaka*, quem deu a ele instruções sobre a chave de todo o conhecimento. O diálogo deles forma parte da *Chāndogya Upaniṣad*.

***Śvetāśvatara Upaniṣad*** Nome de uma das principais *Upaniṣads*.

***svastikāsana*** Sentado de pernas cruzadas com a coluna ereta. Uma das posturas para prática de *prāṇāyāma* ou *dhyāna*.

***tāḍāsana*** Postura em pé na qual se permanece firme e ereto como uma montanha (*tāḍa*).

***Taittirīya Upaniṣad*** Nome de uma das principais *Upaniṣads*.

***tamas*** Escuridão ou ignorância, uma das três qualidades ou constituintes de tudo na natureza.

***tamásico*** Possuidor da qualidade da escuridão ou ignorância (*tamas*).

***tanmātra*** Elementos sutis, conhecidos como a essência do som (*śabda*), toque (*sparśa*), forma (*rūpa*), sabor (*rasa*) e odor (*gandha*). Estes são objetos sutis dos poderes da percepção (*indriyas*), conhecidos como os poderes da audição (*śrota*), sensação (*tvak*), visão (*cakṣu*), paladar (*rasanā*) e olfato (*ghrāṇa*).

**Tantra** Classe de obras que ensinam sobre fórmulas mágicas e místicas.

**tanumānasā** Desaparecimento da mente.

**tapas** Desejo ardente que envolve purificação, autodisciplina e austeridade.

**tattva** Condição ou estado de ser algo existente. Princípio verdadeiro ou primeiro, um elemento ou substância primária. Natureza real da alma humana ou do mundo material e o Espírito Supremo Universal permeando o universo.

**tattvamasi** "Tu és aquele".

**tattva traya** Os três elementos essenciais, conhecidos como *(a)* ser (*sat*), *(b)* não ser (*asat*) e *(c)* o ser supremo, o Criador de tudo (*Īśvara*).

**tejas** Iluminação, brilho, esplendor.

**trāṭaka** Olhar fixamente para um objeto.

**turīya avasthā** Quarto estado da alma, combinando, porém transcendendo os outros três estados de vigília, sonhar e dormir – o estado de *samādhi*.

**tyāgin** Aquele que renuncia.

**ud** Para cima, expansão.

**Uddālaka** Nome de um sábio que instruiu seu filho Śvetaketu no que diz respeito a chave para todo o conhecimento. A instrução faz parte do *Chāndogya Upaniṣad*.

**udāna vāyu** Um dos ares vitais que permeia o corpo humano, preenchendo-o com energia vital. Ele reside na cavidade torácica e controla a entrada de ar e de comida.

**uḍḍīyāna** Um dos *bandhas* (travas ou selos). Aqui o diafragma [torácico] é elevado bem para cima no tórax e os órgãos abdominais são puxados para trás em direção da coluna. Através do *uḍḍīyāna bandha*, o grande pássaro *prāṇa* (vida) é forçado a voar através do *suṣumṇā nāḍī*.

**ujjāyī** Tipo de *prāṇāyāma* no qual os pulmões são expandidos completamente e o peito fica estufado como o de um conquistador orgulhoso.

**upa prāṇa vāyu** Estes são cinco ares vitais subsidiários (*upa*) (*prāṇa vāyu*). São eles: *nāga*, que alivia a pressão abdominal através do arroto; *kūrma*, que controla os movimentos das pálpebras para evitar que corpos estranhos ou uma luz muito clara entre nos olhos; *kṛkara*, que previne que substâncias entrem pelas narinas e cheguem até a garganta forçando que aconteça um espirro ou tosse; *devadatta*, que fornece a entrada de oxigênio extra em um corpo cansado através de um bocejo; e *dhananjaya*, que permanece no corpo mesmo após a morte e, às vezes, entumece um cadáver.

**Upaniṣad** A palavra é derivada dos prefixos *upa* (perto) e *ni* (para baixo), adicionados à raiz *sad* (sentar-se). Significa sentar-se abaixo ou perto de um guru para receber instrução espiritual. As *Upaniṣads* são a porção filosófica dos *Vedas*, a literatura sagrada mais antiga dos hindus, que aborda a natureza do indivíduo e do universo, bem como a união da alma individual ou do si-mesmo com a Alma Universal.

**ūrdhva** Para cima, elevado, tendendo para cima.

**ūrdhvadhanurāsana** Arco elevado das costas como um arco.

**ūrdhvaretas** (*Ūrdhva* = para cima; *retas* = sêmen). Indivíduo que vive no celibato perpétuo e se abstém da relação sexual. Indivíduo que sublimou o desejo sexual.

**uṣṭrāsana** Postura do camelo.

**uttama** Melhor, excelente, primeiro, o mais alto.

**uttamottama** Excelentíssimo, primeiro entre os melhores, o mais alto dos altos.

**Uttara Kāṇḍa de Rāmāyaṇa** A continuação de *Rāmāyaṇa*, o célebre épico da história de *Rāma*.

**Uttara Mīmāṃsā** Um dos sistemas da filosofia indiana, que aceita Deus de acordo com os *Vedas*, porém enfatiza o conhecimento espiritual (*jñāna*).

**vāc** Fala.

**vairāgya** Ausência de desejos mundanos.

**Vaiśeṣika** Um dos seis sistemas da filosofia indiana fundado por *Kaṇāda*. Ele tem esse nome, porque ensina que o conhecimento da natureza da realidade é obtido através da compreensão das propriedades especiais (*viśesa*) ou diferenças essenciais que distinguem nove realidades eternas ou substâncias (*dravyas*). São elas: terra (*pṛthvī*), água (*ap*), fogo (*tejas*), ar (*vāyu*), éter (*ākāśa*), tempo (*kāla*), espaço (*dik*), si-mesmo (*ātman*) e mente (*manas*).

**Vālmīki** Nome do autor do célebre épico *Rāmāyaṇa*. Vide *Ratnākara*.

**Varāha Upaniṣad** Nome de uma das *Upaniṣads* que aborda o tema *nāḍīs*.

**vāruṇī nāḍī** Nome de uma das *nāḍīs* que flui por todo o corpo. A sua função é a excreção da urina.

**vāsanā** Desejo, tendência, anseio.

**Vāsudeva** Nome do Senhor *Viṣṇu*.

**vāta** Vento.

**vāyu** Vento, ares vitais.

**vāyu sādhana** Prática ou busca (*sādhana*) pelos ares vitais (*vāyu*). Outro nome para *prāṇāyāma*.

**Veda** Escrituras sagradas dos hindus, classificadas como literatura revelada (*śruti*), que consiste em quatro coleções chamadas de *Ṛgveda* – cânticos aos deuses, *Sāma Veda* – cânticos sacerdotais, *Yajur Veda* – fórmulas de sacrifício em prosa e *Atharva Veda* – cânticos mágicos. Eles contêm as primeiras visões filosóficas e são considerados como a autoridade final. Cada *Veda* tem em suma duas divisões, conhecidas como mantras (cânticos) e *brāhmaṇa* (preceitos). Este último inclui *āraṇyaka* (teologia) e os *Upaniṣads* (filosofia).

**Vedanta** Literalmente, significa o fim (*anta*) dos *Vedas*, nome popular do Sistema de filosofia indiana chamado *Uttara Mīmāṃsā*, que significa a última investigação dos *Vedas*, pois seu tema central é o ensino filosófico dos *Upaniṣads*. Estes ensinamentos abordam a natureza e a relação de três princípios conhecidos como o Princípio Final (*Brahman*), o mundo (*jagat*) e a alma individual (*jīvātman*), mas também inclui a relação entre a Alma Universal (*Paramātman*) e a alma individual.

**Vibhīśaṇa** Nome do irmão de *Rāvaṇa*, que disse a este último que sua conduta na abdução de *Sītā*, esposa de *Rāma*, foi injusta, e que ela deveria ser devolvida a seu marido. Malsucedido ao persuadir *Rāvaṇa*, *Vibhīśaṇa* partiu e juntou-se a *Rāma* em sua batalha contra *Rāvaṇa*. Após o assassinato de *Rāvaṇa*, *Vibhīśaṇa* foi coroado rei de *Laṅkā*. Ele é considerado um modelo de conduta retilínea e um indivíduo cujas práticas de meditação eram sátvicas.

**vicāraṇā** Verificação, investigação, discussão, consideração.

**vidyā** Conhecimento, saber tradicional, ciência.

**vijñāna** Conhecimento, sabedoria, inteligência, compreensão, discernimento. Também significa conhecimento mundano derivado da experiência mundana ao invés do conhecimento de *Brahma* ou do Espírito Supremo.

**vijñāna nāḍī** Canais da consciência.

**vijñānamaya kośa** Invólucro da inteligência que envolve a alma, o qual afeta o processo de raciocínio e discernimento derivados da experiência subjetiva.

**vikṣipta** Estado mental agitado ocasionado por distração, confusão ou perplexidade.

**viloma prāṇāyāma** *Viloma* significa "à contrapelo" (*loma*), contra a corrente, contra a ordem das coisas. O prefixo *vi* denota negação ou ausência. No *viloma prāṇāyāma* a inspiração ou a expiração não é um processo contínuo, mas é realizada gradualmente com diversas pausas.

**vīṇā** Alaúde indiano.

**vīṇādanda** Coluna vertebral.

***vīrāsana*** *Vīra* significa "herói", "guerreiro" ou "campeão". Esta postura sentada é feita com os joelhos unidos, afastando os pés e descansando-os ao lado dos quadris. A postura é boa para meditação e *prāṇāyāma*.

***viśālatā*** Extensão, espaço, distância, largura.

***viṣamavṛtti prāṇāyāma*** *Viṣama* significa "irregular" e "difícil". *Viṣamavṛtti prāṇāyāma* é assim chamado, porque a mesma duração de tempo para a inspiração, retenção e expiração não é mantida. Isso leva à interrupção do ritmo, e a diferença na proporção cria dificuldade e perigo para o aluno.

***Viṣṇu*** A segunda deidade da trindade hindu.

***viśuddhi cakra*** Plexo nervoso na região da faringe.

***viśvadhāriṇī*** Sustentadora do universo.

***viśvodharī nāḍī*** Nome de uma das *nāḍīs*, a qual tem a função de absorção dos alimentos.

***viveka*** Juízo, discernimento.

***vivekakhyāti*** Conhecimento ou faculdade (*khyāti*) de discernimento.

***vṛtti*** Curso de ação, comportamento, modo de ser, condição ou estado mental.

***vṛtti prāṇāyāma*** Há dois tipos de *vṛtti prāṇāyāma*: *samavṛtti prāṇāyāma* e *viṣamavṛtti prāṇāyāma*. No primeiro há uma tentativa de alcançar uniformidade na duração dos três processos da respiração, conhecidos como inspiração, retenção e expiração, em qualquer tipo de *prāṇāyāma*. No *viṣamavṛtti prāṇāyāma*, há uma diferença na proporção da inspiração, retenção e expiração, levando a um ritmo interrompido.

***vyādhi*** Enfermidade, doença, moléstia.

***vyāna vāyu*** Um dos ares vitais, o qual permeia todo o corpo, que faz circular a energia derivada dos alimentos e da respiração nele todo.

***vyavasāyātmika buddhi*** Intelecto diligente e perseverante.

***yajña*** Ritual ou sacrifício.

***Yājñavalkya*** Nome de um sábio e autor de um código de leis. Foi o tutor espiritual do rei Janaka. O diálogo entre *Yājñavalkya* e sua esposa *Gārgī* constitui uma parte da *Bṛhadāraṇyaka Upaniṣad*.

***Yajur Veda*** Nome de um dos quatro *Vedas*, os quais constituem as escrituras sagradas dos hindus.

***Yama*** Deus da morte, cujo diálogo com o aspirante Naciketā constitui a base do *Kaṭha Upaniṣad*. *Yama* é também o primeiro dos oito membros do Yoga. Os *yamas* são mandamentos morais universais ou princípios éticos que transcendem crenças, países, idade e tempo. São eles: não violência (*ahiṃsā*), veracidade (*satya*), não roubar (*asteya*), continência (*brahmacarya*) e não cobiçar (*aparigraha*).

**yaśasvinī nāḍī** Nome de uma das *nāḍīs*.

**Yoga** União, comunhão. A palavra Yoga é derivada da raiz *yuj*, que significa unir, juntar, conectar, concentrar a atenção. É um dos seis sistemas da filosofia indiana compilado pelo sábio *Patañjali*. Yoga é a união da nossa vontade à vontade de Deus, um equilíbrio da alma, que permite com que o indivíduo possa vislumbrar a vida sob todos os seus aspectos de forma equânime. O objetivo principal do Yoga é ensinar os meios através dos quais a alma humana pode unir-se completamente ao Espírito Supremo que permeia o universo e, assim, assegurar a libertação.

**Yoga Cūḍāmaṇi Upaniṣad** Nome de uma das *Yoga Upaniṣads*.

**Yoga Sūtra** Obra clássica sobre Yoga de autoria de *Patañjali*. Consiste em aforismos concisos sobre Yoga e é dividida em quatro partes que tratam respectivamente da meditação profunda (*samādhi*), dos meios (*sādhana*) através dos quais o Yoga é alcançado, dos poderes (*vibhūti*) com os quais o aspirante se depara em sua busca e do estado de libertação (*kaivalya*).

**yuj** Unir, conectar, concentrar.

# Índice

Este livro foi impresso pela Gráfica Grafilar
em fonte URW Palladio ITU sobre papel Pólen Bold 70 g/m²
para a Mantra no inverno de 2022.